Remedio contra
la fatiga

■ Eva Cwynar ■

Remedio contra la fatiga

Aumenta tu energía en ocho sencillos pasos

Quarzo

Remedio contra la fatiga. Aumenta tu energía en ocho sencillos pasos
© Eva Cwynar, 2014

Quarzo

D. R. © Editorial Lectorum, S. A. de C. V., 2014
Batalla de Casa Blanca, Manzana 147 A, Lote 1621
Col. Leyes de Reforma, 3a. Sección
C. P. 09310, México D. F.
Tel. 5581 3202
www.lectorum.com.mx
ventas@lectorum.com.mx

L. D. Books, Inc.
Miami, Florida
ldbooks@ldbooks.com

Primera edición: febrero de 2014
ISBN: 978-1500-537463

D. R. © Portada: Angélica Irene Carmona Bistráin

Impreso y encuadernado en México.
Printed and bound in Mexico.

Dedico este libro a mis hijas Danielle y Nicole Kohut. Son la razón de mi vida. La inspiración que me dan no tiene límites. Sean siempre fuertes, abracen el amor y, sobretodo, ¡disfruten de la vida!

Introducción

Escribí este libro para ayudarte a librarte de la palabra *fatiga* en tu vida. Y sabes de lo que estoy hablando. Quizás has perdido la alegría de vivir que tenías cuando eras más joven y te preguntas por qué se ha ido. Probablemente, quieres recuperar la parte *sexy* de tu vida pero no sabes cómo volver a encender la llama de deseo. Tal vez quieras encontrar la manera de aliviar algo del estrés de tu vida que te tiene ansiosa durante el día y evita que duermas bien.

Quizá sólo estás cansada de estar cansada todo el tiempo y estás decidida a deshacerte de la fatiga de una vez por todas.

Por la razón que sea, no te arrepentirás de leer este libro.

Las mujeres de todo el mundo tienen inquietudes similares. Lo sé porque muchas vienen a pedirme ayuda una y otra vez, debido a que se sienten agobiadas o reciben un tratamiento inadecuado: mujeres que buscan retomar el control de sus vidas y su salud. Mujeres con vidas ocupadas que están buscando soluciones reales; unos simples pasos que puedan integrar a su vida cotidiana. Mujeres justo como yo.

No tienes por qué soportarlo por más tiempo

Muchas mujeres suelen aceptar que entre más envejecen menos energía tienen. Tanto los doctores como los pacientes han perpetuado el mito de que no hay nada por hacer acerca de la mayoría de los problemas vinculados al envejecimiento. ¿Sientes molestias y dolor? Es de esperarse. ¿Estás subiendo de peso? Es de esperarse. ¿Estás perdiendo el cabello? Es de esperarse. ¿Estás perdiendo interés en el sexo? Claro, estás envejeciendo.

Yo estoy aquí para decirte que es inaceptable ver cualquiera de estas cosas como una consecuencia inevitable del envejecimiento. No sólo te enseñaré a elevar tus niveles de energía sino que te ayudaré a recuperar el entusiasmo por la vida que tenías cuando eras joven. Las pacientes agradecidas de todo el mundo han expresado estos sentimientos muchas veces. La amiga de una paciente, que había llevado a cabo de manera exitosa los ocho sencillos pasos del Programa del remedio contra la fatiga, quedó intrigada por la "nueva persona" en que se había convertido dicha amistad, a lo que mi paciente contestó "No, soy la vieja yo, y eso es lo que quería recuperar."

Eso es lo que siempre quiero escuchar de mis pacientes y lo que me motivó a escribir este libro, pues deseo que tengas la misma experiencia en tu vida. Obviamente, no puedo tratar a cada mujer del mundo. Quise escribir este libro para enseñar, a tantas mujeres como sea posible, los pasos que pueden seguir para revitalizar sus vidas y llenarlas de energía y, así, empoderarlas para que tomen el control de su salud y su futuro.

Todo es resultado de las hormonas

Gran parte de mis pacientes llegan por recomendación de sus amigas o familiares, cuyas vidas han cambiado después de aprender los ocho pasos esenciales, que aparecen en este libro, para revitalizar la energía. Cuando llegan a mi oficina ni siquiera están seguras de que yo sea una doctora. Quizá se imaginan que soy una médico familiar, una nutrióloga o una homeópata. Vienen conmigo porque soy su último recurso. Han visto a muchos otros médicos, y no saben a quién más acudir. Lo escucho una y otra vez: "Eres mi último recurso. Si tú tampoco puedes ayudarme, sólo me esconderé en una cueva, de algún lugar, a pasar mi vejez." Sienten que no les queda ninguna otra opción.

Yo soy una endocrinóloga, "una especialista en hormonas", lo que significa que ayudo a las mujeres (y a los hombres) a tratar los efectos de las hormonas en el cuerpo, tanto en el exterior como en su interior. Un endocrinólogo es un médico que ha ido a la escuela de medicina durante cuatro años; después debe terminar los cuatro años de entrenamiento en medicina interna, y tres años adicionales en los que se dedica a estudiar las hormonas. Esencialmente, un endocrinólogo tiene el doble de entrenamiento que la mayoría de los doctores, con una especialización adicional en las hormonas y el metabolismo.

En estos momentos, en los Estados Unidos hay una escasez de endocrinólogos; hay aproximadamente 2 400 endocrinólogos practicantes que se especializan en el tratamiento de adultos y la mayoría de ellos se encuentran en Nueva York o en California. Son relativamente pocos si se les compara con otras especialidades médicas. Esto significa que muy pocos de nosotros tenemos el entrenamiento y el conocimiento especializados para entender de una manera profunda as hormonas, sus efectos en el cuerpo y cómo hacen lo que hacen, y estoy orgullosa de pertenecer a este pequeño grupo de especialistas médicos.

Las hormonas son poderosas mensajeras producidas por una serie de diferentes glándulas que circulan a través del torrente sanguíneo y generan una gran cantidad de respuestas biológicas. Las hormonas afectan el bienestar físico y psicológico: si estás feliz o triste, deprimida o eufórica, enojada o cansada, si te sientes hambrienta, somnolienta o sexy, tu cuerpo está respondiendo a tus hormonas.

Algunos doctores (y pacientes) no se toman la fatiga en serio, pero es un padecimiento real. Tiene su propio código en la Clasificación Internacional de Enfermedades (ICD-9, por sus siglas en inglés). El ICD-9 es una lista de todas las enfermedades que se pueden facturar para que el seguro lo reembolse.

Si tienes fatiga crónica, es probable que la causa sean las hormonas. Si estás subiendo de peso sin razón, estás perdiendo el cabello o tu piel está reseca, también puede ser resultado de las hormonas. Si te miras en el espejo y notas que tu piel se ve más avejentada que ayer, es probable que la causa sean las hormonas. Si puedes volver a equilibrar tus hormonas, también puedes regresar el tiempo, tanto interna como externamente. Cuando tus hormonas funcionan como deberían, tu energía, juventud y salud, en general, se pueden restaurar.

De la planta a Beverly Hills
Una perspectiva global de la medicina

La medicina está en mi sangre. Mi madre es una doctora que ha dedicado su vida a atender a los niños menos privilegiados del sur del Bronx. Es parte de mi identidad y la razón por la cual he pasado muchos años tratando de entender quién soy yo para ayudar a mis pacientes a que entiendan quiénes son ellas… y quiénes pueden llegar a ser.

Gran parte de mis pacientes vienen a mí con grandes frustraciones porque no entienden lo que les está sucediendo, y los demás doctores no parecen poder ayudarlas. Hace poco tuve una paciente que voló desde Florida y cuando le pregunté por qué había venido hasta Los Ángeles respondió: "Porque le describí mis síntomas a mi doctor y me ignoró. Le dije que quería hacer un chequeo de la tiroides y tampoco me hizo caso. Cuando le dije que no me sentía yo misma, me pude dar cuenta de que ni siquiera me estaba escuchando". Escucho esto todo el tiempo. Si un síntoma no se ubica en un lugar específico (por ejemplo dolor de estómago o dolor de pecho), los doctores no saben qué hacer al respecto. En el mundo occidental, se les enseña a los doctores cómo enfrentarse a la vida, a la muerte y a la enfermedad como componentes individuales, no como parte de una perspectiva más amplia.

Yo concibo la medicina desde una perspectiva mucho más amplia. Cuando tenía 30 años ya había viajado a más de 100 países, y he continuado viajando para seguir indagando cómo las personas indígenas tratan, tanto a nivel médico como filosófico, los padecimientos que enfrentan.

He viajado por toda Sudamérica y vivido ahí durante un año para aprender de las culturas indias nativas, y sobre la gran cantidad de plantas medicinales que vienen de esta región del mundo. También he ido a Australia para aprender sobre los hábitos de sobrevivencia de los aborígenes.

Escalé el monte Kilimanjaro junto a mi esposo en nuestra luna de miel para ver cómo responden las personas a los cambios climáticos y de altitud extremos; del trópico a un clima gélido, a casi 6 mil metros sobre el nivel del mar. Mi esposo no estaba preparado para escuchar: "No esta noche, querido, apenas puedo respirar", ¡en su luna de miel! He visitado muchas partes de Asia para aprender más acerca de la meditación y de la medicina local con los monjes. También he visitado lugares lejanos como Burma, Mongolia y Tíbet, donde he recabado información sobre las formas en que los asiáticos se enfrentan a los temas de la vejez y la fatiga.

En el verano de 2011 viajé a África para estudiar con médicos tribales de los pigmeos de Gabón. Me fue posible hace esto porque el presidente de Gabón me invitó. Me emocionó la idea de ser una de las poquísimas personas que tienen el privilegio de viajar por las regiones más tupidas de la jungla, en un pequeño avión, un helicóptero y una canoa, para pasar un tiempo con estas fascinantes personas y, en especial, con los doctores de la tribu, pues estas tribus están aisladas y quieren permanecer así.

He estado en todas las regiones de África, en muchas ocasiones, para estudiar con doctores tribales y chamanes. Lo que considero más interesante es que, a pesar de que Zambia tiene más de 70 lenguas tribales, Botswana más de 30, y Sudáfrica cientos, no pude encontrar en ningún vocabulario una palabra que pudiera traducirse como "fatiga". A la luz de eso se puede pensar que ellos no experimentan la fatiga en la manera en que nosotros lo hacemos, y por eso no tienen una palabra para describir esa experiencia (hablaré de esto más adelante).

La sociedad occidental está empezando a incorporar algunos aspectos de la medicina alternativa en sus prácticas, casi siempre se trata de plantas chinas y acupuntura. Sin embargo, hemos ignorado las tradiciones de la región donde la humanidad se gestó, y lo que podemos aprender de los Sangoma, curanderos tribales africanos. Rara vez estudiamos la medicina de esa parte del mundo, sin embargo, ha estado presente desde el nacimiento de la humanidad. La lección más importante que he aprendido de sus prácticas es que no sólo dan a sus pacientes pociones y polvos y los mandan a casa; toman en cuenta todo lo que está sucediendo en sus vidas: sus rutinas cotidianas y sus relaciones con sus familiares y amigos. Entonces, dependiendo de la enfermedad, se le da medicina al paciente, instrucciones de a qué hora levantarse por la mañana, qué tipo de alimentos comer, y cómo tratar a su suegra. Todo es parte del proceso de curación.

Así que ahora, cuando hago preguntas personales y algunas veces vergonzosas a mis pacientes, les explico que no es porque desee entrometerme en sus vidas. Les hago preguntas porque sólo si entiendo cómo funcionan en su familia, trabajo, viajes, y en su vida cotidiana, puedo entender qué sucede con ellos a nivel hormonal. No sólo el cuerpo está involucrado; todo en sus vidas los ha conducido a mí.

Creo que al estudiar las culturas antiguas y lo mejor que ha sobrevivido por miles de años podemos iluminar nuestro futuro. Nuestros ancestros tienen mucho que enseñarnos. No podemos darnos el lujo de ignorar sus enseñanzas si queremos sobrevivir.

"...nuestra búsqueda de un futuro funcional nos sigue llevando hacia a una conexión milenaria entre nosotros y la tierra, a una interconexión que las culturas originarias nunca han abandonado."

Helena Norberg-Hodge, fundadora de la
Sociedad Internacional para la Ecología y la Cultura

Soy una mujer...

Creo que las mujeres lo podemos hacer todo (aunque tal vez no al mismo tiempo) porque somos muy buenas para hacer muchas cosas a la vez. Sé que es posible porque yo lo hago todos los días. Mientras lees este libro, podrás darte cuenta de que no sólo se trata de luchar contra la fatiga, también se trata de mi historia. Han habido momentos en que no me he encontrado bien de salud y necesité hacer algo al respecto. Necesitaba encontrar la manera de tener más energía y mantenerla por el mayor tiempo posible. Después de todo, soy esposa, madre, hija, y doctora. Obviamente, mi vida es extremadamente agitada.

Mi punto es que, si puedo sobrevivir a este ritmo de vida y hacerlo razonablemente bien, sólo eso debería hacerme una experta en el tema de la energía. Mi vida agitada, que es como millones de vidas llenas de ocupaciones, es la razón por la que desarrollé un remedio contra la fatiga. No tengo tiempo de estar cansada todo el tiempo; no quiero estar cansada todo el tiempo; y por el bienestar de mi esposo, mis hijos y el mío, no puedo estar cansada todo el tiempo. Entre más pensaba en eso más me daba cuenta de que había áreas de mi vida que definitivamente podía mejorar para recuperar mi energía, y eso se transformó en los ocho pasos de este programa. Tenían que ser simples, factibles, y debían mejorar mi calidad de vida. Mientras lees mi historia, verás el momento en que mi vida perdió su rumbo, y cómo recuperé mi energía (y mi vida) al seguir el Programa del remedio contra la fatiga. Tú puedes hacerlo también.

Los ocho sencillos pasos

Aunque la mayoría de las mujeres que vienen a verme quejándose de la fatiga están en la segunda mitad de su treintena o son mayores, nunca es demasiado pronto, o demasiado tarde para empezar el Programa del remedio contra la fatiga. Cuando estamos en nuestros 20, nuestras hormonas son, por lo común, fuertes y abundantes. Sin embargo, las hormonas empiezan a disminuir para cuando llegamos a los 30. Es en ese momento cuando es necesario empezarnos a preparar para el proceso de envejecimiento. Para cuando llegamos a los 40 y a los 50, los hábitos más arraigados son los más difíciles de romper.

Este libro te enseñará a mantener tu energía y vitalidad. Vas a aprender sobre la manera en la que tus hormonas crean un delicado equilibrio en todos los sistemas de tu cuerpo y cómo, cuando tus hormonas se desequilibran, pueden afectar a tu salud en general y debilitar tus recursos energéticos. También aprenderás qué es la energía, cómo se genera en el cuerpo y qué necesitamos hacer para que siga fluyendo en nuestras vidas ocupadas y demandantes. Entonces, descubrirás los ocho pasos que están basados en conocimientos científicos y metabólicos para restaurar tu poder personal, salud, longevidad y calidad de vida. Cada uno de los pasos es muy importante en sí mismo, pero todos trabajan en conjunto para reparar y restaurar tus recursos energéticos.

Paso 1. Alimenta tu centro energético: ¿Alguien quiere carne roja, leche entera, unos omelet con clara de huevo y yemas? El primer paso para revitalizarte es saber cuáles, incluyendo, sorprendentemente, los que acabo de mencionar, alimentan tu centro de energía y te aseguran un futuro más sano y vital (en el Apéndice I, te voy a guiar a "La matriz de energía de la Dra. Eva", una forma de alimentación basada en proteínas que va a llevar al buen camino a tus hábitos alimenticios y va a satisfacer las necesidades energéticas de tu cuerpo).

Paso 2. Pon en forma tu sistema digestivo: Los alimentos que consumes y tu estilo de vida, en general, pueden estar causándole a tu cuerpo una gran cantidad de estrés. Puede parecer extraño, pero la verdad es que tu tracto intestinal está vinculado a tus niveles de energía, y al deshacerte de las toxinas puedes ayudar a rejuvenecer tu sistema entero. No tienes que convertirte en una fanática, ya que hay cosas sencillas que puedes hacer para mantener a tu cuerpo libre de contaminantes y toxinas.

Paso 3. Mejora tus hábitos de sueño: No hay duda de que la ausencia de descanso equivale a la ausencia de energía. Si quieres que tu energía rinda al máximo durante todo el día, lo más importante es la calidad de tu descanso al dormir (hasta levantarte una vez para orinar interrumpe tu descanso). La verdad es que, descansar de la forma adecuada es más importante que el simple hecho irte a la cama. Descubre la guía de pasos para crear calma física, mental y emocional, los horarios de descanso saludables para mantener a tus hormonas en equilibrio y tu energía en un flujo constante.

Paso 4. Recarga tu sexualidad al máximo: El buen sexo aumenta la energía en general. El sexo le hace bien al cuerpo: libera endorfinas y revitaliza tu metabolismo. Al igual que el sueño, es la calidad del sexo lo que hace la diferencia. Quizá éste sea el primer capítulo que quieras leer… ¡y está bien! Puede ser una gran manera de revitalizar tu relación de pareja ¡y sacarle jugo para que la energía fluya por el resto de sus vidas!

Paso 5. Mueve tu cuerpo y estimula tu metabolismo: Dicho de una manera simple, el ejercicio te da energía. Te ayuda a perder peso, mantiene a tu corazón sano y mitiga la depresión. De todas maneras, hay ejercicios específicos que están diseñados para aumentar la energía durante el día. Este capítulo también revelará el aspecto más *sexy* del ejercicio: hay algo en una mujer que suda después de hacer ejercicio que excita a los hombres y estimula tanto su metabolismo como el tuyo. Hay muchas maneras de ejercitarte sin que tengas que subirte a la caminadora (por ejemplo, el boxeo libera la agresión y una gran cantidad de calorías). Aprende técnicas rápidas para mejorar tu salud física entre llamadas telefónicas o juntas de trabajo, y las cosas que puedes hacer en tu escritorio y que te recompensarán con muchas calorías menos. Es fácil obtener los máximos beneficios con estas divertidas opciones de ejercicio.

Paso 6. Házle un chequeo a tu tiroides: Las estimaciones actuales señalan que millones de norteamericanos tienen algún padecimiento de la tiroides y millones de personas más no lo saben. La cantidad de energía y resistencia física que tienes en tu vida cotidiana está directamente relacionada con la hormona tiroidea. La mayoría de las personas que padecen de la tiroides es por hipotiroidismo, lo que significa que su tiroides no funciona de manera normal, y es lenta. Muchas de las mujeres que tienen sobrepeso y sienten que su cuerpo está deteriorado asumen automáticamente que tienen problemas en la tiroides. En algunos casos tienen razón y en otros no. Es importante que sepas si tu tiroides está haciendo su trabajo y cómo mantenerla trabajando de manera eficiente.

Paso 7. Prepárate para "ese periodo del mes": las hormonas que están en desequilibrio pueden hacerte perder el control cada mes si no eres cuidadosa. Afortunadamente hay varios pasos que puedes seguir (como aumentar el consumo de las vitaminas B y disminuir el consumo de cafeína), así como hierbas y suplementos que puedes tomar antes, durante y después de ese periodo del mes, para evitar que pierdas energía y te debilites. Las mujeres que experimentan la premenopausia y la menopausia también encontrarán secciones especiales sobre cómo retener y mantener la energía al ir envejeciendo.

Paso 8. Hazte estudios y análisis: Actualmente, hay muchas formas de diagnósticos diferentes y disponibles. Algunos se deben llevar a cabo en un consultorio médico y otros los puedes hacer en casa. Es probable que tu doctor no sepa de estas pruebas, ya que no todos los doctores están al tanto de lo que actualmente ofrece la tecnología de punta. Ellos pueden decirte si tienes deficiencias en los minerales y otros micronutrientes, o si tienes un desequilibro, en tus neurotransmisores, que está contribuyendo a tus problemas de agotamiento y fatiga. Los análisis que se recomiendan en este capítulo te harán saber rápidamente qué tienes que hacer para que tu cuerpo vuelva al buen camino.

Como lo leerás a lo largo de este libro, mediante los testimonios de muchas de mis pacientes, es totalmente posible que recuperes la *tú* que solías ser. Si has perdido esa emoción y el sentido de anticipación sobre lo que podría pasar mañana, ¿deseas recuperarlos?, ¿hasta qué punto "ir pasando el día" ya no está bien?

¿Por qué no pensar en el resto de tu vida? No hay ningún motivo para aceptar lo que otros ven como una desaceleración inevitable. Una vez que sigas el Programa del remedio contra la fatiga, vas a poder recuperar la claridad mental, restaurar tu vitalidad y reclamar tu vida.

Capítulo 1

Tu calidad de vida

Una vez traté a una madre trabajadora que padecía una fatiga severa, una falta de energía casi total, una libido baja e infecciones crónicas desde el nacimiento de su segundo hijo. Ella era una profesional ocupada y preocupada de que su cansancio constante afectara su capacidad para hacer su trabajo y cuidar a su familia. Su concentración y memoria eran poco fiables, en el mejor de los casos. El poco descanso que tenía nunca la revitalizaba. No tenía interés en tener relaciones sexuales con su esposo. Por lo general se iba a la cama a las 7 pm, y otras personas cuidaban de sus hijos. Los médicos internistas, especialistas en enfermedades infecciosas, gastroenterólogos u otorrinolaringólogos, estaban desconcertados con su deteriorada condición. Analizó su saliva y su sangre para revisar los niveles de vitaminas, de minerales y hormonales, y los resultados señalaban una gran cantidad de deficiencias de nutrientes y desequilibrios hormonales. Con la ayuda del nutriólogo de mi consultorio, le recomendé una dieta especial para recuperar su energía, que sirviera de apoyo para los diferentes sistemas de su cuerpo, y que le aportara los complementos vitamínicos y de minerales que le faltaban. Sólo ajusté sus hormonas. En dos meses se sentía más enfocada y podía permanecer despierta por las noches, después del trabajo. Lo más alentador fue que su sistema inmunológico logró ser lo suficientemente fuerte como para resistir el virus de la gripe que había en su oficina. Después de cinco meses, me dio mucho gusto saber que su nivel de energía se había incrementado de una forma dramática y que, como un beneficio agregado, su libido había revivido.

¿Por qué este caso es tan especial? Porque la paciente que curé era yo misma, la Dra. Eva Cwynar.

Todos los días, en todo el mundo, millones de mujeres como yo lidian con estas cuestiones del cuerpo, de la mente y más: pérdida de la libido, aumento de peso, insatisfacción sexual, estrés crónico, ansiedad, desequilibrios hormonales, infertilidad, trastornos del sueño, falta de concentración, síndrome premenstrual, las complicaciones en la menopausia y, especialmente, una sensación general y inexplicable de fatiga. Bien, ¡es hora de sacar la palabra *fatiga* de nuestras vidas! Este libro te enseñará a estar fabulosa al ayudarte a identificar y entender el origen potencial de los problemas de salud que te afectan, sin importar la edad que tengas. Es una guía para la salud de las mujeres del siglo XXI, para generar fuerza física y emocional, equilibrar las hormonas, recuperar la vitalidad sexual y restaurar la energía.

Hay mujeres que vienen de todas partes a verme por los mismos problemas que padecí hace muchos años. La queja más frecuente que escucho en estos tiempos, en que las vidas están llenas de actividades, de estrés y estimulación, que se sienten más que cansadas. Están más cansadas de lo que nunca antes habían estado. Han perdido la energía que solían tener y quieren recuperarla. Muchas mujeres, que tienen entre los 30 y los 70, me suplican que las ayude a recobrar su fuego interno, que se ha convertido en una brasa que apenas arde.

Cómo enfrentar una crisis de energía

Muchas mujeres, a menudo, me dicen que nunca habían tenido problemas de energía durante su veintena; que podían trabajar todo el día e irse de fiesta toda la noche y continuar con su ritmo de vida cotidiano. No puedo prometerte que después de que leas este libro vas a volver a ser tan fuerte como cuando tenías 20 años. No podemos ignorar por completo el hecho de que estamos envejeciendo. A medida que pasan los años nos toma más tiempo, esfuerzo y paciencia, mantener altos los niveles de energía. Pero los ocho pasos que se exponen en este libro te ayudarán a obtener los resultados que deseas.

Desafortunadamente, muchas mujeres que vienen a verme a están resentidas con los doctores que han visto, pues a menudo no quieren reconocer la legitimidad de sus malestares, y hacen caso omiso al hecho de que carecen de energía. Quiero que pidas una segunda, tercera y hasta décima opinión (o hasta que obtengas una respuesta satisfactoria). Considero que tú conoces tu cuerpo mejor que nadie más. Te debes seguir buscando cuando percibes que algo anda mal. Lo que sientes es real. Quiero que luches para recuperar tu energía, no sólo es que estés envejeciendo, que tengas hijos o que hayas trabajado demasiado. Hasta la década de 1980, muchos doctores no tomaban en cuenta los malestares de las mujeres vinculados a la menopausia. De hecho, nadie hablaba de ello. La mayoría de las mujeres se limitaban a aceptar lo que sentían y escuchaban a sus doctores decirles que no había nada por hacer al respecto. Esos doctores estaban equivocados (como descubrirás en el capítulo 8), y hoy las mujeres tienen muchas opciones para enfrentar los síntomas de la menopausia.

Lo mismo sucede con las crisis de energía que las mujeres estamos experimentando en nuestros días. Las mujeres ya no aceptan que los "expertos" digan: "Lo siento, pero no, usted no tiene nada, sólo está envejeciendo."

Escucho el mismo comentario de mis pacientes una y otra vez: ¡Dios! ¿De dónde sacas la energía? Las pacientes me envían correos electrónicos los fines de semana y, sorprendidas cuando les contesto, me dicen: "Pensé que me contestarías hasta el lunes. No puedo creer que sigas trabajando". Creo que si yo puedo hacerlo, todos los demás deberían poder, también. Lo hago con pasión y entusiasmo. Pero tuve que enfrentar mi propia batalla contra la fatiga y librarme de ella, antes de que entendiera que no tenía que aceptar lo que me estaba pasando a nivel emocional y físico.

De eso se trata el *Remedio contra la fatiga*: de tomar las riendas de tu vida para que puedas recargarla de energía. ¿Vas a tener que esforzarte? Claro que sí; todo lo que vale la pena implica un esfuerzo. ¿Va a suceder de la noche a la mañana? No. Ha tomado una cantidad de tiempo considerable deteriorar tus sistemas y tienes que darles tiempo para que se reconstituyan. Si en verdad quieres tener una vida saludable y balanceada, especialmente a medida que envejeces, ya sea que estés tratando de solucionar cuestiones de dinero, de relaciones personales, o tu vida laboral, las soluciones rápidas son raras. Puede tomar meses y a veces años encontrar a una pareja, saber cuál carrera vas a estudiar, o escribir un libro. Si quieres una vida más energética, tienes que comprometerte contigo. Tienes que querer cuidarte. Si no estás lista para asumir esa responsabilidad, para decir: "Ésta es mi vida, y tengo que tratar bien a mi cuerpo todos los días", te estás perdiendo del verdadero gozo que la vida puede darte. Cuando asumes esa responsabilidad, le permites a tu cuerpo funcionar de la manera en que debe funcionar, a su capacidad máxima, y agregarle a tu vida años llenos de vitalidad y energía.

Algo tan simple

Cuando Polly llegó a mi oficina, se veía como si tuviera el peso del mundo a sus espaldas. Su cabello era de un tono opaco de café; no había brillo en sus ojos. Tenía antecedentes de hipoglucemia (bajo nivel de azúcar en la sangre). Ella, como todas las personas que conozco, tiene una vida ocupada. Trabajaba medio tiempo en el negocio de su esposo, tenía un hijo en el *kindergarten* y otro de dos años en casa. Estaba cansada.

Inmediatamente empezó a hablarme acerca de los estrógenos, la progesterona y la terapia de reemplazo hormonal. Estaba segura que se encontraba en la premenopausia. Estaba esperando que le prescribiera medicinas que, como ella me dijo, la regresaran a la vida.

—Espera un minuto, no saltemos a conclusiones. Primero, déjame hacerte una pregunta muy importante. ¿Qué desayunaste?" —le dije.

Polly me miró extrañada pero contestó a mi pregunta. —Avena y un poco de fruta.

Eso me dio la primera clave de la razón por la que Polly podría estar tan cansada. Esto es lo que me encanta de mi trabajo. Como los médicos de cualquier parte, fui entrenada para salvar vidas y prevenir enfermedades, pero también me enfoco en preservar la calidad de vida. Para mí, eso significa empezar por la información básica del estilo de vida del paciente y seguir a partir de ahí.

Los endocrinólogos estamos entrenados para pensar con base en el efecto dominó. Pensamos cómo una hormona en una parte del cuerpo puede hacer que otra parte del cuerpo responda de una manera particular, y cómo los pequeños cambios pueden hacer grandes diferencias. Entender los porqués nos ayuda a llegar a los qués.

Soy una especialista en energía. Es mi trabajo descubrir por qué mis pacientes están tan cansadas y qué se puede hacer para recuperar su energía, para revitalizarlas y restaurar su ser primigenio.

De manera que, cuando le pregunté a Polly qué comió de desayuno, no sólo era curiosidad. Cuando ella me dijo que, por lo común, desayunaba avena y fruta, supe que había encontrado el principio del camino hacia su rejuvenecimiento. Claro que le haría unos análisis para medir sus niveles hormonales. Mientras tanto, le sugerí que la falta de proteína en su dieta para iniciar el día le estaba causando fatiga. Le recomendé agregar yogurt a su plato de fruta, o sustituir la avena por un par de huevos. Algo tan simple como agregar proteína a tu desayuno puede hacer una gran diferencia en la calidad de vida de la paciente. De hecho, todo lo que haces puede hacer la diferencia en tu vida de una manera positiva o negativa. Lo que comes, el ejercicio que haces, la cantidad de tiempo que duermes, todo hace una diferencia, y la mejor parte es que los cambios no tienen que ser dramáticos o radicales.

De hecho, este libro y el Programa del remedio contra la fatiga están diseñados para ayudarte a hacer cambios sencillos que van a hacer la diferencia. Hay cosas que todo el mundo puede hacer. No importa cuánta edad tengas o cuánto peses. Las recomendaciones de este libro son alcanzables y apropiadas para el estilo de vida de, virtualmente, todas las mujeres, y quizá ¡también son divertidas! No te estoy pidiendo que sigas una dieta restrictiva que implique jamás volver a comer una hamburguesa. De hecho, me gustaría que comieras más proteína (incluyendo carne roja) de la que consumes ahora. También quiero que comas más frecuentemente. Puedes hacer eso, ¿no? En términos de ejercicio, no insisto en que vayas al gimnasio (aunque por supuesto no lo desaconsejo). Si no tienes el tiempo o el dinero para ir a una clase o tener un entrenador, te enseñaré cómo levantarte de la cama puede ser un ejercicio en sí mismo.

Ordena tu casa

En la introducción dije que no se puede encontrar la palabra *fatiga* en las lenguas tribales africanas. Quizá esto es porque no tienen tiempo para sentirse fatigados: están muy ocupados tratando de sobrevivir. Claro que se cansan y sienten agotamiento físico. Gran parte de sus vidas cotidianas (y las de las personas que habitan los países del tercer mundo) son más complicadas de lo que imaginamos. A menudo, lo que en el primer mundo experimentamos como fatiga es muy diferente del cansancio que ellos experimentan. Muy a menudo, queremos hacer más cosas de las que podemos ha-cer. Nos han hecho creer que podemos tenerlo todo y tratamos de tenerlo todo al mismo tiempo. Estamos tan ocupadas *haciéndolo* todo en nuestras vidas, que estamos demasiado cansadas para vivir realmente.

Recuerda también que hay muchas maneras de llenar tu vida de energía. Cuando entrevisté a una mujer en China, la incidencia de la fatiga parece estar incrementándose (sus madres jamás se quejaron de estar cansadas y las mujeres de hoy sí). Se han dado cuenta que cuando se cansan se llenan de energía al conocer a otras personas. Cuando los norteamericanos, como yo y mi familia, llegamos a su villa, prácticamente brillaron de la emoción y contentas nos preguntaron cómo era el mundo en que vivíamos, qué pensábamos de su mundo, o sólo conversaban con nosotros agradablemente. No tenían una agenda, no estaban buscando un compañero, un apoyo económico, ni nada más que sentirse bien por haber hecho un amigo de una persona antes desconocida.

No tienes que ir a China para sentir ese tipo de vínculo con la gente. En la fe judía es una tradición invitar a un extraño o a alguien necesitado para cenar en el Sabat o en las festividades especiales. Como sucede en otros grupos étnicos, las reuniones familiares judías son una forma de vivir. Estar con la familia puede traerte un sentimiento de felicidad y de conexión que incrementa el cociente de energía en tu vida.

Recuerda que todo lo que haces, desde el momento en que te despiertas al momento en que te duermes por la noche, va a afectar tu vida, tu salud, y tus niveles de energía. Todo: lo que comes (y lo que no comes), el tiempo que duermes, cuánto y qué tan bien duermes, cómo respondes emocionalmente a lo que pasa a tu alrededor, el movimiento o la falta de él, tus acciones, la elección de tu profesión, tu elección de pareja, esposo o compañero, etcétera.

Tengo pacientes que vienen a mi consultorio y me dicen: "He estado a dieta por varias semanas y no he perdido ni un kilo. No entiendo qué pasa." Cuando les pregunto qué más está pasando en sus vidas, descubro que han estado increíblemente ocupadas en el trabajo, que no han hecho ejercicio por meses, que están atravesando por un divorcio y que sólo duermen cuatro horas cada noche. Pero están comiendo unas pocas calorías menos al día y esperan que su cuerpo responda como ellas desean. Noticias de última hora: la naturaleza no trabaja de esa forma. Si quieres poner tu casa en orden, tienes que poner tu casa *completa* en orden.

Lo que afecta a la energía: las hormonas y los neurotransmisores

Di en voz alta la siguiente aseveración en un salón lleno de gente: "Siento que estos días no tengo energía", y te garantizo que el 90% de las mujeres del lugar contestarán, "Sé exactamente de lo que estás hablando". El problema es que la mayoría de las personas no saben qué es la energía, de dónde viene, cómo la produce el cuerpo y, lo más importante, cómo perdimos la energía que alguna vez tuvimos, y cómo recuperarla.

La pérdida de la energía obedece a varios factores. Frecuentemente, la fatiga es mucho más complicada que no comer la suficiente fruta o no hacer el suficiente ejercicio. Si vamos a hablar de energía o de la falta de ella, tenemos que hablar de las hormonas y de las glándulas que las producen, también conocido como el sistema endocrino.

El sistema endocrino influye en casi todo lo que sucede dentro de nuestro cuerpo, desde las funciones sexuales y los procesos reproductivos, a la regulación del crecimiento, nuestro estado de ánimo y el metabolismo. El sistema endocrino se conforma de glándulas, grupos de células que producen y secretan sustancias químicas conocidas como hormonas, o mensajeros que transfieren información e instrucciones de un grupo de células a otro. Las glándulas más importantes del sistema endocrino son el hipotálamo, la pituitaria, la paratiroides, las suprarrenales, la glándula pineal y los órganos reproductivos (los ovarios y testículos). El páncreas también es parte de este sistema; tiene un papel en la producción hormonal y en la digestión.

Cuando tu energía está en un nivel bajo, el sistema endocrino se pone en acción. La tiroides y las glándulas suprarrenales producen hormonas que te dan un extra de energía. Sin embargo, esto puede producirte ansiedad, una energía frenética que no le hace bien a tu cuerpo. Sí, te ayudará a seguir el ritmo del día, pero causará estrés a tu mente y cuerpo, lo que se traducirá en más fatiga, tarde o temprano. Las hormonas envían mensajes a tus músculos (el área más grande de almacenamiento de glucosa) que dicen "¡Emergencia! ¡Renuncien a las reservas de azúcar!" Los músculos sacrifican la glucosa y se les dificulta salvar a otras células del cuerpo. En ese momento nos sentimos exhaustas.

Las hormonas pueden generar caos en tu cuerpo, tanto interna como externamente. Todos nos sabemos la broma: "Estoy hormonal", pero no es una broma. El desequilibrio hormonal puede causar el aumento de peso, la falta de deseo sexual, la piel reseca, la pérdida del cabello, y el tipo de fatiga que sentimos que ninguna cantidad de descanso va a eliminar. Las hormonas también son una de las causas principales del envejecimiento acelerado. De adentro hacia afuera, de pronto no eres la persona que has conocido durante años. Mientras que tú y tu doctor pueden atribuirlo al envejecimiento, yo no estoy de acuerdo.

Las señales de las hormonas

Cuando las hormonas se liberan, circulan por tu torrente sanguíneo y entran en contacto con todas tus células. Sin embargo, sólo ciertas células reaccionan a ciertas hormonas. Estas células específicas reaccionan porque tienen receptores para esa hormona en particular. Es como si la hormona mandara señales de radio, y sólo aquellas células "sintonizadas" con esa hormona pudieran recibir su señal. Aquí hay una analogía: si una hormona está interpretando a Bach y otra canciones navideñas, sólo las células sintonizadas con las estaciones de música clásica van a escuchar a Bach. Las otras hormonas van a seguir circulando hasta que encuentran las células listas para sintonizar las melodías de las fiestas navideñas. Una vez sintonizadas, la hormona empieza a transmitir instrucciones químicas a la célula.

Las hormonas no son los únicos factores que afectan la energía. Vivir una vida llena de energía significa más que incrementar la actividad física y la resistencia. Significa estar alerta e interesada, emocionada y estimulada por la vida y sus posibilidades. Significa recuperar el sentimiento de estar viva que todas tenemos cuando somos muy jóvenes del cuerpo y del corazón. La razón por la que podemos tener esos sentimientos de vitalidad y bienestar son nuestros neurotransmisores. Los neurotransmisores son químicos cerebrales que transmiten señales entre las neuronas (células cerebrales) y transmiten información entre el cuerpo y el cerebro. Dicen a cada órgano de tu cuerpo qué hacer. Hacen latir a tu corazón, a tus pulmones respirar y a tu sistema digestivo funcionar. También son responsables por tu estado de ánimo, tu habilidad para pensar con claridad, tu apetito, y tus patrones de sueño. Cuando los neurotransmisores tienen un nivel óptimo, también lo tiene tu nivel de energía. Cuando están en desequilibrio, puedes deprimirte o ponerte ansiosa o letárgica.

La culpa la tienen los neurotransmisores

La mayoría de nosotros ha experimentado desequilibrio en los neurotransmisores sin saberlo siquiera. Piensa en las veces en que estás inexplicablemente cansada, deprimida, o tienes cambios de ánimo repentinos. Momentos cuando se te antojan alimentos poco saludables, o tienes dificultades para concentrarte. Si no entiendes

26

por qué estás experimentando estas cosas, puede ser que tus neurotransmisores estén transitando el camino equivocado. De hecho, los científicos estiman que el 86% de los estadounidenses han experimentado una disminución en los niveles de los neurotransmisores, a causa del estrés, las toxinas en el medio ambiente, la predisposición genética, la edad, los desequilibrios hormonales, el uso de fármacos recreativos o por prescripción, una dieta poco balanceada y el consumo de alcohol y cafeína.

Actualmente nadie sabe exactamente cuántos neurotransmisores hay en el cuerpo humano, aunque los científicos han identificado más de 100 tan sólo en el cerebro. Tampoco entendemos cómo trabajan; hay muchas teorías, pero los mecanismos exactos aún son desconocidos. Eso significa que no entendemos por completo cómo pueden afectar los medicamentos, los alimentos, la exposición a nuestro medio ambiente y a estos mensajeros químicos.

De todas formas, sabemos que hay dos tipos de neurotransmisores: los inhibitorios y excitatorios. Un neurotransmisor inhibitorio, como la serotonina, disminuye la actividad electroquímica de las neuronas. Los neurotransmisores excitatorios como la dopamina, la adrenalina y las endorfinas aumentan la actividad electroquímica. Uno corresponde a la modalidad de *encendido* del switch y el otro es un atenuador. Los neurotransmisores inhibitorios pueden ayudar a crear el equilibrio emocional y a calmar los estados de ánimo. Los neurotransmisores excitatorios estimulan al cerebro y aumentan los niveles de energía.

La consecuencia de un desequilibrio hormonal o de los neurotransmisores es a menudo la depresión, y la depresión implica la falta de energía. Si sufres de fatiga, tal vez quieras preguntarte "¿Mis hormonas y neurotransmisores están en equilibrio?, ¿si no, por qué?". Quizá quieras revisarte para saber qué deficiencias pueden estar afectando o no tus niveles de energía (ve el capítulo 9 para saber sobre las opciones para hacerte un análisis). Quizá también quieras llevar a cabo unos pequeños cambios en tu estilo de vida, como los que encontrarás a lo largo de este libro, que pueden ayudarte a recobrar la vitalidad perdida.

No permitas que tu vida se salga de control

A lo largo de los años he librado mis propias batallas contra la fatiga. Muchas personas me han preguntando: "¿Cómo logras hacerlo todo? ¿Cómo puedes ser esposa y madre, doctora, escribir un libro, salir en la televisión y tener tiempo para mantenerte en forma?" Creo que puedo hacer todo esto porque he aprendido a segmentar mi vida. No soy todas esas cosas al mismo tiempo. Hay un tiempo y un lugar para todo en mi vida. Sí, tienes que ser flexible, tienes que ser adaptable, pero también tienes que ser capaz de identificar tus necesidades y tu propio espacio. No puedes permitir que otras personas te hagan hacer cosas que no quieres hacer o no tienes tiempo para hacer. Cuando pones esos límites es muy empoderador, y el empoderamiento a menudo se traduce en energía.

Pienso en mi día y en estos elementos. Sé que durante el día le voy a dar un tiempo al ejercicio, sé cuántas horas voy a estar en mi consultorio y que voy a estar unas horas al lado de mis hijas, que cenaremos, y que mi esposo y yo vamos a pasar la noche juntos. Esto puede parecer un tanto militarista, pero claro que soy flexible (a veces tengo que reorganizar mi agenda, pero trato de mantener mis rutinas tanto como me es posible). Durante el día, hay un gran margen para las sorpresas inesperadas y estoy libre para disfrutarlas porque sé mi agenda básica y mi mente no está llena de pensamientos como "en dónde voy a meter esto" y "cómo voy a hacer lo otro". Me quita un inmenso peso de los hombros.

Si estoy pasando el tiempo correspondiente a ayudar a mis hijas con las tareas, no tomo las llamadas de mis amigos cuando estoy con mi familia. Tienes que darle tiempo a lo importante y definir tus prioridades. Mis hijas saben que son lo más importante del mundo. No quiero que mis hijas tengan recuerdos de su madre al teléfono o trabajando en vez de pasar eltiempo que corresponde a ELLAS. De manera que si son las 7 pm y mis niñas están llamándome porque quieren que las vea bailar en su recámara, no tengo que sentirme culpable al decirles que no porque es el tiempo que le corresponde a mi esposo, y ya pasé las últimas tres horas con ellas.

Lo que en realidad estoy diciendo es que no tienes que permitir que te distraigan o te abrumen las fuerzas externas. Hay un tiempo y un lugar en mi vida para hacer todo lo que tengo que hacer, lo que tengo que hacer por mi cuerpo y por mi bienestar emocional. Obviamente, surgen situaciones estresantes. Algunas personas se estresan más que otras y, en el capítulo 4, descubrirás qué sucede cuando estamos estresadas. Si tienes un cuerpo fuerte con base en un equilibrio hormonal, ejercicio, una buena alimentación y relaciones amorosas, serás capaz de enfrentar esas situaciones estresantes que le suceden a todo el mundo.

No aceptes menos de lo que te mereces

Se dice que el mejor estilo de vida es uno moderado. ¿Pero cómo podemos definir *moderación*? Un amigo, alguna vez, me dijo que cada persona necesita definir su propio nivel de moderación, que cada persona tiene que contestar lo que la moderación significa para ella o él. Yo no estoy de acuerdo, porque muchas personas usan la *moderación* como una excusa para no dar lo mejor de sí mismos.

¿Una mujer que pesa 140 kilos debe decir que su moderación consiste en comer tres pizzas ella sola, por la noche, porque solía comer cinco? ¿Un alcohólico define su estándar de moderación al tomar cinco vasos de whisky en vez de diez? ¿El adicto al Vicodín debe estar complacido porque toma siete píldoras diarias, en vez de 15?

No creo que estos sean estándares que debamos ponernos a nosotras mismas. Creo en dar pasos pequeños para alcanzar grandes metas, pero no podemos vivir una vida llena de energía al ponernos metas poco ambiciosas. La vida es demasiado preciosa. Cuando era más joven, si sucedía algo deprimente, trágico o que me produjera ansiedad, decía, por favor, que este día se termine. Ya no lo digo más porque cada día que se termina es un día perdido en mi vida. Cada día es valioso y estoy agradecida por haberlo vivido. Hace poco, escuché a alguien decir, "Cuándo te preguntan cuál es la mejor experiencia que has tenido en tu vida, la respuesta siempre debería ser 'la que estoy a punto de tener.'" Nunca es demasiado tarde para revitalizar tu vida. Escribí este libro para ayudarte a obtener la máxima energía en tu vida. Si le sacas el máximo provecho a los ocho pasos esenciales que están en este libro, y haces algunos cambios positivos en tu estilo de vida, te sentirás mejor, te verás mejor, estarás mejor, y jamás volverás a desear que un día termine.

Los ocho pasos esenciales

Una de las cosas que más amo de la medicina es que cada día es diferente. Cada paciente es único. Nunca sé quién va a cruzar la puerta o cuáles problemas espera que yo le ayude a resolver. Aunque cada paciente que trato es un individuo único, a lo largo de los años me he dado cuenta de que hay muchos padecimientos comunes, como el aumento de peso, los problemas digestivos, los problemas del sueño, la pérdida de la libido, el síndrome premenstrual, los bochornos, por nombrar unos pocos. También hay mucha confusión en cuanto a lo que debemos comer y cuánto tiempo debemos dormir, cuánta actividad sexual es *normal* al ir envejeciendo y, lo más importante, por qué nos cansamos tanto. En los siguientes capítulos vas a encontrar los ocho pasos vinculados a estos padecimientos, para acabar con las confusiones. Estos ocho pasos son esenciales para revitalizar tu vida y llenar a tu cuerpo de energía.

Cada capítulo está diseñado para ayudarte a comprender por qué cada paso en particular es esencial para equilibrar tus hormonas, así como para revitalizar tu generación de energía, cómo las cosas pueden desviarse, y qué puedes hacer para reparar y restaurar tus funciones vitales a niveles óptimos.

Si lo deseas puedes ir directamente hasta el plan de acción, pues los capítulos que van del 2 al 8 terminan con una sección llamada "*Tips* rápidos para empezar". Estos *tips* son pasos sencillos que no requieren mucha preparación o equipo. Quizá te sorprenda la diferencia que harán en términos de energía.

Al final, todo se trata de lo que elijas. Algunas decisiones te ocasionan problemas (hormonalmente hablando), y otras te pueden levantar de nuevo. Te estoy dando opciones e invitando a que tomes el camino que te llevará a recuperar la salud. He intentado hacerlo tan sencillo como he podido. ¡Ahora, depende de ti!

Capítulo 2

Paso 1 Alimenta tu centro de energía

Mis viajes a Australia de hace algunos años me pusieron en contacto con algunos aborígenes que me permitieron unirme a su viaje por el desierto. Cada uno traía un escarabajo dentro de una papa cruda. La papa estaba partida a la mitad, con una parte picada en el centro para que el escarabajo tuviera espacio para crecer.

Ésta es la manera en que un insecto sobrevive y crece. Si, en una emergencia, el aborigen no puede encontrar comida o agua a su alrededor, tiene una fuente de proteína y de agua en su insecto.

Imagínate que estás en el desierto durante dos semanas con nada más que tus habilidades y una papa con un insecto para las emergencias (no se comen la papa, sólo el insecto). Les da la proteína y el líquido que necesitan para vivir. Esto es lo que llamo planear con antelación.

Una excusa que escucho todo el tiempo es que las personas no tienen tiempo de preparar lo que van a comer. Se quedan en el trabajo más tiempo, llegan tarde por sus hijos, o están en un evento que no les permite ser muy selectivos con los alimentos. Los aborígenes me enseñaron que siempre debes estar preparado y tener lo que necesitas para sobrevivir, que al final es de lo que se trata la vida. Si tratáramos cada comida como si fuera un asunto de vida o muerte (que en realidad lo es, aunque el peligro no sea inmediato, como en el caso de estar atrapado en el desierto), nos daríamos el espacio para preparar nuestra comida, así como para tomar mejores y más saludables decisiones al respecto. Debemos tener en mente que para los humanos, como para otros animales, el instinto de sobrevivencia es el más fuerte. El apareamiento es el segundo, y todo lo demás es como el glaseado del pastel. De todas formas, muchos de nosotros hemos evolucionado para comer el pastel como si fuera nuestra prioridad.

Todos sabemos que la comida nos da energía; nos da vida. Nuestro cerebro no puede funcionar sin alimento; nuestros músculos no pueden llevarnos; nuestro sistema gastrointestinal no puede deshacerse de las toxinas; nuestros corazones no pueden latir, y nuestras glándulas no pueden producir las hormonas que impulsan nuestro metabolismo. Puesto de manera simple, es combustible. Entre más potente sea el combustible que le pones a tu cuerpo, mejor será la calidad de la energía que produce.

Hay alimentos especiales que son buenos para la energía, y hay otros que definitivamente querrás evitar. Continúa leyendo y así sabrás cuál es cuál. Todo de lo que hablamos en este capítulo es estimulador de la energía o agotador de energía. Obviamente quieres estar del lado de lo que aumenta tu energía tanto como sea posible. Aquí hay unas claves de cómo estará estructurado el programa: es un plan de alimentación basado en las proteínas, lo que significa que la proteína está incluida en cada comida. Los carbohidratos están restringidos, pero no eliminados. Las grasas están divididas en las buenas y malas para ti, pero tampoco están eliminadas. El objetivo es mantener la estabilidad de la producción hormonal, y esto se logra mediante lo que comes, la manera en que lo comes y dónde lo comes (para facilitar tus elecciones de comida, he diseñado la "Matriz de energía de la Dra. Eva", un plan de alimentación de 14 días y recetas, que encontrarás en el Apéndice I al final de este libro).

La comida como la medicina de tu elección

Si alguna vez has tenido que tomar un fármaco por algún padecimiento o enfermedad, probablemente sabes acerca de las interacciones de los medicamentos: hay advertencias tanto en los medicamentos de prescripción como en los de venta libre que nos advierten que no debemos combinar cierto tipo de fármacos con otros. Algunas medicinas son peligrosas cuando se les toma con alcohol. Algunos fármacos son menos efectivos cuando se acompañan de ciertos alimentos, como combinar estatinas, o las medicinas para disminuir el colesterol, con toronja o jugo de toronja. Los químicos de la toronja inhiben ciertas enzimas y el cuerpo no las puede asimilar bien. Si las estatinas no se asimilan se pueden acumular en el cuerpo en cantidades que resultan dañinas, pues pueden causar daño muscular y hepático.

Asimismo, la toronja (y todas sus enzimas) acelera el metabolismo de una forma positiva. Si no estás en un tratamiento con estatinas, te aconsejo consumirla diariamente (esto no debe confundirse con la dieta relámpago de la toronja, que requiere que las personas coman toronja durante todo el día). Las personas que hicieron esta dieta perdieron peso, pero también se enfermaron porque no estaban consumiendo los suficientes nutrientes. Toda dieta relámpago es una mala dieta. Cuando era una niña pequeña, mis padres, provenientes de Europa del este, hacían que me comiera media toronja antes de cada comida. Mis amigos estadounidenses pensaban que ésta era una costumbre extraña. Aunque traté de rebelarme contra este ritual mis papás no se dieron por vencidos. Era la chica extraña que comía toronja todo el tiempo. Ahora estoy agradecida por esta poca de locura, pues las investigaciones acerca de los beneficios de la toronja son irrefutables, y le debo a este ritual al menos una parte de mi rápido metabolismo.

En el mismo orden de ideas, tuve amigos cuyos padres los obligaban a tomar aceite de hígado de bacalao todos los días. No sólo mis amigos y yo pensábamos que sus padres estaban locos, sino que el aceite de hígado de bacalao también tenía un sabor horrible. Ahora sabemos que el aceite de hígado de bacalao es muy bueno, pues contiene ácidos grasos Omega 3, vitamina A y D. Siempre hay algo interesante en el folclor y en las viejas historias que se relacionan con la comida; es parte de lo que quiero decir con la frase *aprender del pasado*. Aunque pueda usar tecnología de punta y la ciencia más avanzada con mis pacientes, nunca descarto la información sólo porque parezca de la *vieja escuela* o esté basada en las tradiciones antiguas.

Ya no nos basamos únicamente en las historias de abuelas para saber qué deberíamos comer y qué no. Hasta hace poco, la mayoría de nosotros jamás habría pensando en poner juntas las palabras *ciencia* y *comida*. Pero actualmente, los científicos nos están ayudando a comprender los aspectos químicos de la comida, y la manera en que estos químicos interactúan con los químicos de nuestro sistema.

Quizá el mejor consejo que le puedo dar a mis pacientes es algo que el médico Hipócrates dijo por primera vez en la antigua Grecia: "Deja que los alimentos sean tu medicina, y que la medicina sea tu alimento." Cada bocado que comemos, desde el primero en la mañana, hasta el último en la noche, tiene un efecto químico directo en nosotros. Tus elecciones pueden hacer la diferencia en cómo te sientes, cómo te ves, cómo funcionas en el mundo, y cuánta energía tendrás para desempeñar tus actividades durante el día.

El problema es que mucho de lo que comes actualmente, las enormes cantidades de azúcar y carbohidratos procesados (a lo que llegaremos dentro de poco), no reaccionan bien con nuestra química corporal. El azúcar y los carbohidratos afectan a nuestras hormonas de una manera particular, y dos hormonas en particular afectan nuestros niveles de energía: la *insulina* y el *cortisol*.

- El factor insulina: La insulina es una de las hormonas clave en el cuerpo. Trabaja con el glucagón para regular la manera en que el cuerpo utiliza los alimentos como combustible y, por lo tanto, como energía. La insulina es una hormona de almacenamiento diseñada para tomar el exceso de glucosa (azúcar) de los carbohidratos de tu dieta, el exceso de aminoácidos de las proteínas y otros nutrientes, y los almacena como grasa. No sólo almacena la grasa, sino que también la retiene para que no la pueda liberar. El glugacón, el opuesto biológico de la insulina, moviliza la energía almacenada (principalmente carbohidratos) para canalizarla en el torrente sanguíneo como una fuente de energía. Su trabajo principal es liberar los carbohidratos almacenados, en forma de glucosa, y desde el hígado para que se puedan usar como energía. Entonces…

Insulina = energía almacenada.
Glucagón = energía liberada.

Un desequilibrio entre estas dos hormonas, por lo común se traduce en un nivel de insulina elevado. El exceso de azúcar en la sangre, generalmente, responde a la insulina elevada disminuyendo, drásticamente, lo que va a diezmar tu nivel de energía y te provocará la bien conocida caída drástica del azúcar. También puede responder manteniéndose elevada y, en este caso, las células del cuerpo no pueden manejar el exceso y simplemente no permiten la entrada de más azúcar o insulina. Esto se conoce como resistencia a la insulina, que es la incapacidad del cuerpo de responder y usar la insulina que produce. Esto, finalmente, puede provocar una serie de problemas de salud, incluyendo la acumulación de grasa corporal, diabetes, problemas cardiacos, y disminuir los niveles de energía. Así que…

Exceso de azúcar = resistencia a la insulina.

- **El factor cortisol:** El cortisol es una hormona que producen las glándulas adrenales y es muy importante para la capacidad del cuerpo de enfrentar el estrés. Era muy útil en la era del hombre de las cavernas; el cortisol es la hormona del proceso "lucha o fuga" que los preparaba para enfrentar y con suerte derrotar a tu enemigo, o escapar corriendo tan rápido como sus piernas pudieran. Los factores de estrés de actualmente pueden no ser tan dramáticos como combatir con un tigre dientes de sable, pero son mucho más variados. Los factores de estrés pueden ser físicos, biológicos, ambientales, y hasta sociales; desde un esfuerzo excesivo el fin de semana, una infección viral repentina o hasta un jefe crónicamente abusivo y gritón. El cortisol te ayuda a enfrentar y a responder a los diferentes factores de estrés de varias formas. Sin embargo, la exposición a largo plazo al estrés continuo (como cuidar a un padre de familia o a un hijo con una enfermedad crónica; un estilo de vida caótico cuyo ritmo jamás disminuye) puede provocar serias consecuencias a tu salud, pues el exceso de cortisol puede generar un daño biológico generalizado, y es una causa principal del envejecimiento prematuro y la fatiga.

El cortisol tiene muchos efectos en el cuerpo, y el objetivo último de su secreción es proveer al cuerpo de energía. El cortisol estimula el metabolismo de la grasa y los carbohidratos para obtener energía rápidamente, estimula la liberación de insulina y mantiene los niveles de azúcar en la sangre. El resultado de estas acciones es el aumento del apetito. Esa es la razón por la que tu estrés mal manejado puede provocar que comas demasiado, lo que se puede traducir en un aumento de peso. Por lo que…

El exceso de cortisol = envejecimiento prematuro y fatiga.

Mientras lees el resto de este capítulo, descubrirás por qué estás dos hormonas están tan involucradas en lo que comes. También aprenderás que cuándo comes es tan importante como lo que pones en tu boca.

Espera… Estás comiendo ¿otra vez?

Karen está a la mitad de su cuarentena. Siempre ha sido una mujer delgada y activa. Hizo *jogging* tres horas por día durante muchos años. Se había divorciado recientemente; aunque ella y su esposo tenían relaciones sexuales frecuentemente, ella no usaba ningún método de control natal, y nunca tuvieron hijos.

En retrospectiva, podemos pensar que ella no tenía la suficiente grasa corporal para quedar embarazada (pero esa es otra historia). Ella hizo una cita conmigo porque no tenía la energía para hacer *nada*: *jogging*, salir a citas, llegar al trabajo a tiempo, ya que simplemente no podía salir de la cama en las mañanas. Durante los tres años que transcurrieron para que su divorcio llegara a su fin, ella reaccionó al estrés privándose de comer.

No tenía apetito en la mañana, así que no desayunaba y, como solía llegar tarde al trabajo, su jefe la dejaba llegar tarde siempre y cuando trabajara durante la hora de la comida. Siempre estaba tan ocupada trabajando que olvidaba pedir comida y pasaba por algo de camino a su casa, para que se lo pudiera comer en la cama mientras veía la televisión. Trataba de cenar saludablemente al comer una ensalada, pollo o pescado, así como una fruta de postre. Para la hora en que llegaba a su casa, sin comer nada en todo el día, estaba hipoglucémica en otras palabras, su nivel de azúcar se había ido hasta el fondo, generándole una fatiga extrema. Entonces ponía su cena saludable en el congelador, se hacía una cena congelada enorme, y disfrutaba de un buen helado de postre.

A la mayoría de nosotros, nos han enseñado la regla del tres cuando se trata de comida. Tres comidas al día: desayuno, comida y cena, con quizá un bocadillo ocasional antes de irse a la cama. Esa es la manera en que debería ser, ¿no? Después de todo, lo hemos hecho toda la vida. Resulta ser que eso no es lo mejor para nosotros, después de todo.

De hecho, deberíamos comer cada tres o cuatro horas. Esto no quiere decir una comida completa cada vez, sino incluir pequeños bocadillos entre comidas, como un puñado de almendras, algunas castañas y almendras, una pieza de queso Oaxaca, dos cucharadas de queso cottage, o hasta una pieza pequeña de cecina seca (ésta te va a durar por un buen rato en tu bolsa; es un truco que aprendí mientras esquiaba durante horas y lejos de cualquier fuente de alimento). Estar más tiempo sin alimento entre comidas va a disminuir tus niveles de azúcar. Los niveles bajos de azúcar se traducen en bajos niveles de energía. Los niveles de azúcar bajos hacen que la glándula pituitaria libere la hormona adrenocorticotrópica, que a su vez va a elevar los niveles de cortisol, causando que los niveles de azúcar en la sangre se incrementen. Cuando eso sucede, tus hormonas pierden el equilibrio. De manera que terminas con oscilaciones radicales en el azúcar de tu sangre, un ciclo constante de estrés adrenal, y una montaña rusa de incremento y disminución de tu energía.

Eso es lo que sucede cuando pasas demasiado tiempo sin comer (cuando me refiero a comida, es en el sentido genérico de *comer algo*, que incluye un desayuno completo, comida, cena y bocadillos ligeros). Supongamos que estás en un viaje donde estás haciendo senderismo durante horas y no comes nada. Llegas a un río y por ahí descubres un nido con ocho huevos de pato. ¡Comida! Tienes tanta hambre que estás tentada a comerte todos los huevos de una vez, pero te das cuenta que lo mejor es comerte sólo uno y racionar los demás para que rinda tu energía. Estás en lo correcto. Si te comes los ocho huevos a la vez, consumirás más calorías de las que tu cuerpo puede usar.

Lo mismo sucede cuando haces tres comidas grandes al día y pasas muchas horas sin comer. Supongamos que comes a las dos de la tarde. Después sales del trabajo, lidias con el tráfico para llegar a casa, llevas a tus hijos a su clase de futbol y después de todo eso tienes tiempo para preparar la cena, y pueden darte las siete u ocho de la noche antes de que puedas cenar. Para esa hora, no sólo estás exhausta, sino que lo más probable es que comas más de lo que necesitas, porque tienes mucha hambre.

Claro, todos conocemos a una "amiga" (bueno, lo hemos hecho nosotras mismas) que ha seguido la dieta del hambre: no comer nada más que unas tiritas de zanahoria y de apio con la esperanza de perder peso (vamos a aprender más acerca de la pérdida de peso en este capítulo). Sabemos que esto no puede durar, y cuando no lo podemos soportar más, terminamos atracándonos de comida.

No hace mucho, tuve una paciente llamada Hillary. Cuando le pedí que llenara unas formas con su información, pude ver que sus manos temblaban. Esto me preocupó, porque podría ser un síntoma de una serie de padecimientos serios. Cuando le pregunté acerca de ello, me respondió: "Ah, esto me pasa cuando me da hambre". Luego me dijo que estaba tratando de bajar de peso, había tomado una malteada dietética para el desayuno a las 8 am y que no había comido nada después. Eran las tres de la tarde. Ella me confesó que cuando llegara a casa era probable que cenara más de la cuenta, incluyendo el postre, pero que eso "compensaría la falta de calorías" que no había consumido durante el día. También me dijo que era un patrón que ella seguía, y quizá la causa de que le costara tanto trabajo bajar de peso.

Tengo pacientes como Hillary todo el tiempo, que me dicen acerca de su hábito de inanición/atracones. Lo que sucede es que el hipotálamo (una parte del cerebro que se ubica justo arriba del tronco encefálico y une el sistema nervioso con el sistema endocrino) se confunde mucho. Una de sus funciones principales es mantener el metabolismo y la energía del cuerpo en buen estado. Detecta los nutrientes que circulan en el cuerpo y ajusta el metabolismo del cuerpo para hacer el uso más eficiente de esos nutrientes. El patrón de inanición/atracón afecta de manera negativa la habilidad del hipotálamo para detectar estos nutrientes. Para lograr que tu metabolismo vuelva a trabajar eficientemente otra vez, tienes que volver a entrenar a tu hipotálamo. Así que…

Esperar mucho tiempo entre comidas = metabolismo ineficiente y una montaña rusa energética.

Comer cada cuatro horas = metabolismo eficiente y una producción de energía estable.

Pude convencer a Karen y a Hillary de programarse para comer cada tres o cuatro horas. Ambas cumplieron y me comentaron que tienen más energía para desempeñar sus actividades durante el día, disfrutar algunas actividades nocturnas y de sus vidas una vez más.

Lo que influye en la energía: los nutrientes

Para crear energía de cualquier tipo, necesitas una fuente de combustible. Para crear calor, por ejemplo, necesitas quemar combustible: ramas, leña, carbón u otras sustancias inflamables. Los seres humanos también necesitamos quemar combustible para crear energía y, en el proceso llamado metabolismo, el combustible que quemamos son los alimentos que comemos. Hay tres tipos principales de nutrientes que el cuerpo usa como fuentes de energía:

- Proteínas
- Carbohidratos
- Grasas

Los alimentos que comes se descomponen en sus nutrientes básicos en nuestro sistema digestivo. Aquellos nutrientes pasan por el hígado o circulan en nuestro torrente sanguíneo hasta que encuentran una célula que necesita combustible. Entonces entran en las fábricas microscópicas de energía llamadas mitocondrias, que se encuentran en cada célula de nuestro cuerpo (excepto por las células rojas de la sangre). Hay millones de mitocondrias en nuestros cuerpos y cada una necesita que le suministren los nutrientes apropiados, para que siga funcionando eficientemente.

El proceso de convertir la comida en energía se conoce como respiración, y es la manera en que las células obtienen energía de los azúcares. La energía se almacena en moléculas de glucosa que se liberan en el torrente sanguíneo y que pueden utilizarse inmediatamente como energía en las células cuando sea necesario. Es como tener una cuenta bancaria de ahorro de energía, en la que podemos hacer un retiro cuando es necesario.

Este proceso implica una serie de reacciones bioquímicas complejas (conocidas como el ciclo de Krebs) que convierte las grasas, las proteínas y los carbohidratos en una molécula llamada adenosín trifosfato o ATP. La molécula ATP es vital para nuestra sobrevivencia. Nos suministra la energía necesaria para contraer los músculos, incluidos los del esqueleto y del corazón, permite que los cromosomas funcionen, permite que los mensajes eléctricos se envíen a nuestras células nerviosas, y actúa como un switch de "encender-apagar" para una serie de reacciones químicas vitales en nuestro cuerpo.

La conversión de los nutrientes en ATP es un proceso aeróbico, lo que quiere decir que requiere oxígeno, y es la razón por la que el ejercicio (que requiere oxigenación) es bueno para ti. También requiere la presencia de muchas otras vitaminas, minerales y aminoácidos, incluidas las vitaminas B_1, B_2, B_3 y C, hierro, magnesio, manganeso y fósforo, arginina, cisteína, glutamina, carnitina y tirosina, por nombrar algunas. Esto explica por qué es tan importante que tu dieta sea nutricionalmente sólida (y por qué el Paso 1 es "Alimenta tu centro energético"). Tu producción de energía depende de ella.

En otras palabras, el metabolismo funciona al combinar el oxígeno que respiramos y los nutrientes que consumimos, y los transforma en energía, el combustible para la vida.

Cuando hay deficiencias nutricionales, la producción de energía es ineficiente, y el cuerpo empieza a experimentar… la temida fatiga. Cuando todos los nutrientes necesarios están presentes, la producción de energía será sencilla y eficiente.

Los tres nutrientes de la energía: proteínas,
carbohidratos y grasas

Ahora que conoces la categoría inclusiva de *comida* y cómo influye en la manera en que funciona tu cuerpo, es hora de hablar de alimentos específicos y grupos alimenticios, por qué muchos de ellos son buenos para nosotros y para la producción de energía, y tan malos para nosotros cuando los consumimos en exceso. Vas a aprender por qué eliminar los carbohidratos, por completo, de la dieta (como algunos defensores de las dietas proponen) puede ser devastador para tu energía y su producción, así como por qué comer demasiados de la clase incorrecta puede ser igual de malo. Vas a aprender los pros y los contras del trigo, los lácteos, las proteínas y las grasas (te va a sorprender saber que las grasas son esenciales para la salud de nuestro cuerpo).

Somos increíblemente afortunadas de vivir en un país con una gran variedad de alimentos de los cuales podemos escoger. Cuando estuve viajando por Kazajstán y el Tíbet, me encantaba la comida porque siempre era fresca y orgánica. Sin embargo, no había variedad. Podías viajar de una región a otra y había muy poca diferencia en la comida que se nos ofrecía y la manera en que la preparaban. Las personas comen lo mismo de desayuno, comida y cena. En muchos lugares, están más preocupados por conseguir cualquier cosa de comer que en comer lo mismo que han comido durante gran parte de sus vidas. En los Estados Unidos, nos damos el lujo de aburrirnos de comer ciertas cosas una y otra vez. Sugiero que aproveches la variedad disponible y te des cuenta de lo que puedes hacer por tu salud y bienestar.

Una vez que comprendas cómo funcionan los diferentes alimentos en tu cuerpo, empezarás a ver la comida de una forma distinta. Querrás hacer cambios para ti y tu familia. Empezarás a conocer alimentos nuevos para tu paladar, que contribuirán a que tengas una dieta rica y compleja. No hace muchos años, tenías que viajar a varios mercados étnicos o tiendas especiales para encontrar cualquier otra cosa que no fuera parte de un menú de "carne y papas". En la actualidad, casi todos los supermercados te ofrecen una variedad enorme de alimentos orgánicos y étnicos. Te aconsejo que pruebes estos alimentos que pueden ser poco familiares para ti, en primera instancia. Quizá no te guste todo lo que pruebes. Pero estoy segura de que encontrarás algo que disfrutes, y entonces podrás agregarlo a tu repertorio de alimentos; un bocado a la vez.

Hay tres tipos de comida, también conocidos como macronutrientes: proteínas, grasas y carbohidratos. El cuerpo toma su energía al descomponer estos alimentos en nutrientes como la glucosa (de los carbohidratos), los aminoácidos (de las proteínas) y los ácidos grasos (de las grasas). Estos tres macronutrientes son necesarios para mantener los niveles de energía al máximo. Las proteínas son la prioridad, seguidas por las grasas y los carbohidratos. La pasta con carne es mejor para ti que la pasta sola, o la pasta con salsa de tomate. Una comida que consista sólo en brócoli y arroz integral con un poco de salsa de soya puede contener vitaminas, pero también puede desequilibrar tus hormonas. Como esta comida carece de proteínas o grasas, tiene puros carbohidratos y puede causar que el páncreas secrete insulina en exceso. Esto puede provocar que tu páncreas se colapse y que tu cortisol se agote. Este tipo de comida no te va a dar la energía que necesitas. Más adelante en este capítulo, explicaré el papel de cada grupo alimenticio en la producción de energía y te mostraré cómo combinarlos para obtener la máxima energía.

Las proteínas y la energía

Aquí está la regla número uno del Programa del remedio contra la fatiga: come proteína en cada comida. Si quieres energía durante todo el día, come proteína todo el día. Con esto no estoy diciendo que no comas carbohidratos y grasas también, sino que debes buscar la proteína primero y después combinarla con otros nutrientes.

De los archivos de la Dra. Eva

Sarah, una madre de 40 años con dos bebés de dos años, vino a verme porque se estaba *colapsando* cada tarde y no tenía energía para desempeñarse en el día hasta que acostaba a sus hijos. No podía entender esto, decía, porque había seguido mi consejo, y empezó a desayunar diariamente, algo que no solía hacer. Le pedí que me describiera su típica comida matutina. Orgullosa, me dijo que comía un plátano con germen de trigo, y un vaso de jugo de naranja.

"¿Dónde está la proteína?" le pregunté. "¿Para el desayuno?", me preguntó, confundida. "Para cada comida", le dije. "Pero amo la fruta. No quiero dejarla", me comentó. "No tienes que hacerlo, sólo no la comas todos los días. Y cuando la comas, agrega una cucharada de proteína de suero de leche en polvo sabor vainilla a tu jugo, o toma un vaso de leche entera, y no podrás creer la diferencia que hace".

Una semanas después, regresó a mi consultorio y estaba muy emocionada de contarme que se estaba sintiendo mucho mejor, y que ahora era capaz de hacer sus actividades del día y divertirse con sus hijos. Lo mejor de todo, es que ella y su esposo ahora comparten un placentero desayuno los domingos que incluye omelet con pimiento verde, jitomates, queso de cabra, cebollas y especias. Grandes momentos, grandes recuerdos y la energía para disfrutarlo todo.

En primer lugar, la proteína funciona bien en los centros del control del apetito en tu cerebro, que te indican que ya comiste lo suficiente (y lo hacen mucho mejor que los carbohidratos). Las proteínas liberan enzimas en el estómago que te hacen sentir satisfecha. Esto se relaciona con los péptidos (unos aminoácidos) que se llaman colecistoquinina y el péptido YY, que activan las señales de saciedad. Esto significa que cuando comes proteína, liberas colecistoquinina y el péptido YY, de manera que será menos probable que comas de más. Cuando comes algo que tiene más proteína que carbohidratos, el azúcar de tu sangre se estabiliza y tu respuesta a la insulina mejora.

La proteína también incrementa tu Tasa Metabólica Basal, que es el número de calorías que tu cuerpo quema cuando tu cuerpo descansa, para mantener las funciones corporales. Entre más calorías queme tu cuerpo, mayor será tu nivel de energía.

Las proteínas son componentes fundamentales de todas las células vivas. Eso lo dice todo. Cada parte y sistema de tu cuerpo necesita proteínas para funcionar. Además de hacer, reparar y reemplazar el tejido, la proteína ayuda a estabilizar el azúcar en tu sangre, lo cual nos permite quemar más azúcar entre comidas.

La manera más sencilla de determinar si un alimento es proteína es recordar que si repta, camina o nada, es una proteína. A diferencia de las grasas y los carbohidratos, no hay proteínas que no sean saludables. Si comes más proteína de la necesaria (llegaremos a las cantidades adecuadas más tarde), el hígado elimina el exceso. El cuerpo no almacena proteína de la manera en que almacena la grasa.

Los mejores alimentos en términos de proteína no necesariamente son los que tienen más gramos de proteína, sino aquellos que tienen la mayor calidad. En general, la proteína animal se considera altamente digerible y de más calidad que las fuentes vegetales de proteína, en parte porque las fuentes vegetales tienen mucha fibra que no es digerible. El problema con la proteína vegetal es que es necesario comer una gran cantidad de ella para igualar la que encontrarías en una pequeña porción de pollo o carne, por ejemplo.

Aquí hay algunos consejos para elegir proteínas de calidad:

- **No le temas a la carne roja:** La carne roja tiene grandes cantidades de vitamina B, especialmente de la B_{12} (necesaria para el funcionamiento normal de los genes, la producción de energía y la formación de las células sanguíneas), que no tienen alimentos como el pescado y el pollo. Los vegetarianos, en particular, tienen que ser muy cuidadosos de que estén consumiendo la cantidad suficiente vitamina B en su dieta, porque todas las vitaminas B son las más importantes en términos de producción energética. La vitamina B_1 o tiamina es necesaria para el funcionamiento de la glándula adrenal, el buen desempeño del sistema inmune, y la síntesis de los neurotransmisores. La vitamina B_2 o riboflavina es necesaria para la producción de energía y el uso del oxígeno. Las vitaminas B_3 y B_5 también son necesarias para la generación de energía. Algunos de mis pacientes me dicen que no quieren comer carne roja por el colesterol o por las hormonas que ingiere el ganado, pero si compras carne magra y orgánica, no tendrás este tipo de preocupaciones.
- Elige las carnes más magras que puedas encontrar. Busca las palabras "lomo" o "bistec" en la etiqueta del producto. Si estás comprando carne molida, busca el sirloin o la pulpa molida, y elige los paquetes con la leyenda "magro" o "extra magro". Claro, estos cortes de carne, especialmente si estás comprando carne orgánica, son los más costosos. Compra el mejor corte de carne que puedas costear.
- **Si quieres variedad, prueba el pollo y el pavo.** El pollo y el pavo son fuentes saludables del aminoácido tirosina, que incrementa los niveles de dopamina y de norepinefrina, químicos cerebrales que pueden ayudarte a estar más enfocada y alerta. No olvides que hay muchas formas de comer la carne blanca. Puedes comprar carne molida y magra de pollo o pavo para hacer unas hamburguesas o un pastel de carne, que son alternativas a la carne roja y además saludables. El pollo y el pavo también se pueden usar en los tacos y en la mayoría de los platillos en los que tradicionalmente se usa la carne roja. Para hacerlos aún más saludables, retira el exceso de grasa y la piel.
- **Come pescado, pero no demasiado.** El pescado es una fuente de proteína naturalmente magra. Los pescados y mariscos son especialmente buenos al contener ácidos grasos Omega 3. Hay muchas preocupaciones en comer pescado por la contaminación de mercurio. Por esta razón, *Food and Drug Administration* de los Estados Unidos recomienda

evitar el consumo de los peces depredadores grandes como el tiburón, el pez espada, la caballa real y lofolátilo, pues son los que tienen los niveles más altos de mercurio.

- **Frijoles, frijoles, y más frijoles.** Muchos de los frijoles son una maravillosa fuente de proteína y son especialmente importantes para aquellos que han optado por una dieta vegetariana (pues además están llenos de fibra). Las lentejas son una buena elección en particular, porque una taza tiene en promedio 17 gramos de proteína y sólo .75 gramos de grasa. Un filete de *sirloin* extra magro de 60 gramos tiene la misma cantidad de proteína pero seis veces más grasa. Algunos de los frijoles más saludables son los frijoles negros, el garbanzo y las alubias, por nombrar algunos. Si estás cocinando con frijoles deshidratados, es mejor remojarlos la noche antes de usarlos para cualquier platillo, porque los frijoles pueden causar problemas digestivos. Las buenas noticias es que hay muchos productos en el mercado que pueden ayudarte a prevenir los gases antes de que empiecen a causarte molestias.

- **Descubre la quinoa.** La quinoa es un grano originario de Sudamérica que tiene un sabor parecido a la nuez, y te ofrece una de las pocas proteínas vegetales completas. Aunque por lo general se le da la categoría de grano, técnicamente es una semilla rica en grasas esenciales, vitaminas y minerales, y una excelente fuente de calcio, hierro y vitaminas B y E. Cada vez más pacientes me hablan acerca de esta proteína tan especial. Nunca había escuchado de ella hasta hace un par de años. Las primeras veces que mis pacientes me dijeron de ella, me avergoncé al preguntar qué era, así que no te sientas mal si nunca la habías escuchado mencionar sólo pruébala. La quinoa se cocina igual que el arroz: hierve dos tazas de agua con una de quinoa; tápala a fuego lento de 14 a 18 minutos o hasta que el germen se separe de la semilla. El germen cocinado se ve como un pequeño rizo y debe tener la consistencia de la pasta al dente.

- **Enloquece con las nueces.** Las nueces tienen mucha proteína, fibra y minerales, y todas son una gran fuente de energía. También contienen la coenzima Q10, un nutriente que ayuda a nuestras células a producir energía. Además son una buena fuente de ácidos grasos Omega 3, una categoría de grasas insaturadas que proporcionan energía a los músculos y a los órganos. Muchas nueces también contienen magnesio, un mineral que tiene una función vital para convertir el azúcar en energía.

Las investigaciones sugieren que la deficiencia de magnesio puede agotar tu energía (el magnesio también se encuentra en los cereales integrales, en especial en los de salvado, y en algunos tipos de pescado, incluyendo el fletán). Las mejores oleaginosas para consumirlas como botana y condimento son las nueces, la macadamia, el piñón, la avellana, las castañas y las almendras. Tener unas a la mano te dará una alternativa efectiva y deliciosa ante las barras de dulce o las papas fritas. También puedes tostarlas un poco para agregar sabor y hacer que sus nutrientes estén más bio-disponibles.

La idea es comer la mayor variedad de proteínas posible. Si sólo tienes una fuente de proteína, limitas el número de aminoácidos que vas a consumir. Si quieres que tu cuerpo se desempeñe de manera óptima y tener el máximo de energía, es necesario poner a tu alcance una gran cantidad de aminoácidos regularmente.

El increíble huevo comestible

Los huevos son ricos en nutrientes, en aminoácidos, en vitaminas y minerales clave. La clara de huevo es casi vitamina pura. Contiene una enzima que contrarresta la yema del huevo, de manera que, si la comes, no va a aumentar tu colesterol. Muchas personas han dejado de consumir huevos por el miedo al colesterol. Los huevos, en efecto, contienen mucho. Sin embargo, sólo una pequeña cantidad del colesterol de la comida pasa a la sangre. Las grasas saturadas y *trans* hacen mucho más daño que esta sustancia. Los estudios han demostrado que el colesterol de los huevos sí incrementa el del cuerpo, pero incrementa el buen colesterol (HDL, por sus siglas en inglés). Esa es la razón por la cual el colesterol total se incrementa; pero el buen colesterol de hecho protege al corazón. No hay razón para estar preocupada por el incremento del colesterol, si se trata del buen colesterol.

Los huevos contienen una gran cantidad de nutrientes que generan energía. Las yemas contienen colina (una integrante de la familia de la vitamina B), necesaria para sintetizar la acetilcolina, uno de los neurotransmisores más importantes en el cuerpo, esencial para la salud del cerebro y la eficiencia cognitiva. Los huevos son un alimento súper energético. En el Programa del remedio contra la fatiga, puedes comer hasta seis huevos por semana. Consulta a tu médico para definir el número específico de huevos que puedes comer. Si tienes problemas de colesterol o cardiacos, tu médico puede recomendarte un menor número de huevos.

¿Necesitas comprar huevos orgánicos? Hay controversias en torno a este asunto. Algunos estudios han encontrado que los huevos orgánicos tienen en promedio un tercio menos de colesterol que los huevos comerciales. También tienen de cuatro a seis veces más vitamina D, un cuarto menos de grasa saturada, el doble de ácidos grasos Omega 3, y tres veces más vitamina E. Sin embargo, en 2010 el Departamento de Agricultura de los Estados Unidos llevó a cabo un estudio que no encontró diferencias significativas. Los científicos de este departamento midieron la cantidad de albumen (una parte de la clara de huevo) en diferentes huevos. No encontraron diferencias entre un huevo orgánico y los no orgánicos. De manera que si los huevos orgánicos están fuera de tu presupuesto o fuera tu localidad, no te preocupes. Sólo disfruta de tus huevos revueltos, hervidos, cocidos o, mejor, en omelet con hierbas frescas y vegetales como espinacas o espárragos.

Recuerda que los huevos siempre se deben cocinar por completo. El huevo crudo puede contener salmonela (y bacterias peligrosas y mortales). Los investigadores federales estiman que más de 130,000 personas se enferman al año y 30 mueren como resultado de la ingestión de huevos contaminados.

Los carbohidratos y la energía

Hace varias décadas, cuando estaba en el equipo de *ski* en la preparatoria, solíamos obtener *energía instantánea* al beber miel justo antes de competir. Era mucha energía instantánea que se iba casi de inmediato. Lo que he aprendido desde entonces es que no puedes confiar en la energía instantánea que obtienes de los carbohidratos para ayudarte a desempeñar tus actividades durante todo el día.

¿Qué son los carbohidratos, en cualquier caso? Son principalmente azúcares y almidones, y son uno de los tres nutrientes principales que el cuerpo usa como fuentes de energía. Los carbohidratos están hechos de moléculas de azúcar. Hasta los carbohidratos que no parecen tener azúcar, como el pan y la pasta, están hechos de moléculas de azúcar.

Los carbohidratos suministran energía a cada célula del cuerpo al transformarse en glucosa (azúcar). El cuerpo usa tanta glucosa como lo necesite para obtener combustible inmediato; lo que no se usa se convierte en glucógeno y se almacena en el hígado y en las células musculares. Si hay un sobrante de glucosa, se transforma en grasa. Si necesitas una descarga de energía rápida para correr y alcanzar un camión, escapar de un edificio en llamas, o en cualquier situación de emergencia, el cuerpo libera sus reservas de glucógeno. Si necesitas energía por un periodo más largo, como para jugar un partido de futbol o hacer senderismo de montaña, el cuerpo recurre a la grasa para obtener energía.

Uno de los problemas que tenemos en nuestros tiempos modernos es que muchos de nosotros estamos en un estado de estrés constante. Eso es lo que le pasó a Phoebe, de 25 años, quien subió 10 kilos en seis meses: "No entiendo cómo pasó. En especial porque últimamente he vivido de un par de latas de refresco, algunas galletas y queso", me dijo. Cuando le pregunté por qué hacía eso, me explicó que nunca comía cuando estaba estresada, y que su nivel de estrés estaba por los cielos. Parecía que le habían acabado de dar nuevas responsabilidades en su trabajo y le estaba costando trabajo aprender el funcionamiento de las nuevas tecnologías que debía utilizar. Además de eso, a su madre le habían diagnosticado *Alzheimer*, mientras que su hermano había desertado de la universidad y regresaba a casa a vivir con ellas. Encima de todo esto, Phoebe ahora se enfrentaba a un *inexplicable* aumento de peso, su ropa para ir a trabajar no le quedaba y no tenía qué ponerse. Así que terminó gastando su aumento de sueldo en un guardarropa nuevo, lo que no la hacía exactamente feliz.

Ya sea a causa de un trabajo, una relación o ser parte de una generación que tiene muchas cosas que hacer en muy poco tiempo (y toda mujer sabe de qué hablo), nuestras glándulas adrenales están trabajando tiempo extra. Esto genera un estado constante de producción de cortisol, que a su vez estimula la producción de glucosa. Este exceso de glucosa se transforma grasa, que se almacena en el cuerpo.

Cuando la adrenalina recorre nuestro cuerpo, indica a las células que liberen grasa para obtener energía. Al haber demasiada adrenalina (como resultado del estrés constante), las células dejan de responder a estas señales. Al mismo tiempo, estos altos niveles de cortisol producen un aumento de grasa almacenada, lo que causa la obesidad, la resistencia a la insulina, el síndrome metabólico, la diabetes, las afecciones cardiacas y la fatiga.

El exceso de estrés no es el único factor que puede causar desequilibrios hormonales. Otro factor que contribuye es el consumo excesivo de carbohidratos simples. Cuando comes una botana dulce o un refresco, por ejemplo, estás ingiriendo azúcar, lo que dispara un influjo de insulina cuya función es prevenir el exceso de azúcar en la sangre. Este influjo de insulina puede causar una disminución dramática de azúcar en la sangre unas horas después, se te acaba la energía, y experimentas el "bajón" de azúcar. El cuerpo, al detectar un problema en la sangre y en el nivel de energía, produce un exceso de hormas del estrés, incluyendo la adrenalina y el cortisol, dando inicio a un círculo vicioso.

Contrario a algunos regímenes de dieta populares, es necesario incluir algunos carbohidratos en nuestra dieta cotidiana. Podemos vivir sin carbohidratos, pero no muy bien. Debes saber que no todos los carbohidratos son malos para ti, y eliminar un grupo alimenticio por completo no es lo mejor que puedes hacer por tu cuerpo. Los carbohidratos te proporcionan fibra, antioxidantes y energía para el cerebro; elevan los niveles de serotonina (que te hacen sentir menos deprimida y más energética). Asimismo, incrementan los niveles de insulina. Mucha insulina provoca que el azúcar de tu sangre se desplome, llevándose tu energía con ella. También tienes que cuidarte de desarrollar diabetes por el exceso de azúcar. Una vez que tengas diabetes, las reglas del juego cambian.

Algunos carbohidratos te proporcionan fibra, importante para el proceso digestivo porque hace que la comida se mueva más rápidamente por el intestino delgado, reduciendo el riesgo de padecimientos digestivos (incluyendo el estreñimiento, causado comúnmente por un bajo consumo de fibra). La fibra también nos ayuda a sentirnos satisfechas después de una comida, lo que puede ayudarnos a prevenir que comamos de más, o a reducir la tendencia de comer bocadillos antes de ir a la cama.

Los carbohidratos ricos en fibra son los vegetales de hoja verde, como la espinaca, los berros, la lechuga y el repollo en todas sus variedades. Agrega a tu dieta vegetales como los jitomates, las zanahorias, las vainas, los espárragos, la calabacita, los pimientos, los rábanos, los pepinos; los vegetales crucíferos como el brócoli, la col, la coliflor, entre otras, y tu consumo de fibra será más que adecuado.

Las frutas y los vegetales son de las mejores fuentes de carbohidratos a las que puedes recurrir. Trata de incluir frutas ricas en antioxidantes naturales (sustancias químicas que te ayudan a protegerte del daño celular) y vitamina C. Las fresas y las moras azules, por ejemplo, son ricas en antioxidantes y tienen efectos antiinflamatorios y anticoagulantes.

Todas las frutas son buenas para ti, sin importar que estén frescas congeladas, deshidratadas o enlatadas (cuando elijas fruta enlatada, fíjate que traiga la etiqueta 'sin azúcar añadida'). La puedes comer cruda, al vapor o salteada. La mejor idea es disfrutar de la variedad de los diferentes tipos de frutas y vegetales de todos los grupos de colores (amarillo, verde y rojo).

¿No vas a comer postre?

Una de las diferencias que los occidentales notan cuando viajan al lejano Oriente o al Oriente Medio, es que el postre no suele ser parte de su cultura. Pueden comer fruta como postre, pero no galletas, pastel, chocolate o dulces. No hay botanas como papas o queso. En países como Afganistán o Pakistán agregan el sabor dulce a sus comidas al añadir uvas, pasas y dátiles en la mesa, que puedes comer.

Los carbohidratos controversiales: el maíz y el trigo

Dos de los carbohidratos más controversiales de la dieta norteamericana son el maíz y el trigo. Ninguno de estos carbohidratos es malo para ti de forma inherente. Es la manera en que se usan, en exceso, en la producción de alimentos, lo que los hace un elemento poco saludable en nuestra dieta.

Empecemos con el maíz. La mayoría de las personas consideran que comer maíz es una buena opción vegetal. Te va a sorprender saber que el maíz no es un vegetal: es un grano. Es una delicia para acompañar con las carnes asadas. Sin embargo, algo le ha pasado a nuestras mazorcas de maíz dulce en los últimos años. En dos maneras distintas, esta delicia dulce de verano se ha convertido en un peligro para el futuro de la sociedad norteamericana.

Primero, hablemos del jarabe de maíz de alta fructuosa, un conservador y endulzante común, que se hace al transformar el azúcar (glucosa), en harina de maíz, y luego en fructuosa, que es otra forma de azúcar. El producto final extiende la vida de anaquel de la comida procesada y es más barato que el azúcar. Ahora lo podemos encontrar en una enorme cantidad de alimentos: dulces, bebidas, cereales, pan, galletas, yogurt, helado, aderezos de ensalada, salsa de carne, jarabe para *hot cakes*, salsa para la pasta, catsup, sopas enlatadas, jugo de fruta y hasta en el jarabe para la tos. Desafortunadamente para nosotros, los estudios han demostrado que, al contrario de la glucosa, el hígado convierte la fructuosa en grasa de inmediato, lo que produce una concentración excesiva de grasas y lipoproteínas (compuestos de proteínas que llevan las grasas y sustancias parecidas a las grasas, como el colesterol, por la sangre) en el cuerpo. Esto puede causar la acumulación de placa en los vasos sanguíneos, gota, piedras en los riñones, obesidad, diabetes del tipo 2, que dificultan tu producción de energía.

El segundo problema tiene que ver con las vacas (y los pollos, también) y el hecho de que el maíz ahora forma parte de cada eslabón de la cadena alimenticia. Piensa en la carne, por ejemplo. Casi toda la carne que comemos viene de ganado alimentado de maíz, de la cáscara del maíz y del tallo del maíz. Las vacas no deben vivir de maíz, sino de pastizales. Sin embargo, una de las maneras más rápidas de engordar al ganado es alimentarlo principalmente de maíz. Eso es un problema porque la carne que viene del ganado alimentado de maíz es rica en grasas saturadas, conocidas por obstruir las arterias. Todas las grasas saturadas, junto con los antibióticos que le dan al ganado para que no se enfermen, nos está enfermando a nosotros.

¿Qué podemos hacer? Queremos la vitamina B que nos proporciona la carne roja, pero no queremos la grasa saturada y los antibióticos. La respuesta es elegir carne orgánica, si es posible. Sé que la carne de res y pollo orgánica puede ser costosa. Hace poco, sólo podías encontrar carnes orgánicas en tiendas especializadas. Actualmente, en los Estados Unidos las puedes encontrar en las cadenas de supermercados y en muchos otros lugares a precios razonables. Mis padres viven en un suburbio a poco más de 40 kilómetros de la ciudad de Nueva York. Me visitaron en California y yo estaba ayudando a mi mamá a bajar de peso (lo cual logró, pues perdió 13 kilos en un mes) y estaba preocupada de regresar a casa y no encontrar las mismas tiendas que tenemos aquí. Donde ella vive, le queda cerca un supermercado con una pequeña sección de alimentos orgánicos. Cada fin de semana, hay un mercado de productos de granja, pero no son orgánicos. Así que tiene que esforzarse para encontrar los alimentos más saludables ¿pero acaso tu salud y la de tu familia no valen la pena el esfuerzo?

¿Lo orgánico siempre es necesario?

No es necesario que todo lo que compres sea orgánico. Aquí hay unas reglas sencillas para saber cuándo es recomendable comprar alimentos orgánicos, y cuándo no lo es:

- **Compra orgánico cuando la corteza sea fina.** Si por lo común comes frutas y vegetales con pieles finas que son difíciles de retirar, deben ser orgánicas. No tienen el mismo tipo de barrera contra los pesticidas que las frutas y verduras con cortezas gruesas. Los ejemplos de frutas con cortezas finas son la manzana, la fresa, el durazno, la nectarina, el apio, la papa y la zanahoria. Las de corteza gruesa son el aguacate, el plátano, la berenjena, el elote, el kiwi, la papaya, el mango, el calabacín, la naranja y la toronja.

- **Los vegetales de hoja verde deben ser orgánicos.** Todo lo que tenga hoja verde como la lechuga debe ser orgánico, pues no puedes lavar por completo cada hoja. Los vegetales que deben ser orgánicos son la lechuga, la col, la espinaca y las acelgas. Los vegetales que no necesariamente deben ser orgánicos son la brócoli, los espárragos, la coliflor y el camote.
- **Los lácteos deben ser orgánicos.** Esta industria usa una gran cantidad de hormonas y antibióticos, así que compra leche, queso y yogurt orgánicos cuando sea posible. También, la leche orgánica tiene un nivel mayor de ácidos grasos Omega 3, lo que es bueno para tu salud.
- **La carne de res y la de pollo deben ser orgánicas.** La advertencia sobre las hormonas y los antibióticos también es aplicable a estos productos.
- **No es necesario que los pescados y mariscos sean orgánicos.** Los pescados viven en el océano y (con suerte) no se encuentran con muchos pesticidas y toxinas como otros alimentos, excepto con el mercurio, como ya explicamos anteriormente.

El carbohidrato controversial #2: el trigo

El segundo grano problemático en la dieta estadounidense es el trigo. Una vez más, el trigo no es inherentemente malo para ti, es su consumo excesivo lo que constituye el problema. De hecho, el trigo está muy arraigado a la cultura gastronómica de Norteamérica y muchas otras regiones del mundo. El pan, la pasta, la pizza, los bagel, el cereal, las galletas y los pasteles son algunos alimentos que se preparan con trigo.

Al igual que el maíz, el trigo en su estado original es bueno para ti. Tiene fibra dietética, manganeso y magnesio. Sin embargo, los principales nutrientes del trigo (sin mencionar la fibra) vienen de su capa exterior, llamada salvado, y el germen, la parte interior de la semilla de trigo, los cuales se retiran cuando el trigo se muele para producir la harina blanca.

Uno de los problemas principales que tenemos al comer demasiada harina es el gluten, una proteína pegajosa que se encuentra en cereales como el trigo, el centeno, la cebada y el maíz. Un poco de gluten no le hace daño a la mayoría de las personas. Sin embargo, la mayoría de la gente ingiere más de un poco de gluten al día. De hecho, la mayoría de nosotros no es siquiera consciente de la cantidad de trigo que consumimos al día.

Tengo una paciente llamada Gloria que vino a verme porque estaba extremadamente cansada. Se escabullía a la sala de mujeres en la tienda departamental donde trabajaba para tomar una siesta casi cada tarde. Había estado aumentando de peso últimamente, su estómago estaba inflamado, y se estaba deprimiendo cada vez más. Al ser síntomas de la sensibilidad al gluten, le pedí que me describiera lo que había comido el día anterior a su vista a mi consultorio. La primera comida de gloria era un tazón de cereal para desayunar. A media mañana comía pretzels de la máquina expendedora (son mejores que un dulce, ¿no?). Tuvo una comida del trabajo y su jefe ordenó pizza. Después, Gloria se comió una barra de granola. Más tarde tenía planes para cenar con sus amigos en un restaurante chino. Decidió ordenar algo ligero, como los fideos fríos con salsa de ajonjolí y un rollo primavera. Vamos a revisar su dieta: trigo para desayunar, trigo como colación, trigo para comer, trigo como bocadillo y trigo para cenar. ¿Alguien quiere más gluten?

Esperen. Por si no fuera lo suficientemente difícil evitar el gluten en tu dieta, resulta que también lo usan para como agente estabilizador y aglutinante en productos como el helado, la sopa enlatada, el relleno de pay, los aderezos para ensalada y la catsup. De hecho, si encuentras alguna de las siguientes palabras en las etiquetas de la comida, por lo común significa que un grano que contiene el gluten se ha usado:

- Estabilizador
- Almidón modificado para alimentos (en los dulces)
- Glutamato monosódico
- Saborizante
- Emulsionante
- Proteína vegetal hidrolizada
- Proteína vegetal
- Colorante para el caramelo

El cuerpo humano en realidad no tiene la capacidad para digerir tanto gluten. Es por ello que su consumo excesivo causa todo tipo de problemas y desórdenes, desde infecciones en los oídos a dolor de estómago, problemas de gases e inflamación, estreñimiento y, por último, letargo.

Le hice a Gloria unos análisis de sensibilidad al gluten pero, mientras esperábamos los resultados, le recomendé que llevara el diario de su dieta por una semana, para que se diera cuenta de la enorme cantidad de trigo que estaba consumiendo. Sus resultados eran positivos a la sensibilidad al gluten. Le pedí que redujera si consumo de trigo y agregara más proteína, frutas y vegetales a sus comidas. Le comenté que no tenía que eliminar el trigo de su dieta, pero debía cuidar no comerlo todo el día, todos los días. En dos meses, cuando Gloria vino a su consulta de seguimiento, había bajado 5 kilos y sus síntomas habían desaparecido. También me dijo que algunas veces comía pizza y su pasta favorita para cenar, pero no en el mismo día.

Tiger y yo

¡Mientras escribía este libro tuve mi primer perro en la vida! Un día, *Tiger* (así lo llamaba) y yo estábamos practicando unas órdenes en el parque. Quería darle un premio por su buen comportamiento, pero lo único que tenía a la mano era una barra de granola. "Bueno, se ha portado bien y necesitaba premiarlo", pensé. Cuando los dueños de otros perros me vieron romper un pedazo de mi barra y empezar a arrodillarme, corrieron hacia mí y me dijeron: "No le des eso de comer, los perros no pueden digerir el gluten. No tienen las enzimas necesarias para ello, y se va a enfermar". Claro, estaban en lo cierto, y me sentí terriblemente culpable. Un rato después, les fui a explicar que era el primer perro que tenía y me disculpé por mi falta de etiqueta en los premios para los perros, cuando los vi sacar sus galletas de chocolate y refrescos dietéticos como sus propios bocadillos. Si la dieta del perro le preocupa tanto a su dueño, ¿por qué no le preocupa más su propia dieta?, ¿deberíamos estar más preocupados por nuestras mascotas que por nosotros mismos? Por mi parte, sólo le doy a *Tiger* comida para perros. Vive y aprende.

La buena noticia es que hay un número en aumento de productos libres de gluten en el mercado, incluyendo el pan y las pastas. Es importante tomar en cuenta que "libre de trigo" no necesariamente significa libre de gluten. El producto puede contener centeno, cebada o espelta, cereales que contienen gluten. Muchos productos etiquetados como "libres de gluten" tienen más azúcar, grasa, calorías y carbohidratos que los productos similares que contienen gluten.

El gluten también causa problemas a las personas que son realmente alérgicas a él y padecen lo que se conoce como enfermedad celíaca, un desorden del aparato digestivo que interfiere con la absorción de los nutrientes de la comida. Algunos de los síntomas comunes de la enfermedad celíaca son la diarrea, la falta de apetito, el dolor de estómago y la inflamación, el crecimiento deficiente y la pérdida de peso. Es una enfermedad seria que requiere una estricta adherencia a una dieta sin gluten.

Muchas personas en realidad no son alérgicas al gluten, pero son sensibles al él (como Gloria). Esto no implica la eliminación del trigo en la dieta. Si eres sensible al gluten, puedes consumir porciones moderadas de trigo y productos con trigo. Sin embargo, debes hacer un monitoreo cuidadoso de tu consumo. Debes experimentar qué tanto puedes comer sin sentirte incómoda, y finalmente sabrás qué es lo sano para tu cuerpo.

Probablemente tu doctor te ha hecho unos análisis para detectar la alergia al gluten y han salido negativos. Esto no significa que tu doctor te haya hecho una prueba de sensibilidad al gluten. Ésta se debe llevar a cabo mediante un estudio de alergenos. Sin embargo, puedes saber si eres sensible al gluten sin hacerte una prueba. Simplemente, no consumas gluten durante una semana. Si eres sensible, te sentirás mucho mejor, empezarás a bajar de peso, podrás dormir mejor y tu energía se incrementará notablemente.

La grasa y la energía

Siempre me sorprende que, cuando pregunto a mis pacientes qué comen, me dan todo tipo de respuestas que cubren un amplio rango de categorías. Algunos pacientes tienen mejores hábitos alimenticios que otros. Una de las cosas que la mayoría de ellos tienen en común es que todos incluyen un gran número de alimentos "sin grasa" en sus comidas y colaciones. Parece como si le tuvieran miedo a la grasa. A mis pacientes, y a gran parte del mundo occidental, les han lavado el cerebro para que crean que la grasa es una enemiga que deben evitar a como dé lugar. Tienden a mirarme de manera extraña cuando les digo que deben reincorporar la grasa en sus dietas. De hecho, idealmente deberías consumir una pequeña cantidad de grasa saludable con cada comida y colación.

Las grasas saludables vs. las grasas no saludables

¿Cómo sabes cuáles grasas son buenas para ti y cuáles no lo son; cuáles agotan tu energía y cuáles la producen? Lo primero que es importante entender es que la grasa no es tu enemiga. Por muchos años, los estadounidenses y los productores de comida de los Estados Unidos, aceptaron la premisa de que los alimentos bajos en grasa o sin grasa eran la respuesta a la pérdida de peso y a la salud del corazón. Pero, como señala Gary Taubes, autor del artículo del *New York Times* llamado *"What If It's All Been a Big Fat Lie?"* ("¿Qué tal si todo ha sido una gran mentira?"): "Las autoridades de la salud pública nos dijeron, sin darse cuenta, pero con las mejores intenciones, que comiéramos precisamente aquellos alimentos que nos engordarían, y así lo hicimos. Ahora comemos más carbohidratos libres de grasa, que nos han hecho más pesados y nos han dejado más hambrientos". Los manufactureros de alimento a menudo remplazaban la grasa con jarabe de maíz alto en fructuosa, que resultó ser mucho peor para nosotros que la grasa que sustituía. Como sociedad, nos hemos preocupado tanto por evitar la grasa en la dieta, que nadie quiere ponerle grasa a nada, ni comer nada que contenga grasa.

Afortunadamente, los años recientes han traído consigo un nuevo entendimiento del papel de las grasas en nuestra dieta. Lo que hemos descubierto es que ciertos tipos de grasas son muy importantes para la salud humana. Son esenciales para el funcionamiento del cerebro, la salud de las articulaciones, la regeneración de los huesos, el bienestar de la piel y la absorción de los nutrientes. Ayudan a que el cuerpo libere la señal de que ha comido suficiente. Lo que también sabemos ahora es que no es la grasa en general lo que está causando problemas, sino que la mayoría de nosotros está consumiendo en exceso las clases incorrectas de grasa, y muy poca de la correcta. Lo mejor que puedes hacer es aprender a diferenciarlas.

Una de las razones por la que el tema de la grasa es tan confuso, es que hay muchos tipos:

- **Ácidos grasos esenciales (EFA, pos sus siglas en inglés):** Son esenciales para la salud humana. El cuerpo no puede producir estos ácidos, así que debemos obtenerlos de los alimentos que come-mos (ve abajo una lista de los alimentos que los contienen). Las grasas en el torrente sanguíneo te ayudan a disminuir la tasa de glucosa. También aceleran el metabolismo de tu cuerpo y ayudan a quemar la grasa.

- **Ácido graso Omega 3**: el Omega 3 es un ácido graso esencial poliinsaturado que se encuentra en varios alimentos como en los pescados grasos, el aceite de la semilla de linaza, la semilla de linaza molida, el aceite de canola, el aceite de nuez y los huevos fortificados con Omega 3.
- **Ácidos grasos Omega 6**: es un ácido graso esencial poliinsaturado que se encuentra en los vegetales de hoja verde, la linaza, el cártamo, la borraja y el aceite de onagra. Estimula los tejidos del cuerpo que queman la grasa; es decir, usa las calorías en vez de almacernarlas como grasa.
- **Grasa saturada**: tiene una gran cantidad de hidrógeno unido a ella (razón por la cual se le llama *saturado*) y por lo común es sólida a temperatura ambiente. Se encuentra en las grasas animales y en algunos aceites tropicales como el de coco y el de palma.
- **Grasa insaturada**: este tipo de grasa tiene menos átomos de hidrógeno unidos a ella (por esa razón es *insaturada*). Se deriva de fuentes vegetales y animales, especialmente del pescado, y es líquida a temperatura ambiente. Hay dos tipos de esta grasa: la monoinsaturada y la poliinsaturadas. Las grasas monoinsaturadas incluyen el aceite de oliva, el aceite de cacahuate, el aceite de linaza, el aceite de ajonjolí, que son líquidos a temperatura ambiente y pueden solidificarse cuando se refrigeran. Las grasas poliinsaturadas permanecen líquidas aunque se congelen. Los dos tipos de grasas poliinsaturadas son los ácidos grasos Omega 3 y los Omega 6.
- **Hidrogenada**: significa que el hidrógeno se ha agregado artificialmente a los aceites a temperaturas extremadamente altas, para solidificarlos y extender su vida de anaquel. La margarina es quizá el producto hidrogenado mejor conocido.
- **Ácidos grasos *trans***: el proceso de hidrogenar las grasas causa que cambie su estructura molecular, y se transformen en lo que conocemos como ácidos grasos *trans*. Los podemos encontrar en muchos alimentos comerciales empaquetados, como en las papas a la francesa de algunas cadenas de comida rápida, las palomitas para microondas, los bocadillos empaquetados, la manteca vegetal y en algunas margarinas. Si una etiqueta dice "aceites vegetales parcialmente hidrogenados", "aceites vegetales hidrogenados" o "manteca", es muy probable que el producto contenga ácidos trans. Tanto las grasas *trans* como las grasas hidrogenadas pueden interferir en las habilidades del cuerpo para metabolizar las grasas buenas. Aunque hay muchos alimentos en el

mercado que tienen la etiqueta "0 ácidos *trans*", aún se encuentran en una enorme cantidad de productos alimenticios de anaquel, y en los alimentos de los restaurantes. No es nada fácil eliminar por completo los ácidos trans de tu dieta. La mejor estrategia es mantener la proporción de ácidos grasos esenciales y grasas insaturadas más elevada que los ácidos grasos *trans*.

Las grasas buenas

Las grasas *buenas* son aquellas que están menos saturadas: los Omega 3, los Omega 6, las monoinsaturadas y las poliinsaturadas. Las peores grasas son las más saturadas: las hidrogenadas, las parcialmente hidrogenadas, y las *trans*.

Algunas de las mejores fuentes de Omega 3 son los pescados grasos, incluyendo:

- La anchoa
- La macarela del Atlántico
- El arenque
- El salmón
- La sardina
- La lubina estriada
- La trucha
- El atún

Otras excelentes fuentes alimentarias de Omega 3 son:

- El aguacate
- El brócoli
- La col de Bruselas
- La col
- La coliflor
- El clavo
- El repollo
- La semilla de lino
- El frijol verde

- La col rizada
- La semilla de mostaza
- El orégano
- La semilla de calabaza
- La lechuga romana
- La espinaca
- La fresa
- La calabaza amarilla
- El nabo
- La nuez
- La calabaza

Las mejores fuentes de Omega 6

En febrero de 2009, la Asociación Americana del Corazón señaló que los ácidos grasos Omega 6 son una parte beneficiosa de un plan nutricional saludable. Recomiendan que las personas obtengan al menos del 5 al 10 por ciento de sus calorías de los ácidos grasos Omega 6. También dijeron que la mayoría de los norteamericanos obtienen el suficiente Omega 6 en alimentos que consumen actualmente, como las nueces, los aceites de cocina y los aderezos de ensalada. Algunas de las mejores fuentes para obtener el Omega 6 son:

- El aceite de maíz
- El aceite de la semilla del algodón
- El aceite de uva
- El aceite de oliva
- El piñón
- El pistache
- El aceite de cártamo
- La semilla de girasol
- El aceite vegetal
- El aceite de nuez
- El aceite de germen de trigo

Tu objetivo es equilibrar la cantidad de Omega 3 y Omega 6 que consumes. Antes de la llegada de muchos alimentos procesados, las personas consumían los ácidos grasos Omega 3 y Omega 6 casi en las mismas cantidades. Sin embargo, las civilizaciones occidentales ahora obtienen mucho Omega 6 y poco Omega 3. El Omega 6 favorece la inflamación, y este desequilibrio puede explicar el aumento de problemas de salud como el asma, la enfermedad cardiaca coronaria, muchas formas de cáncer, padecimientos autoinmunes y neurodegenerativos; enfermedades que se cree que derivan de la inflamación del cuerpo. También contribuye a la obesidad y a la depresión, dos conocidos exterminadores de la energía. La mejor manera de reducir los niveles de omega 6 es reducir el consumo de la comida rápida procesada y los aceites vegetales poliinsaturados como el de maíz, girasol, cártamo, semilla de algodón, y sí, hasta la soya.

Trata de comer con las manos

Muchos chefs africanos cocinan platillos, incluso guisos de pollo y carne, que deben comerse con las manos, no con un cuchillo y un tenedor. Sienten que comer con las manos da más satisfacción y placer a la hora de comer. También usan aceites saborizados en vez de especias. Consideran que el sentido del olfato va hacia el hipotálamo (un centro cerebral) y te hace sentirte saciada sin tener que comer tanto (además de que los aceites contienen los ácidos grasos esenciales, necesarios para nuestra salud).

Lo que nos hacemos a nosotras mismas...

Cuando vamos a la tienda, muchas de nosotras nos fijamos en lo que las granjas dan de comer a los animales y en las condiciones en las que éstos viven. No queremos que su suelo esté contaminado con químicos o metales pesados. No queremos que a los animales se les alimente con hormonas o que vivan en condiciones estresantes. Sabemos que esto no puede ser bueno para nosotras. Sin embargo, muchas de nosotras nos hacemos lo que no queremos que le hagan a ellos.

Cuando mi hija cumplió diez años decidí hacerle una fiesta. Invité a muchos de sus amigos y a sus padres. Cuando fui a hacer las compras para la fiesta, mi vida se había llenado de ocupaciones y antes de que me diera cuenta, ya tenía el tiempo encima. No estaba preparada. Necesitaba ir de compras en la mañana para dar una fiesta en la tarde. Fui a comprar con mucha prisa. Elegí cosas que por lo general no consumo: papas, *dips*, refresco, dulces, galletas, etcétera, por muchas razones. No tenía mucho tiempo para comprar, y estos alimentos eran fáciles de encontrar. Estaba tratando de mantener bajo el costo de la fiesta, y estas opciones son relativamente poco costosas. También sabía que este tipo de alimentos es lo que todo el mundo espera comer en una fiesta de cumpleaños. Creo que sólo fui un poco perezosa y me permití una actitud despreocupada en lo que iba a ofrecer. Aunque me divertí en la fiesta (y comí algunas de estas delicias poco saludables), no puede evitar pensar: "¿Qué sucedería si unos extraterrestres enemigos vinieran a la tierra buscando comida, y vieran cómo llenamos nuestros estómagos con toda esa azúcar, grasa y toxinas? ¿Considerarían comernos para la cena?"

Los alimentos que comemos actualmente nos están dañando, y muchos de nosotros sufrimos más de lo que deberíamos. En el próximo capítulo, vas a descubrir cómo la comida poco saludable nos está provocando desde acidez hasta serios problemas estomacales, y qué podemos hacer al respecto.

Alimenta tu centro energético. Tips rápidos para empezar

1. **¿Tienes leche entera?** Actualmente, por el miedo a la grasa, muchas personas sólo toman leche baja en calorías (si toman leche). Con pocas excepciones, sugiero la leche entera. Tiene menos carbohidratos en general que la leche baja en calorías. Es la proporción de los carbohidratos, las proteínas y las grasas en esta leche, que la hacen la mejor opción. Contiene más grasa, así que tienes que consultar a un médico si tienes, por ejemplo, la enfermedad arterial coronaria. Sin embargo, en términos de energía y para bajar de peso, la leche entera es de hecho la mejor opción. La leche es un paquete completo que contiene una variedad de nutrientes que tu cuerpo necesita. Tiene proteína, grasa, carbohidratos, vitaminas y minerales. Claro que puedes obtener todo esto en otros lados, pero la leche, convenientemente, los tiene todos juntos para ti. Algunos de los beneficios nutricionales que tiene en un vaso de leche son: todos los nutrientes energéticos (proteínas, carbohidratos y grasas), calcio, vitaminas A, D y B, y potasio.

2. **Reduce la soya.** La industria de la soya ha convencido a los estadounidenses de los beneficios de su grano. Sin embargo, la soya

puede tener una influencia enorme en la producción hormonal, especialmente en el estrógeno. Los estudios han demostrado que los bebés que beben sólo leche de soya tienen 22,000 veces más estrógeno en sus sistemas que los bebes alimentados con leche materna. Esto equivale de darles cinco píldoras anticonceptivas al día. Si una mujer adulta tomara tantas píldoras al día sufriría consecuencias como el vómito, el dolor abdominal, el dolor de cabeza, el sangrado uterino y los coágulos sanguíneos. Un poco de soya está bien, y puede ser difícil evitarla porque se usa como relleno en muchos productos empaquetados. Sin embargo, no recomendaría tomar leche de soya todos los días, especialmente si comes tofu y edamame (frijoles de soya tiernos en vaina, que mis hijas adoran, pero limito su consumo a una porción pequeña, una vez a la semana). Un gran porcentaje de la soya está modificada genéticamente, así que tiene un porcentaje de pesticidas más alto que cualquier otro alimento. A lo largo de los años, muchas mujeres se han convencido de los beneficios de la soya por las bajas tasas de cáncer de mama en muchos países asiáticos, donde el consumo de soya es mucho más alto que en los Estados Unidos. Sin embargo, esas tasas están aumentando rápidamente. En 2009, el *Estudio de sobrevivencia al cáncer de mama en Shangai* que evaluó a más de 5,000 mujeres diagnosticadas con cáncer de mama, descubrió que una dieta alta en soya disminuía el riesgo de recurrencia y la muerte por cáncer de mama. No obstante, la soya que muchas mujeres chinas consumen está poco procesada. La soya que los norteamericanos comen es en forma de leche de soya, suplementos de soya y alimentos procesados como botanas de soya, cereales y barras de proteína, y la mayoría de los científicos sospechan que la protección contra el cáncer no es la misma si se consumen estos productos procesados.

3. **Desayuna siempre**. El desayuno en verdad es la comida más importante del día. Esta comida te prepara para el resto del día en cuanto a la producción de energía. Los estudios demuestran que la gente que desayuna cada mañana tiene más energía y un mejor estado de ánimo durante el día. Debes de desayunar a lo mucho una hora después de despertarte, e incluir proteínas y grasas, no más del 30 por ciento de carbohidratos, que ayudarán a mantener los niveles de glucosa estables, y disminuir la producción de glucosa, lo que provoca que tengas menos apetito durante el resto del día. Si estás viajando fuera del país y te hospedas en

un hotel grande, probablemente te ofrezcan el "desayuno americano". Pronto te darás cuenta de que un poco escaso: pan, jamón, pan de dulce y café. La mayor parte son carbohidratos. Esta NO es la manera en que la mayoría del mundo desayuna. En la provincia y en los *Bed and Breakfast* de la mayoría de las ciudades europeas, Sudamérica, Asia y África, encontrarás desayunos más abundantes, como huevos, queso, yogurt y una variedad de carnes. Esto puede ser una opción más saludable si no abusas. ¿Por qué la personas alrededor del mundo, cuando piensan en comida norteamericana, creen que consiste en *Kentuchy Fried Chicken* y *McDonald's*? Con prisa y sin placer. He escuchado eso no sólo en referencia a nuestra comida, sino a nuestra cultura, a nuestra vida.

4. **Disminuye el ritmo.** Si comes demasiado rápido, no le das tiempo al cerebro a que mande la señal de que estás satisfecha. Toma una actitud *zen* hacia la comida: cuando comas, siéntate, tómate tu tiempo, hazle honor a tu comida y permite que te nutra. Si es posible, no comas de pie. Siéntate en la mesa para que la sientas como una comida de verdad. Baja el tenedor entre bocados y mastica bien cada porción antes de la siguiente.

5. **Haz que tu comida sea hermosa.** Muchas culturas, a lo largo de los siglos, han hecho tazones, vasos y utensilios hermosos para comer. Una de mis pacientes me dijo que ella coloca líquidos como las bebidas antioxidantes y las bebidas verdes en contenedores bonitos. Le recuerda que la vida es bella y que cada día debe ser un placer. También trata de colocar una flor cerca de sus platos o vasos. Si no puede comprar una flor fresca, pone una hoja de pasto para recordar la manera en que vivimos en armonía con la naturaleza. Es más placentero comer en lugares hermosos. Este placer libera hormonas naturales, que producen satisfacción en el cerebro, lo que te permite sentirte satisfecha más pronto.

6. **Usa palillos chinos y come en platos pequeños.** Cuando mi familia y yo estábamos viajando por China, comimos en muchos restaurantes de varias ciudades. Por supuesto, comí con palillos chinos, lo cual recomiendo ampliamente. Ninguno en mi familia es un experto en usarlos, y eso provocó que comiéramos lentamente y en pequeños bocados. Eso causó que comer nos tomara más tiempo y que digiriéramos la comida más fácilmente. También aprendimos una lección sobre la forma en que se sirve la comida. En nuestra primera cena en China, el mesero nos trajo tazas de té y platos pequeños. Al principio, pensamos que los platitos

eran para las tazas, pero estábamos equivocados. La comida ahí es de estilo comunitario: los platos se ponen al centro y cada quien toma su porción. Cuando nos sirvieron la comida, no empezamos a comer, estábamos esperando a que llegaran los platillos principales. Resultó que no había platillos principales; debes servirte un poco cada vez en los platos pequeños. Al principio del viaje, poníamos todo lo que podíamos en nuestros platitos. Para el final de él, nos dimos cuenta que al usar platos más pequeños nos habíamos acostumbrado a comer una cantidad de comida mucho menor. Ahora, cuando hago de cenar en mi casa, pongo unos platos de ensalada más pequeños, y así es como mi familia ha aprendido a comer menos.

7. **Agrega varios cereales integrales libres de gluten en tu dieta.** Si eres sensible al gluten, o si estás reduciendo tu consumo de trigo, no dejes de comer granos. De hecho, debes incluir granos en tu dieta, pues son una excelente fuente de fibra. Estos son algunos granos que puedes consumir como sustituto:

- La quinoa
- La avena sin gluten
- La cebada
- El arroz integral
- El mijo
- El centeno
- El alforfón
- El amaranto

Te va a sorprender de lo bien que te sientes y la cantidad de energía que ganas cuando haces unos cambios simples a tu dieta, como sugerí en este capítulo. Sin embargo, quizá tienes una larga historia de alimentación inadecuada, lo que significa que tu sistema digestivo no está respondiendo tan bien como debería. Ahora que tienes una idea más clara de qué comer y cuándo hacerlo para aumentar tu energía, el próximo capítulo será de gran ayuda para mantener en forma tu sistema digestivo.

Capítulo 3

Paso 2 Pon en forma tu sistema digestivo

¿A menudo te sientes cansada y sin energía?

¿Te irritas o te deprimes fácilmente?

¿Tu mente está poco clara?

¿Padeces de estreñimiento?

¿Tienes lesiones dérmicas y poros obstruidos?

¿Tu estómago está haciéndote sentir cansada? Eso puede parecer una pregunta extraña, pero su respondiste *sí* a dos o más de las preguntas de arriba, puedes estar experimentando un exceso de toxinas, un padecimiento que considero de los más frecuentes, y menos sofisticadas causas de la fatiga. Nos bombardean las toxinas en el medio ambiente todos los días (los pesticidas, el aire de mala calidad, los químicos artificiales y los alimentos con hormonas agregadas) que se acumulan para formar una carga tóxica en nuestro cuerpo. Si esta carga permanece en el cuerpo, puede agotar cada vez más nuestras fuentes de energía.

Quizá te sorprenda saber que tus niveles de energía están relacionados al tracto intestinal, y que liberar las toxinas de tu cuerpo puede ayudar a rejuvenecer tu sistema entero. Actualmente, más del 75 por ciento de la población sufre algún tipo de padecimiento intestinal que pudo haber sido provocado por la sensibilidad a ciertos alimentos, o por la baja actividad de las enzimas que inhiben la digestión. Los alimentos que comes y tu estilo de vida en general pueden estarle causando a tu cuerpo una gran cantidad de estrés.

Dieta poco saludable, sistema digestivo poco saludable

¿Sabías que, durante tu vida, vas a consumir entre 30 y 50 toneladas de comida? ¿Qué será mejor para tu dieta gastrointestinal, 50 toneladas de nutrientes, fibra y antioxidantes, o 50 toneladas de carbohidratos refinados, aditivos, conservadores, ácidos grasos hidrogenados, azúcar, azúcar y más azúcar? Desafortunadamente, la dieta norteamericana estándar consiste en mucho más de las segundas opciones que de las primeras. Cuando consumimos todas esas sustancias artificiales, que todos conocemos como comida chatarra, tienden a permanecer en el estómago. No estamos programados genéticamente para digerir fácilmente este tipo de comida, de manera que es una carga muy pesada para nuestro sistema digestivo. El tránsito intestinal se reduce de manera importante. Tu sistema digestivo se convierte en tierra fértil para las bacterias *malas*, las alergias y sensibilidades alimenticias y la inflamación.

Los problemas del sistema digestivo

Los padecimientos gastrointestinales son de las causas más comunes por las que las personas buscan la ayuda de los médicos. Lo que la mayoría de nosotros no nos damos cuenta es que estos "dolores de estómago" y los malestares pueden ser la causa subyacente de la fatiga que experimentamos.

Tengo una colega, también doctora (aunque no endocrinóloga) que vino a hablar conmigo sobre sus problemas de fatiga. Le hice las preguntas de rutina que hago a todos mis pacientes, pero cuando empecé a preguntarle las "cuestiones del baño", como ella las llamaba, se avergonzó y trató de cambiar el tema. "Estoy aquí para descubrir por qué estoy tan cansada", me comentó. "No hay razón para hablar de este tipo de funciones corporales." ¡Y ella es una doctora!

Siempre me sorprendo de lo poco que saben los pacientes acerca del proceso digestivo. Entiendo que las cosas que tienen que ver con el sistema digestivo se consideran desagradables, y a veces hasta asquerosas. Muchas personas, en particular los estadounidenses, se avergüenzan al hablar de esta parte de su anatomía. No quieren pensar en ella y, por lo tanto, no quieren hablar de ella.

Quizá te sorprenda saber que en muchas otras culturas, las personas se preocupan e interesan por sus heces fecales. En África, muchas personas sobreviven al reconocer las heces de varias especies de animales, pues les permite seguirles el rastro a través de la jungla o las planicies. Cuando estaba en Alemania, me sorprendí al ver los baños de "dos niveles". De hecho, llamaban al diseño la taza al revés: la taza está pensada para retener la materia fecal fuera del agua antes de jalarle al baño. El nivel inferior detiene el agua, y ahí es donde orinas. Muchos alemanes y otros europeos observan sus heces fecales cada vez que van al baño y toman en cuenta la textura, el color y la cantidad, y así diagnostican qué tan sanos están.

Otras culturas intentan hacer la experiencia tan cómoda como sea posible. Cuando estuve en Japón, por ejemplo, fui a un baño público. La luz era tenue, sonaba música de clavecín, todo era de bambú y teca, y había árboles bonsai alrededor. La atmósfera era reconfortante y relajante.

Algunas veces creo que pensamos que tenemos pro-blemas digestivos, cuando lo que tenemos son problemas de horario. Básicamente, por la mañana tenemos que seguir una agenda. Esto parece ser más problemático para las mujeres que para los hombres; los hombres sólo toman su periódico y se encierran por media hora. Sin embargo, muchas mujeres tienen una mañana muy agitada porque tienen que llevar a sus hijos a la escuela y después irse a trabajar. Tal vez tengas que levantarte más temprano, o esperar a que todos se hayan ido de casa; sólo asegúrate de darte el tiempo suficiente para que tu cuerpo funcione de la forma en que debe hacerlo.

El funcionamiento del sistema digestivo

Es realmente importante que entiendas tu sistema digestivo y cómo funciona, porque si puedes arreglar lo que ande mal en él, vas a poder solucionar otras cosas, como la fatiga.

Primero, un poco de anatomía: El tracto digestivo de un adulto, que mide alrededor de 9 metros de largo, es un sistema tubular en que la comida entra por la boca, pasa por un largo cilindro y sale del cuerpo como heces por el ano. Hay músculos en las paredes de nuestros órganos digestivos (como en el caso del esófago, el estómago y los intestinos) que hacen que la comida se mueva a lo largo del sistema, donde se descompone en nutrientes que el cuerpo puede absorber. Hay otros órganos, como el hígado y el páncreas, que también son parte del proceso digestivo.

La digestión, el proceso por el cual la comida se descompone en compuestos químicos simples que el cuerpo puede absorber y usar como nutrientes o eliminar, es una de las funciones que más consume la energía del cuerpo humano. La comida debe descomponerse hasta sus moléculas individuales para que sea utilizable. Nuestras células no pueden absorber ninguno de los beneficios nutricionales de la comida hasta que ésta se haya *digerido*. Esto significa que los alimentos ya se convirtieron en energía y otros componentes útiles, de manera que el torrente sanguíneo puede absorberlos y distribuirlos en el cuerpo. Debemos tener la energía suficiente en el cuerpo si queremos eliminar las toxinas. Cuando hay cualquier tipo de problema con el sistema digestivo, hay un problema consecuente en la producción de energía.

Cuando los pacientes llegan a mi consultorio quejándose de su cansancio, a menudo se sorprenden cuando les pregunto si también han padecido malestares estomacales. "Sí, los he tenido ¿cómo supo?", me preguntan. Lo sé porque los problemas del estómago, especialmente los tres que describiré abajo, pueden ser la causa de la fatiga que el paciente está experimentando.

Disbiosis intestinal

Miles de bacterias habitan el tracto intestinal humano, algunas de ellas son beneficiosas, otras dañinas. El equilibro entre estas bacterias puede tener un impacto enorme en la manera en que se siente la persona, bien o enferma. Cuando los intestinos están sanos y en equilibrio, y todo está funcionando bien, se describe que están en un estado de simbiosis. Cuando hay un desequilibrio en las bacterias en el tracto digestivo, un crecimiento excesivo de levadura, o la presencia de virus o parásitos en los intestinos, se describe como disbiosis. La manera en que lo describo es que tenemos huéspedes todo el tiempo. Algunos son bienvenidos, y otros no. Cuando tenemos muchos huéspedes que no son bienvenidos, tenemos disbiosis intenstinal.

Algunos de los síntomas o señales de alarma de la dibiosis, son:

- Fatiga crónica e inexplicable
- Permeabilidad intestinal
- Síndrome del intestino irritable
- Acné, eczema y otros problemas de la piel

- Mal aliento y enfermedad de las encías
- Problemas crónicos de levadura y presencia excesiva de candida
- Reflujo
- Gripes e infecciones frecuentes

Un desequilibrio en la flora intestinal del cuerpo puede ser resultado de muchas cosas. Muchos de estos microbios simplemente mueren con el tiempo. El estrés, la enfermedad y algunos medicamentos pueden afectar lo bueno que vive dentro de nosotros. También una dieta pobre afecta; ya hablaremos más acerca de la comida y salud gastrointestinal más adelante.

El primer paso para tratar la disbiosis es consultar a tu médico para que determine qué organismos la están causado, y cuál puede ser el mejor tratamiento para ti. Para algunas personas es necesario cambiar la dieta y el estilo de vida.

La dibiosis en el Yangtsé

Mi familia y yo estábamos viajando durante un mes en varios países del este de Asia. Desafortunadamente, mi esposo tuvo una intoxicación alimenticia en Kazajstán, cerca de la frontera con Uzbekistán. Traté de resolver la situación con antibióticos y técnicas de la medicina occidental, pero después de varios días no mejoraba. Aun así, continuamos viajando, y estábamos en un bote por el río Yangtsé cuando sugerí que fuéramos a ver a un doctor para que lo tratara con acupuntura. Mi esposo estaba escéptico, pero ya se sentía tan débil (había perdido casi trece kilos en poco más de una semana) que estaba dispuesto a probar cualquier cosa. El acupunturista no hablaba inglés y, cuando insertó dos agujas arriba de sus rodillas, mi esposo trató de comunicar frenéticamente que el médico debía estar equivocado. De alguna manera, el acupunturista fue capaz de convencer a mi esposo de que se quedara. Insertó dos agujas en su área abdominal inferior y, dentro de minutos, la gastroenteritis (irritación del tracto intestinal) desapareció. La infección de mi esposo de hecho la habían curado los antibióticos que yo le había dado, pero una vez que ese tipo de diarrea empieza, el sistema eléctrico del cuerpo se trastorna y hay una disrupción de la homeostasis (el equilibrio) del sistema digestivo. La acupuntura repara la corriente eléctrica, y por eso funciona. Mi esposo, que se había sentido muy mal por una semana, no sólo se sintió curado, sino revitalizado y rejuvenecido. Siempre he sido una defensora de la acupuntura, pero ahora soy una devota, al igual que mi esposo.

La candida

Me llama la atención cuando una paciente con infecciones vaginales recurrentes se sorprende al descubrir que también tiene levadura desarrollándose en su sistema digestivo. Si tomas en cuenta las causas de estas infecciones vaginales, puede hacerte sentido: mucha cafeína, pocas horas de sueño, un consumo excesivo de alcohol, tabaquismo (o fumar otra cosa), contaminación por metales pesados, mucha acidez en la dieta, y alcalinidad insuficiente. En otras palabras, una vida en desequilibrio. ¿Por qué este organismo de levadura minúsculo querría vivir SÓLO en la vagina si tiene el tracto intestinal entero para hacerlo?

Una forma específica de la disbiosis es la candidiasis, o el exceso de hongos parecidos a las levaduras que sobreviven en el tracto intestinal, la boca, la piel y la vagina. Hay una gran variedad de síntomas que puede incluir la fatiga, la poca claridad mental, y los padecimientos dermatológicos como el eczema y la psoriasis. La *candida albicans* y otros tipos de levaduras se encuentran en el cuerpo, pero se convierten en un problema cuando hay un exceso de éstos. El equilibrio normal de los organismos del tracto intestinal se pierde y hay una gran cantidad de un solo organismo en detrimento de otros en la misma área. Es como una mala planeación urbana: muchos edificios y pocos parques.

De los archivos de la Dra. Eva

Wendy vino a consulta porque tenía mucha sensibilidad en las mamas, y pensaba que podía tratarse de la premenopausia. Además se sentía muy cansada muy a menudo. La examiné y pude ver que estaba inflamada. Le pregunté cuáles eran sus hábitos de baño, y me comentó que frecuentemente estaba estreñida. Todos estos síntomas me hicieron pensar que ella podría tener candida. Cuando le hice unos análisis, resultó que no sólo tenía candida, sino intoxicación por mercurio. De hecho, las investigaciones señalan que hay una relación entre la toxicidad por metales y las infecciones por levadura candida, y que el 80 por ciento de los individuos que tenían infecciones por levadura candida también tenían altos niveles de mercurio en sus sistemas. Cuando el intestino tiene una sobrecarga de algún metal, la pared intestinal produce más moco para evitar que el torrente sanguíneo absorba los metales. El problema es que este moco crea un ambiente que carece de oxígeno, provocando que los organismos como las bacterias y los hongos proliferen sin control.

A Wendy, originaria de Singapur, se le dijo muchas veces que tenía candida, pero nunca se sometió a una desintoxicación. Comía una gran cantidad de pescado, pero nunca se le ocurrió vincular su consumo de pescado con su padecimiento. Le di una terapia de quelación usando un compuesto de aminoácidos para sacar los metales pesados del cuerpo, por lo general mediante la orina, y le recomendé una dieta anti-candida (la veremos más adelante), y suplementos alimenticios por seis semanas. Todos sus síntomas se mitigaron y la sensibilidad de sus mamas desapareció.

En algunos casos, el exceso de *candida* en los intestinos puede penetrar la pared intestinal, causando que el cuerpo absorba la levadura y otras partículas indeseadas. Se cree que esto activa el sistema inmune, lo que provoca fatiga, dolor de cabeza, cambios en el estado de ánimo, mala memoria y concentración, y antojo de dulces.

La *candida* causa el antojo de dulces porque vive de los carbohidratos. Se mantiene viva gracias al azúcar, así que naturalmente manda el mensaje de "¡aliméntame!" y pide aún más azúcar. El alto consumo de azúcar, harina blanca, y todas las clases de comida chatarra, perpetúan el exceso de candida. Si alguna vez has tenido una infección por levadura en tu piel (la tiña inguinal, por ejemplo, es una infección por levadura) sabes lo incómodo que es. Se inflama y quieres rascarte todo el tiempo. Esto mismo pasa dentro de tu cuerpo cuando tienes una infección por levadura.

La *candida* también puede ser el resultado de usar antibióticos a largo plazo, o del estrés crónico, que suprime al sistema inmune. De hecho, cuando estás enferma, tu sistema inmune se debilita por un tiempo y la candida puede aprovechar esa oportunidad y proliferar.

A veces es difícil diagnosticar una infección por *candida*. Mientras que las infecciones vaginales por levadura son fáciles de identificar, la proliferación en el tracto gastrointestinal a menudo pasa inadvertida. No siempre produce síntomas como inflamación o diarrea. Cuando una paciente llega con cansancio, poca claridad mental, el doctor no piensa de inmediato en la candida. Sin embargo, hay un estudio que tu doctor te puede hacer (ve el capítulo 9) para medir la cantidad de candida en tu sistema y detectar los niveles elevados en el tracto intestinal.

Una vez que padeciste la proliferación de *candida*, es probable que la vuelvas a tener. La mejor defensa contra el exceso de candida es modificar tu dieta y reducir su contenido de azúcares. Eso significa limitar tu consumo de refrescos, jugos, pan, pasteles, dulces, entre otros. Procura leer todas las etiquetas, pues a menudo hay azúcares ocultos en los aderezos para ensalada, la catsup, y la salsa para la barbacoa. Tu dieta debe incluir proteínas magras y ser alta en fibra y en especies que tengan propiedades antifúngicas como el orégano, el tomillo, el ajo, la cebolla, el romero y la salvia.

Síndrome de permeabilidad intestinal

El Síndrome de permeabilidad intestinal sucede cuando la pared intestinal se debilita al punto de que sus contenidos pueden derramarse y entrar al torrente sanguíneo, causando varios problemas de salud desde la fatiga, la sensibilidad a ciertos alimentos, hasta el sarpullido y las migrañas. Aunque la causa del Síndrome de permeabilidad intestinal en realidad no es conocida, a menudo se le atribuye a las alergias, la exposición a toxinas (que a su vez implica que las toxinas tengan acceso al torrente sanguíneo) y las malas decisiones alimenticias.

Los síntomas del Síndrome de permeabilidad intestinal pueden incluir el dolor abdominal, la acidez, la fatiga, el insomnio, la inflamación, la ansiedad, la intolerancia al gluten, la desnutrición, los calambres musculares y dolor, la poca tolerancia al ejercicio y las alergias alimentarias. Hay muchas recomendaciones de estilo de vida y dieta que pueden ayudarte a mejorar el Síndrome de permeabilidad intestinal, como:

- Eliminar el consumo de alcohol durante la recuperación del Síndrome de permeabilidad intestinal.
- Evitar por completo el uso de las aspirinas y antiinflamatorios no esteroideos.
- Evitar el estreñimiento. Comer una gran cantidad de alimentos ricos en fibra y tomar ocho vasos de agua al día.
- Controlar el estrés. Puedes necesitar biorretroalimentación, respiración profunda, yoga, meditación, descanso adecuado al dormir, etcétera.
- Evitar el consumo excesivo de café, té y refrescos.
- Comer frutas y vegetales orgánicos, y carne de res y pollo de animales de libre pastoreo, siempre que sea posible.
- Comer de cinco a nueve porciones de frutas y vegetales frescos todos los días.

- Evita el azúcar y los productos que están endulzados artificialmente. Sustituye el azúcar por stevia o *xylitol*.
- Elige los pescados y los alimentos que tengan una alta cantidad de ácidos grasos Omega 3 como el salmón, la macarela y las sardinas.

No siempre es fácil ver la conexión entre los padecimientos del cuerpo. Bonnie, de cuarenta y cinco años estaba tan cansada que apenas podía arrastrarse a la oficina. En las dos últimas décadas de su vida, había padecido sinusitis (inflamación de la pared interna sinusal) al menos cuatro veces por año. Constantemente sentía mucha presión sobre su rostro, como si "tuviera un camión sobre la cara". Por esta razón, tomaba antibióticos por lo menos cuatro veces al año. Esto hacía que su nariz se despejara, pero también que destruyera por completo la homeostasis de su sistema digestivo. Los antibióticos matarían a los defensores bacterianos buenos y a los malos por igual. Sin esos defensores bacterianos, los malos podían tomar el control. Por eso, estaba destruyendo su pared intestinal y desarrolló permeabilidad intestinal. Queríamos descubrir el porqué de la inflamación de los senos paranasales, por lo que le hice un análisis de alergias alimenticias que ella podría tener. Estos tipos de inflamaciones no sólo causan inflamación en el sistema digestivo, sino en todas las áreas donde tengas mucosa incluyendo la nariz y la garganta.

Descubrí que Bonnie tenía sensibilidad a muchos alimentos, especialmente al *Aspergillus*, un hongo que se encuentra en el vino, y que contribuía a que estuviera cansada y fatigada. Eliminó el vino y otros alimentos a los que era sensible, y siguió las recomendaciones en cuanto a los cambios en su dieta y en su estilo de vida que se encuentran más adelante para restaurar la salud de su sistema digestivo. Ya no está cansada, y sólo padece sinusitis ocasionalmente.

Síndrome del intestino irritable

La mejor descripción que he escuchado de la inflamación, uno de los síntomas más comunes del Síndrome del intestino irritable, lo escuché de una paciente que una vez me dijo: "Cuando entro en un cuarto, siento como si mi estómago entrara primero". Cuando las personas están inflamadas, la sola presión contra el diafragma les impide respirar profundamente y hace que sus pulmones estén oprimidos. Sienten como si estuvieran cargando un peso muerto, lo que es muy cansado. El

Síndrome del intestino irritable no pone en riesgo tu vida, pero puede causarte mucho cansancio y un impacto negativo en tu calidad de vida cotidiana.

Se estima que el Síndrome de intestino irritable afecta de 10 a 20 por ciento de la población estadounidense, y a mujeres entre 20 a 40 años constituyen la mayoría de los pacientes. Es uno de los desórdenes gastrointestinales más comunes que se ven en el consultorio médico. Cerca de 12% de las consultas de atención médica primaria están relacionadas al Síndrome de intestino irritable, de manera que es una de las diez razones principales por la que las personas acuden al médico. Es también una de las razones principales por la que las personas faltan al trabajo, tan sólo después de la gripe.

El Síndrome de intestino irritable no es considerado una enfermedad, de manera que no hay análisis específicos para detectarlo, y por lo general se diagnostica después de que se han descartado otros desórdenes. Los síntomas incluyen fatiga, dolor o cólicos abdominales crónicos, problemas en el funcionamiento intestinal. Las personas que padecen el Síndrome del intestino irritable pueden sufrir de diarrea, de episodios de estreñimiento crónico, o de algún patrón que alterne ambos malestares. Algunas veces no se tiene ninguno de las dos, y se padece de inflamación.

Una de las mayores causas del inicio o la exacerbación del Síndrome del intestino irritable es el estrés. De hecho, se cree que el Síndrome del intestino irritable es un desorden que se produce a causa de la interacción del cerebro y el tracto gastrointestinal. Sólo piensa en los momentos en que estás enfrentando una situación estresante, como tener que hablar frente a un gran número de personas, por ejemplo, o justo antes de un partido, y de pronto tendrás una necesidad imperiosa de ir al baño. Las personas que padecen el Síndrome del intestino irritable por lo común también sufren de ansiedad o depresión. Las infecciones del tracto gastrointestinal, así como la proliferación de levadura y la disminución de la flora intestinal benéfica, pueden provocar el Síndrome del intestino irritable.

Lo que es necesario entender sobre del diagnóstico del Síndrome de intestino irritable es que en realidad se trata de un diagnóstico por exclusión. Lo que significa que cuando todo lo demás se ha descartado como la causa del dolor abdominal, la inflamación o la alteración de los hábitos intestinales, y los doctores no pueden encontrar otra causa, se diagnostica el Síndrome de intestino irritable.

El *Síndrome de intestino irritable y los cálculos biliares*

Un estudio particularmente interesante demostró que la tasa de remoción innecesaria de la vesícula biliar es significativamente más alta entre los pacientes que padecen Síndrome de intestino irritable que entre los pacientes que no lo padecen. Muchos pacientes que sufren del Síndrome de intestino irritable tienen cálculos biliares (piedras pequeñas y duras que se forman dentro de la vesícula biliar). Estos pacientes (y sus doctores) a menudo asumen que el dolor abdominal que sienten se debe a las piedras. Entonces se les extirpa la vesícula biliar, sólo para experimentar dolor abdominal nuevamente, lo que significa que no había sido causado por los cálculos biliares.

Tuve una paciente que había padecido un dolor estomacal crónico durante varios meses. Era joven y delgada, sin embargo, siempre se estaba quejando de estar cansada. Tenía un trabajo lleno de actividades y estaba bien conectada socialmente. En un esfuerzo por resolver su malestar, se hizo un ultrasonido. El radiólogo le dijo que tenía cálculos biliares y la envió a una consulta quirúrgica. El cirujano vio los resultados del ultrasonido y le recomendó una cirugía para extirpar el origen de su malestar, la vesícula biliar. Después de la operación, el cirujano me llamó, perplejo y me explicó que esta paciente no tenía vesícula biliar. Aparentemente había nacido sin una, lo que le sucede a una minoría de personas. Tanto el radiólogo como el cirujano habían hecho un mal diagnóstico. Lo que había visto en los rayos X resultaron ser heces calcificadas que se veían como cálculos biliares. La probabilidad de nacer sin una vesícula biliar es tan baja, que no la consideraron como una posibilidad, lo que pone en perspectiva la manera en que el Síndrome de intestino irritable se puede disfrazar de muchas otras cosas.

Las recomendaciones para tratar el Síndrome de intestino irritable son similares a las del Síndrome de permeabilidad intestinal. Sin embargo, al no estar claro qué provoca el Síndrome de intestino irritable, el tratamiento se centra en el alivio de los síntomas para que puedas vivir tan normalmente como sea posible. En muchos casos, puedes aprender a manejar el estrés y hacer cambios en tu vida y en tu estilo de vida para controlar con éxito los malestares leves y los síntomas del Síndrome de intestino irritable. Si tus problemas son más severos, quizá necesites más que unos cambios en tu estilo de vida. Tal vez quieras intentar:

- **Eliminar alimentos con alto contenido de gas**. Si tienes una inflamación molesta y tienes una cantidad considerable de gases, tu doctor puede sugerirte que dejes de consumir bebidas carbonatadas, ensaladas, frutas y vegetales crudos, especialmente la col, el brócoli y la coliflor.
- **Medicamentos anticolinérgicos**. Algunas personas necesitan medicamentos que afectan ciertas actividades del sistema nervioso autónomo (anticolinérgicos) que alivian los espasmos intestinales dolorosos. Éstos pueden ser de ayuda para las personas que sufren de diarrea, pero pueden empeorar el estreñimiento.
- **Medicamentos para la constipación**. Hay dos fármacos, el *Zelnorm* (maleato de tegaserod) y la *Amitiza* (lubiprostone) que se usan para tratar el estreñimiento asociado al Síndrome de intestino irritable. Estos dos fármacos se usan para calmar el estómago, así como el Prozac se usa para tratar la depresión y otros padecimientos del cerebro.
- **Antidepresivos**: si tus síntomas incluyen dolor o depresión, tu doctor puede recomendarte un antidepresivo tricíclico o un inhibidor selectivo de recaptación de serotonina. Estos medicamentos van a ayudar a mitigar la depresión y a inhibir la actividad neuronal que controla los intestinos.

Una última razón por la que Síndrome de intestino irritable causa fatiga está vinculada al ácido glutámico, un neurotransmisor excitatorio que incrementa la actividad neuronal del sistema nervioso central. Se convierte en glutamina o en ácido gamma-aminobutírico (GABA), dos aminoácidos que ayudan a pasar los mensajes al cerebro. GABA es un agente calmante natural en el cerebro que se manufactura con aminoácidos y glucosa. A veces se le llama el "Valium de la naturaleza, porque cuando hay muchos neurotransmisores muy activos en el cerebro, este ácido se envía para tratar de calmar las cosas. Muchos sedantes y tranquilizantes actúan aumentando los efectos del ácido gamma-aminobutírico. Cuando el sistema digestivo se inflama e irrita, hay ácido glutámico disponible, lo que significa que hay una producción de menor de GABA, lo que produce antojos, insomnio, un sentimiento de estrés, mucha sensibilidad, intranquilidad, hambre y fatiga. Esto se puede analizar mediante las heces fecales, la sangre y la orina.

Toxinas y más toxinas por todos lados

Piensa en algunas de las máquinas que tienes. Si quieres que tu aire acondicionado te mantenga fresco, limpias y cambias su filtro a menudo. Le cambias el aceite a tu carro para que el motor funcione eficientemente. Haces que tu computadora funcione bien al mantenerla libre de polvo. Constantemente quitas la suciedad, el polvo para que tus aparatos funcionen al máximo de su capacidad. Las toxinas son la suciedad y el polvo del cuerpo, y nos pueden hacer daño en muchos sentidos. Son venenosas para las células, desequilibran el metabolismo de las células, interfieren con el proceso digestivo y, como la suciedad que entra en los aparatos, causan que tu cuerpo se esfuerce más para funcionar de manera apropiada. En otras palabras, las toxinas te fatigan.

Hay tres tipos de toxinas que te causan cansancio: Las toxinas internas, que son el resultado la proliferación de organismos que se encuentran dentro de nosotros, como bacterias, levaduras y hongos. Las bacterias florecen según lo que les des de comer. Si les das de comer comida fresca, las bacterias benéficas van a crecer. Si les das comida chatarra, las bacterias malignas podrán sobrevivir y empezarán a producir toxinas. Las toxinas pueden producirse por las reacciones metabólicas dentro del cuerpo (que producen dióxido de carbono, amoniaco, hormonas) causadas por la comida no digerida; el estrés físico y emocional vinculado al abuso, traumas, una relación difícil con la pareja, un familiar, los compañeros de trabajo, los amigos, etcétera.

Luego están las toxinas del medio ambiente. Si vives en una ciudad grande o cerca de una fábrica, estás expuesta a las emisiones de los tubos de escape de los autos; si trabajas en una lavandería o en una tintorería o con productos de limpieza constantemente; si trabajas pintando estás expuesta a los solventes; si trabajas en jardinería estás rodeada de pesticidas todo el tiempo; si has estado expuesta a largo plazo a metales pesados como el plomo, el mercurio, el arsénico o el cadmio. A estas alturas, si vives en el mundo, y comes y respiras, es muy probable que estés expuesta a toxinas ambientales a diferentes niveles.

Finalmente, hay toxinas a las que estamos expuestas por el estilo de vida que hemos elegido. Éstas incluyen la nicotina, la cafeína y la alcohol; los fármacos de prescripción o de venta libre, y las drogas recreativas; los alimentos que contienen aditivos, conservadores, hormonas y antibióticos; los alimentos procesados y refinados.

El problema no es sólo que estamos expuestas a todas estas toxinas, sino que pueden permanecer en nuestro cuerpo por muchos años. Muchas de las toxinas que invaden nuestros cuerpos son solubles en la grasa, lo que significa que no se salen de nuestro cuerpo al orinar, sino que permanecen en nuestros tejidos, pues nuestros cuerpos no tienen los mecanismos necesarios par desecharlos de una forma oportuna.

Eso es lo que trato de explicarles a mis pacientes que dicen: "Sólo fumo cuando bebo", "No tomo tanto alcohol", "Sólo tomo bebidas con cafeína antes de las 3 pm". Claro, me gustaría que estos pacientes eliminaran estos hábitos por completo. Si no pueden hacerlo, es bueno limitar la cantidad de toxinas a las que eligen exponerse. Es importante recordar que entre más envejecemos, acumulamos más y más toxinas y el cuerpo tiene que esforzarse mucho más para deshacerse de ellas.

Más razones para comer proteínas en cada comida

Aquí hay otra razón para comer más proteína: es rica en una enzima llamada glutatión, un poderoso antioxidante y un nutriente clave en el proceso de desintoxicación. El glutatión se hace en el cuerpo con aminoácidos como la glicina, la cisteína y el ácido glutámico, que obtienes en los alimentos con proteínas.

El glutatión también está en algunas frutas y vegetales como la toronja, la naranja, la fresa, el jitomate, el melón, la sandía, el brócoli, la espinaca, el espárrago y la calabaza. La alcachofa y los berros son especialmente buenos para ti, pues ambos ayudan al buen funcionamiento del hígado y promueven el proceso de desintoxicación.

La solución desintoxicante

Cuando Robyn vino a mi consultorio, me quedé impactada por su belleza, aunque se veía un poco ojerosa y amarillenta. Cuando se sentó, me dijo que tenía 27 años y era una modelo cuya carrera la había llevado a conocer todo el mundo. Había estado exhausta por muchos años, pero creía que la causa de sus problemas eran el *jet lag* y las largas horas posando frente a las cámaras. Decidió disminuir el ritmo de su vida y quedarse en una ciudad por un tiempo para recuperarse de su fatiga.

A pesar del cambio en su estilo de vida, parecía no mejorar después de varios meses. Empezó a preocuparse y finalmente consultó a su doctor. De acuerdo con su examen físico, y sus análisis de laboratorio, todo estaba en orden.

De todas formas, ella no se sentía bien, y vino a verme. Se sorprendió cuando le hice ciertas preguntas, y yo me sorprendí con las respuestas que me dio. Ella pensaba que era normal evacuar una vez por semana y sentirse inflamada todo el tiempo. Pensaba que el sarpullido detrás de sus brazos era una consecuencia normal de la piel reseca a causa de todos los aviones a los que había subido. También pensaba que era normal beber 15 refrescos dietéticos al día para mantenerse delgada. Con el tiempo, empezó a subir de peso a pesar de que no dejaba de disminuir las calorías, y continuaba compensando al beber más refrescos como parte de su dieta diaria.

Cuando recibí los resultados de los análisis de heces fecales de Robyn, resultó que sus intestinos estaban en total desequilibrio. Tenía una proliferación de organismos que no debían estar ahí y un número insuficiente de los que debían estar ahí. No se había dado cuenta del desastre que todo ese edulcorante artificial le había causado. Le dije que una cura sencilla para ella era dejar de tomar refrescos de dieta. Después de un mes sin tomar refrescos de dieta y un régimen de desintoxicación estricta, su sarpullido desapareció, sus evacuaciones aumentaron (aunque le tomó varios meses lograr tenerlas diario), se normalizó su peso, desapareció la inflamación, y su energía empezó a mejorar. Regresó a trabajar, a volar por todo el planeta SIN tomar refrescos de dieta y tuvo más propuestas de trabajo que nunca antes en su vida.

Lo dulce y lo libre de azúcar

La mayoría de las personas del mundo occidental aman el azúcar. Los países orientales no la usan en la cantidad que nosotros lo hacemos, por mucho. Las personas de los países asiáticos no parecen gustar de los dulces, a menos que se trate de un poco de fruta ocasionalmente. En los Estados Unidos, sin embargo, amamos los alimentos y las bebidas dulces, aunque sepamos que el azúcar es mala para nosotros; de manera que siempre estamos buscando ese sustituto mágico del azúcar. Uno que podemos encontrar en todos lados es un aditivo llamado aspartame, que es parte de más de seis mil alimentos y bebidas. Sin embargo, muchos estudios recientes han demostrado que aspartame causa efectos secundarios tales como dolor de cabeza, insomnio, alteraciones en el estado de ánimo y problemas gastrointestinales. De hecho, un estudio publicado en 2008, en el *European Journal of Clinical Nutrition (Revista Europea de la Nutrición Clínica)*, encontró que el aspartame puede inhibir la habilidad de las enzimas cerebrales para funcionar normalmente, y puede provocar la neurodegeneración (pérdida de las funciones neuronales).

¿Qué puede hacer un amante del dulce? Hay dos alternativas que son seguras. Una es Stevia, que proviene de una hierba de la familia *Chrysanthemum* y crece de manera silvestre en un arbusto pequeño en algunas partes de Paraguay y Brasil. No sólo es un edulcorante sin calorías, sino que también es un antioxidante. Mi favorito a nivel personal es el xylitol. Previene el deterioro de los dientes, más que provocarlo, razón por la que se usa a menudo en goma de mascar sin azúcar y en productos de higiene oral como la pasta de dientes, las tabletas de fluoruro y enjuagues bucales. Los estudios han demostrado que el xylitol puede ayudar a controlar las infecciones bucales o el desarrollo excesivo de la levadura *candida*. Proveniente de la corteza del abedul, tiene menos calorías que el azúcar, 9.6 calorías por cucharadita, si se le compara con una cucharadita de azúcar, que tiene 15 calorías.

El objetivo de la desintoxicación es limpiar el cuerpo de impurezas internas, pues si proliferan pueden causar enfermedades y deterioro. Al tomar acciones para desintoxicar tu cuerpo por completo, vas a restaurar tu energía física y emocional, a aumentar tu claridad mental, a mejorar tus procesos digestivos, a bajar de peso, y a sentirte y verte mucho más sana.

La desintoxicación es el proceso metabólico por el cual las toxinas se transforman en sustancias menos tóxicas o en sustancias que es más fácil expulsar. Es un método por el cual el cuerpo se deshace de los desechos que, si se dejan ahí, nos fatigan y nos dañan.

El cuerpo tiene muchos sistemas de filtración dentro de él, como los intestinos, los riñones y la piel. El más importante que tenemos es el hígado, que filtra y transforma las toxinas que entran al torrente sanguíneo en sustancias inofensivas que se pueden eliminar a través de la orina. Cuando hay un exceso de toxinas, el hígado y los otros sistemas de filtrado tienen dificultades para hacer su trabajo. No sólo terminas con indigestión, inflamación estomacal y muchos otros problemas de salud; el exceso de toxinas puede provocar cambios hormonales también. Puedes empeorar tu síndrome premenstrual y padecer menopausia prematura. Esto sucede porque el hígado libera proteínas llamadas globulinas fijadoras que se liberan en el torrente sanguíneo. Imagínalas como taxis minúsculos que transportan a las hormonas a sus destinos finales. Cuando el hígado se llena de toxinas, se cuelan y se unen a los taxis de globulinas, hecho que previniene agresivamente el arribo de las hormonas a donde necesitan llegar. El hígado se trastoca al querer eliminar a estos revoltosos, lo que desordena tus hormonas, crea fatiga, baja energía, cambios en el estado de ánimo y un sistema inmune debilitado.

La mejor manera de mejorar el estado de salud de tu sistema digestivo es desintoxicarte, que es el proceso de eliminar la acumulación de desperdicios y toxinas del cuerpo. Muchas personas creen que el ayuno es la mejor manera de desintoxicar el cuerpo. Sin embargo, los estudios han demostrado que el ayuno priva al cuerpo de los nutrientes esenciales y puede tener muchos efectos adversos en la salud, incluyendo una menor producción de energía.

Otros estudios señalan que, para el funcionamiento eficiente del sistema de desintoxicación del hígado, es necesaria la proteína adecuada. También, es necesario tomar en cuenta que el alto consumo de carbohidratos reduce la habilidad de ciertas enzimas desintoxicantes para trabajar eficientemente. Entonces, la manera de fortalecer tu sistema de desintoxicación natural no es dejar de comer, sino seguir el Programa del remedio contra la fatiga al consumir más proteína y carbohidratos saludables.

Cuestionario de toxicidad e inflamación: síntomas generales

La inflamación es la respuesta del sistema inmune a los invasores externos, o lo que percibe como invasores externos. Entre más toxinas y comida artificial introduzcas en tu sistema digestivo, tendrás más inflamación.

Puesto que hay muchos tipos de enfermedades y padecimientos estomacales, siempre debes consultar a tu médico en el caso de que tengas algún malestar, para así descartar cualquier padecimiento grave. Esta lista de cotejo te ayudará a identificar tus síntomas y puede ayudar a que tu doctor identifique la causa subyacente de tu enfermedad estomacal. Lo debes resolver antes de ir al doctor para que puedas describir de la mejor manera tus síntomas durante la consulta (esta evaluación se usa con el permiso de *Pilares de la salud gastrointestinal: el mapa para el doctor, productos ortomoleculares*).

Instrucciones: Anota el número que corresponda al síntoma que experimentas, de acuerdo con la Escala y escribe el total donde corresponda en cada caso.

Escala

0 = nunca o casi nunca tengo ese síntoma.
1 = lo tengo ocasionalmente, y el efecto no es severo.
2 = lo tengo ocasionalmente, y el efecto es severo.
3 = lo tengo de manera frecuente, y el efecto no es severo.
4 = lo tengo de manera frecuente, y el efecto es severo.

Cabeza	
	Dolores de cabeza
	Mareos
	Insomnio
	Debilidad

Total _____

Oídos	
	Comezón
	Zumbido de oídos/pérdida de la audición
	Dolor de oídos/infecciones de oídos
	Excreción de los oídos

Total _____

Ojos	
	Ojeras o bolsas debajo de los ojos
	Ojos llorosos o comezón en los ojos
	Párpados inflamados, enrojecidos o de textura pegajosa
	Visión borrosa o en túnel

Total _____

Nariz
	Nariz congestionada
	Congestionamiento o infección de los senos nasales
	Estornudos constantes
	Fiebre del heno/alergias
	Exceso de moco

Total _____

Boca/garganta
	Tos crónica
	Dolor de garganta, ronquedad, pérdida de la voz
	Náuseas, necesitad constante de carraspear
	Lengua, encías o labios inflamados
	Úlceras bucales

Total _____

Corazón
	Dolor de pecho
	Latidos del corazón irregulares
	Latidos del corazón acelerados

Total _____

Pulmones
	Asma, bronquitis
	Congestión del pecho
	Falta de aliento
	Dificultad para respirar

Total _____

Piel	
	Acné o "manchas cafés por la edad o el hígado"
	Urticaria, sarpullido, quiste, furúnculo
	Eczema o psoriasis
	Pérdida o adelgazamiento del cabello
	Olor corporal
	Sudor excesivo

Total _____

Articulaciones/músculos	
	Dolor en las articulaciones o en la espalda baja
	Rigidez o limitación del movimiento
	Artritis
	Dolor muscular

Total _____

Mental/emocional
Mala memoria
Dificultad para concentrarse
Cambios en el estado de ánimo
Ansiedad, miedo, nerviosismo
Enojo, irritabilidad o agresividad
Insomnio

Total _____

Nivel de energía
Fatiga/poca energía
Nerviosismo
Hiperactividad
Debilidad

Total _____

Peso
Bajo peso
Sobrepeso
Dificultad para perder peso
Antojos

Total _____

Tracto digestivo	
	Náusea, vómito
	Diarrea
	Estreñimiento
	Sensación de inflamación
	Eructos, gases
	Acidez
	Dolor estomacal/intestinal

Total _____

Otros	
	Síndrome premenstrual
	Gripes frecuentes
	Sensibilidades a los químicos o a elementos del medio ambiente
	Alergias y sensibilidades alimenticias

Total _____

Suma el resultado de todos los "totales" y escribe la cifra en el renglón de abajo.

Gran total

_____

Cómo interpretar el total de tu marcador de toxicidad:

15 o menos: tienes un nivel bajo de inflamación.
16 a 49: tienes un nivel moderado de inflamación.
50 o más: tienes un nivel alto de inflamación.

Los probióticos: las bacterias amigables

Una manera de manejar los problemas del sistema digestivo es ayudar a la flora intestinal usando probióticos. La palabra probiótico literalmente significa *para la vida*. La Organización Mundial de la Salud define los probióticos como "microorganismos vivos que, cuando se proporcionan en la cantidad adecuada, dan un beneficio a la salud de quien los consume". En otras palabras los probióticos son bacterias vivas similares a las bacterias benéficas que se encuentran en el sistema intestinal humano. Viven en un estado de simbiosis en el sistema digestivo, lo que significa que forman una relación de reciprocidad que nos ayuda a luchar contra los agentes nocivos, a cambio de un lugar cálido para vivir.

Los probióticos funcionan al ajustar constantemente la inmunidad intestinal para contribuir con el equilibrio entre las bacterias benéficas y las dañinas, y para prevenir que bacterias que causan enfermedades ataquen y colonicen el sistema digestivo. Restringen la proliferación de bacterias dañinas y promueven el crecimiento de las bacterias que nos sirven de apoyo, lo que mejora la digestión y la absorción de nutrientes.

A menudo, las bacterias pertenecen a dos grupos, *Lactobacillus* o *Bifidobacterium*. Dentro de cada grupo, hay especies diferentes, tipos o variedades (unos probióticos comunes, como el *Saccharomyces boulardii*, son levaduras, diferentes de las bacterias). Algunos de estos probióticos son bacterias colonizadoras, lo que significa que se adhieren a la pared intestinal. Otros, como las especies *bulgarica*, son temporales; al moverse a través del intestino, la *bulgarica* barre los patógenos que pueden ser dañinos para nosotros, y deja un colon más sano. Puedes saber si tienes una cantidad suficiente de esta bacteria al hacerte unos análisis de heces fecales, que pueden mostrarte los diferentes tipos de bacterias que tienes y sus cantidades. De esta manera, puedes tomar las acciones necesarias.

Un aspecto a considerar sobre los análisis de heces fecales: hay de análisis a análisis. Los pacientes, con frecuencia, me dicen que se hicieron un chequeo completo con su médico de cabecera. Sin embargo, lo que no toman en cuenta es que la mayoría de los doctores hacen análisis estándar, lo que significa que detectan enfermedades y bacterias nocivas como la salmonella, la shigella y la *Helicobacter pylori*, que causa la gastritis. No buscan todo el espectro de organismos (bacterias, levaduras y parásitos) que pueden vivir en nuestros cuerpos. Ésa es la razón por la que los pacientes consultan a médico tras médico sin saber qué anda mal en ellos. Lo que recomiendo son unos análisis completos de heces fecales que detecten todo el espectro de organismos. De esta manera, podemos detectar a aquellos organismos que no son mortales, pero pueden afectar tu calidad de vida. Así que, cuando un paciente me dice que ya se ha hecho análisis, a menudo significa que se hizo uno estándar.

Una variedad de organismos viven en las diferentes secciones del tracto gastrointestinal. Algunos tipos digieren el azúcar, las grasas y las proteínas. Otros descomponen los carbohidratos. Algunos hacen las vitaminas B y la vitamina K. Las bacterias beneficiosas ayudan a prevenir la inflamación, los gases y la proliferación de las levaduras al controlar el nivel pH o la acidez de los intestinos. Los probióticos ayudan a facilitar el equilibrio hormonal apropiado también, lo que puede mitigar los síntomas del síndrome premenstrual, la premenopausia y la menopausia. Es virtualmente imposible hacerte daño al tomar demasiado de este suplemento. De hecho, yo recomiendo los probióticos como parte de tu rutina diaria por un tiempo indefinido. Me parece mejor que tomes probióticos todos los días que un multivitamínico.

Como puedes ver en la lista de síntomas que puse anteriormente de la disbiosis intestinal, la fatiga es una de ellas. El consumo de probióticos es una manera de mantener el proceso digestivo saludable y funcionando correctamente, lo que es un aspecto importante de la lucha contra la fatiga. Cualquier daño al tracto digestivo va a disminuir tu energía de manera notoria, porque esto implica que no eres capaz de absorber de manera apropiada los nutrientes más importantes de la comida que consumes, lo cual es, a su vez, combustible para tu cuerpo. Hasta los pacientes con síndrome de fatiga crónica han reportado que los probióticos mitigaron los niveles de fatiga, de acuerdo con un estudio publicado en 2009 en *Nutrition Journal (Revista de Nutrición)*.

Los antibióticos y los probióticos

Los antibióticos se usan para matar a las bacterias nocivas que pueden estarle haciendo daño al cuerpo. Desafortunadamente, suelen matar a las bacterias buenas del estómago, al mismo tiempo. Los antibióticos a menudo causan diarrea y provocan un desequilibrio en las bacterias del sistema digestivo, causando que ciertas bacterias se multipliquen más allá de las cantidades normales. La diarrea asociada a la ingesta de antibióticos afecta a una de cada cinco personas que reciben terapia antibiótica. Los investigadores están empezando a recomendar el uso de probióticos para restaurar la flora del sistema digestivo durante y después de un tratamiento antibiótico. De hecho, en 2008, los investigadores del Colegio de Medicina Albert Einstein recomendaron que los doctores prescribieran los probióticos al mismo tiempo que recetaban antibióticos. Ellos también notaron que los efectos de los probióticos son a corto plazo, de manera que deben consumirse durante todo el tratamiento antibiótico. Recomendaron una dosis de, al menos, 10 mil millones de UFC o unidades formadoras de colonias por día, para los adultos.

Cómo elegir un probiótico

Elegir suplementos de probióticos puede ser difícil porque hay muchos tipos y muchas dosis en el mercado. Cuando estás buscando un buen probiótico, asegúrate de revisar la etiqueta. Ahí debería venir el tipo de bacteria que contiene el producto y cuántas bacterias o unidades formadoras de colonias hay en cada dosis recomendada. Los dos tipos más comunes y que encontrarás más fácilmente son *Lactobacillus* y *Bifidobacterium*, que incluyen el tipo más conocido de *L. acidophilus*. Un buen sitio en inglés para encontrar estudios de las varias clases de probióticos es *www.PubMed.gov*.

Los probióticos vienen en muchas presentaciones: tabletas masticables, cápsulas, polvo, líquido, y en alimentos como el yogurt y las bebidas lácteas. La mayoría de los expertos está de acuerdo en que la forma en que lo tomes no importa, mientras contengan la cantidad suficiente de organismos vivos para que crezcan en el intestino. Desafortunadamente, los expertos no han llegado a un acuerdo sobre lo que es una dosis efectiva, y los números varían mucho, de 50 millones a 1 millón de millones de células vivas por dosis. A menos que tengas diarrea o dolor abdominal, creo que tomar más probióticos es mejor que tomar menos. De acuerdo con la Organización Mundial de la Salud, los paquetes de probióticos deben contener la siguiente información:

» Tipo - ¿Qué probiótico contiente?
» UFC - ¿Cuántos microorganismos contiene cada porción?
» Fecha de caducidad - Los probióticos no son muy eficaces después de su fecha de caducidad.
» Porción sugerida - ¿Cuánto tomar?

» Condiciones adecuadas de almacenamiento ¿Necesita refrigeración?, ¿puedes almacenarla a temperatura ambiente?

» Información para contactar al fabricante - ¿A quién puedes acudir si deseas más información?

No hay un estándar requerido para el etiquetado de los probióticos, lo cual facilitaría la manera de elegir uno. La palabra probiótico en una etiqueta no es lo suficiente para saber si un producto específico va a ser efectivo o específico para tratar algún padecimiento. Por ahora, no hay una forma consistente de saber si estás comprando el producto más efectivo para el problema que buscas resolver. La mejor respuesta por el momento es consultar a tu médico para que te recomiende los productos que considere los mejores para ti. Puedes consultar un libro titulado *La guía comparativa de los suplementos nutricionales de Nutri-Search* de Lyle MacWilliam, que evalúa los suplementos de cero a cinco con base en su efectividad y en los beneficios que te proporcionan.

Los probióticos y el yogurt

Una cuestión que confunde a muchos consumidores son los probióticos en yogurt. Al contrario de lo que la mayoría de la publicidad por televisión y medios impresos quieren hacerte creer, todo yogurt contiene cultivos vivos y activos. Las personas que manufacturan yogurt "con probióticos" dicen que sus productos tienen más probabilidades de sobrevivir el proceso digestivo y llegar al colon. Muchas de estas compañías registran, como una marca, la bacteria que usan y creen que sus estudios justifican la superioridad de sus productos ante el yogurt regular.

Los expertos tienen opiniones encontradas en cuanto a si el yogurt probiótico es más efectivo que el yogurt regular, y son necesarios más estudios para comparar ambos. Aunque es verdad que cualquier yogurt puede aliviar los malestares estomacales, eso no necesariamente significa que los productos etiquetados como yogurt probiótico sean superiores. Un aspecto a tomar en cuenta son los ingredientes que se le pueden agregar a estos productos, por ejemplo, un alto nivel de edulcorantes como el jarabe de maíz alto en fructuosa y/o el azúcar. Ente más comerciales sean los yogures, más azúcar tienen, de manera que puedes optar por el yogurt natural. Puedes agregar fruta fresca o un poco de miel para endulzarlo.

Aquí es donde entra tu buen juicio. Si ya estás tomando muchos suplementos alimenticios al día, tal vez no quieras agregar uno más. Consumir una porción de yogurt como parte de tu dieta puede ser la solución para ti. El yogurt puede ser un gran desayuno, especialmente si no tienes mucho tiempo por la mañana. Come yogurt natural y una pequeña porción de fruta, o prueba el yogurt griego. No puedes tener una sobredosis de probióticos, así que si puedes tomar tanto el yogurt como el suplemento probiótico, está bien.

Si quieres deshacerte de la fatiga, una de las mejores cosas que puedes hacer es conservar sano tu sistema digestivo. Cuando les explico esto a mis pacientes, a menudo quieren que les diga qué deben comer para mantenerse saludables. Lo que les digo es esto: retomen las costumbres antiguas. Pregunta a tu abuela qué solía comer y recuperarás la buena forma. Cualquier cosa que se consideraba comida hace 150 años por lo general es bueno para nuestros cuerpos actualmente.

Pon en forma tu sistema digestivo. Tips rápidos para empezar

1. **Toma jugo de granada**. La granada contiene ácido elágico, que te protege contra algunas toxicidades por metales al contribuir a su excreción. Cuando bebas jugo de granada, tómalo junto con la proteína o después de ella, para contrarrestar el azúcar que contiene.

2. **Aumenta tu consumo de fibra**. La fibra no sólo promueve la remoción de toxinas vía la bilis del hígado, además disminuye la absorción de algunas toxinas. Los alimentos altos en fibra son los vegetales de hoja verde como la espinaca, la col rizada y la lechuga; los espárragos, las zanahorias, la calabaza, la coliflor, la col, la col de Bruselas; y frutas como las manzanas y las moras.

3. **Mantente hidratada**. La regla básica de tomar de seis a ocho vasos de un cuarto de litro de agua al día aún es válida. Si quieres ser más específica, debes dividir tu peso entre 7 y sabrás el número de vasos que necesitas beber día (si eres una atleta debes tomar más agua). No tomes toda el agua que te corresponde al mismo tiempo, distribúyela a lo largo del día. Muchos otorrinolaringólogos dicen que tomar demasiada agua a la vez puede causar escurrimiento nasal y faringitis (inflamación de la parte de la garganta entre las amígdalas y la laringe). Los estudios han demostrado que si tomas todos los litros de agua al mismo tiempo,

no obtienes los mismos beneficios. Sólo pasa por tu cuerpo. Tenla a la mano en tu escritorio, en tu auto o junto a ti mientras ves la televisión. Los atletas saben bien que el agua ayuda a mantener su nivel de energía y que su desempeño sufre un impacto negativo si les falta agua. Los estudios han demostrado que una persona que tenga tan sólo un dos por ciento de deshidratación puede experimentar el 10 por ciento de deterioro en su desempeño. Otra forma de mantenerte hidratada y llena de energía es comer alimentos llenos de líquido, como las frutas frescas y los vegetales. Evita las botanas secas como los pretzels, y sustitúyelos por rodajas de manzana o tallos de apio.

4. **Toma té verde**. El té verde contiene nutrientes vegetales llamados catequinas, un tipo de flavonoide (antioxidante potente que producen las plantas para protegerse a sí mismas de las bacterias, los parásitos y el daño celular). Además de ser inhibidoras del cáncer, las catequinas activan ciertas enzimas desintoxicantes. El té verde también ayuda a mantener una buena flora intestinal, al equilibrio del pH y al funcionamiento intestinal saludable, todo lo cual contribuye al proceso de desintoxicación del cuerpo. No tienes que tomar cantidades enormes para obtener sus beneficios; una taza de té contiene entre 100 a 200 mg de catequinas, lo que es suficiente para obtener el 90 por ciento de sus beneficios. No olvides que el té también cuenta como consumo de agua. Intenta hacer como en los países asiáticos: llevan té verde con ellos a donde quiera que van y lo beben durante todo el día.

5. **Toma un sauna**. Los saunas se han usado alrededor del mundo por siglos para la relajación y desintoxicación. Un sauna (una instalación o un cuarto pequeño donde las personas se sientan o se reclinan en altas temperaturas para sudar) se deshace de las toxinas de tu cuerpo y te ayuda a mejorar la circulación en general. Para obtener los mejores resultados, debes sentarte en un sauna sin exceder los 45 minutos. El objetivo es aumentar la temperatura de tus células grasas lo suficiente para que las toxinas almacenadas dentro de ellas se liberen a través de las glándulas sudoríparas.

6. **Comienza una dieta antiinflamatoria**. Las buenas noticias son que la inflamación se puede reducir eligiendo una dieta antiinflamatoria.

Esta es una lista de los alimentos que te inflaman y que debes evitar o elegir con menos frecuencia:

92

- Productos que contengan gluten
- Papas fritas
- Comida rápida
- Galletas, pasteles, entre otros
- Carne procesada
- Alimentos fritos
- Maíz
- Ácidos grasos omega 6

Esta es una lista que incluye los alimentos antiinflamatorios que debes elegir con más frecuencia:

- Almendra
- Manzana
- Aguacate
- Albahaca
- Pimiento
- Pasas
- Mora azul
- Col china
- Brócoli
- Col de Bruselas
- Col
- Coliflor
- Pimienta de Cayena
- Acelga
- Chile
- Canela
- Clavo
- Bacalao
- Berzas
- Chocolate amargo (con al menos el 70% de cacao)*
- Aceite de oliva extra virgen
- Hinojo
- Semilla de lino
- Piña fresca
- Ajo

- Frijol verde
- Cebolla verde
- Té verde
- Mero
- Avellana
- Arenque
- Col rizada
- Kiwi
- Poro
- Limón
- Lima
- Menta
- Moras
- Aceitunas
- Ácidos grasos Omega 3
- Naranja
- Orégano
- Papaya
- Apio
- Trucha arco iris
- Frambuesa
- Ruibarbo
- Romero
- Salmón
- Sardina
- Huachinango
- Espinaca
- Fresa
- Robalo estriado
- Semillas de girasol
- Camote
- Tomillo
- Jitomate
- Atún
- Cúrcuma
- Nabo

- Nuez
- Pescado blanco

* El cacao es la semilla que viene del árbol del cacao. Después de que se le procesa (se fermenta y seca), se le llama cocoa, aunque a menudo estas palabras se usan de manera indistinta.

Ahora que has mejorado tus hábitos alimenticios y estás en el camino de tener un sistema gastrointestinal saludable, ¿no te sientes al 100%? ¿Tu energía aún no está al nivel que quisieras? Cada sistema del cuerpo está influido por todos los demás. Si estás haciendo mejoras y todavía no estás obteniendo los resultados que quisieras, tienes que mejorar los otros sistemas también. Hay muchos factores en juego que afectan tu sistema digestivo, además de los alimentos que comes (o no comes). Si no descansas lo suficiente, o estás demasiado estresada, tu sistema digestivo no va a funcionar de manera apropiada. En el siguiente capítulo, vas a descubrir varias formas de mejorar tus hábitos al dormir y a reducir el estrés de tu vida.

Capítulo 4

Paso 3 Mejora tu sueño y reduce el estrés

Muchas veces en mi vida he tenido dificultades para dormir. Por eso, he aprendido varios trucos para ayudarme a dormir. Quizá la lección más importante que he aprendido es un lema con el que ahora vivo: "Dale una oportunidad al sueño." He aprendido a condicionar a mi cuerpo para que duerma. Somos una nación impaciente; no queremos simplemente estar por ahí sin hacer nada. Sin embargo, quizá eso es lo que nos haga falta hacer. Aunque sea un cliché, trata de contar ovejas, zapatos, tréboles, o cualquier cosa que te guste. En lo personal, yo pienso en números, cuento hacia atrás desde 100, y lo hago una y otra vez hasta que me quedo dormida. Eso ocasiona que no piense en lo que pasó hoy o en lo que puede pasar mañana.

¿Alguna vez has pasado una noche intranquila, preocupándote de esto o de lo otro, hasta que caes rendida, sólo para soñar que manejas un auto sin frenos? ¿Te despiertas por las mañanas sintiéndote exhausta y poco preparada para lo que temes que pueda traer el día? Y, al día siguiente, aunque estés exhausta, ¿eres incapaz de bajarte del tren de la preocupación?

Eso es a lo que llamo el círculo vicioso del sueño y el estrés, cuando el estrés te causa insomnio y el insomnio causa que tu estrés se multiplique. Nos pasa a todos, y si te pasa más que de vez en cuando, es uno de los factores que más debilita tu energía.

¿No te irrita cuando la gente dice: "La solución es sencilla. Sólo duerme más y evita las situaciones estresantes"? Bien. De manera que tengo que renunciar a mi trabajo, dejar de ser madre, evitar las relaciones, nunca quedar atrapada en el tránsito, y no aceptar ninguna obligación que esté tentada a tomar. En otras palabras, dejar de vivir. Claramente, no es posible evitar el estrés. Con suerte, podemos aprender a reducirlo, o al menos modificar la manera en que reaccionamos a él. También puedes aprender a mejorar tu calidad y cantidad de tu descanso al

97

dormir para que tengas más energía para enfrentar las pequeñas sorpresas de la vida.

Mejora tus hábitos de sueño

Son las tres de la tarde. Estás sentada tras tu escritorio. Tus pensamientos empiezan a perder claridad. Tus ojos se empiezan a cerrar. Tus dedos, que tecleaban ágilmente hace pocos minutos, ahora te pesan demasiado. Estás muy lejos de terminar el reporte que tienes que entregar al final de la jornada. Y todo lo que quieres hacer es dormir.

El sentido común te dirá que todos los consejos sobre energía del mundo, no te ayudarán si no estás durmiendo lo suficiente. La verdad es que la mayoría de nosotros no dormimos lo suficiente. La falta de sueño es una epidemia en nuestra sociedad. Los estudios en los animales han demostrado que esto puede ser fatal, y esto no difiere en el caso de los seres humanos. Ahora hay evidencia que demuestra que la cantidad de sueño que tienes puede ser uno de los factores más importantes en cuanto a tu producción de energía, longevidad y hasta tu peso.

En los últimos años, han habido varios estudios que señalan que no dormir lo suficiente aumenta el riesgo de padecer varias enfermedades como el cáncer, enfermedades cardiacas, diabetes y obesidad. Las personas que no duermen tienen altos niveles de inflamación. Dormir aumenta el bienestar al mantener el buen funcionamiento de las glándulas adrenales, que a su vez equilibra tu peso y tus emociones; también reduce tu antojo de azúcar. Si en promedio no duermes al menos siete horas por noche, estás poniendo en riesgo tu salud.

Para saber si te falta sueño, contesta las siguientes preguntas:

- ¿Te cuesta más de 15 minutos quedarte dormida?
- ¿Te levantas una o más veces por la noche?
- ¿Necesitas una alarma para levantarte?
- ¿A menudo duermes menos de 8 horas por noche?
- ¿Te levantas atontada y molesta en lugar de alerta y fresca?
- ¿Hay días en que no te puedes levantar?
- ¿Hay ocasiones en que no te puedes enfocar mentalmente?
- ¿La letargia está arruinando tu capacidad para trabajar?

La fatiga puede ser un factor debilitante que provoca que contestes *sí* a las preguntas anteriores. También puede provocar pérdida del apetito, de energía, y puede contribuir hasta a la baja autoestima. Puedes haber experimentado cambios en tu energía, que pudiste haber atribuido a tus ocupaciones o al envejecimiento.

Dormir bien es esencial para mantener tu salud y fuerza en un estado óptimo. Sólo unas noches de mal sueño bastan para dejarte cansada, confundida, letárgica y con cambios en el estado de ánimo. Cuando no dormimos bien, vemos al mundo a través de unos lentes empañados. Por otro lado, el sueño reparador prepara al cerebro para tener una perspectiva positiva y energética.

Las estadísticas del sueño

Se estima que entre 50 y 70 millones de estadounidenses sufren de un desorden crónico del sueño. Las mujeres tienen el doble de probabilidad de padecer insomnio que los hombres. De acuerdo con el Centro Nacional de la Investigación de los Desórdenes del Sueño de Estados Unidos, de 30 a 40% de los adultos dicen que han tenido algunos de los síntomas del insomnio dentro de un año en particular. Aproximadamente de 10 a 15% de los adultos dicen que tienen insomnio crónico. Si necesitas más pruebas de que los problemas para dormir son comunes, la Fundación Nacional del Sueño hizo una encuesta en 2009 llamada El sueño en Norteamérica, y señala que las probabilidades de que un adulto tenga dificultades para dormir al menos unos días a la semana es 1 de 3.45, y 1 de cada 6.25 adultos tienen dificultades para dormir cada noche o casi cada noche.

Las glándulas adrenales, el cortisol, el sueño y el estrés

Antes de darte más consejos para mejorar tu descanso al dormir y reducir el estrés, considero importante que entiendas un poco sobre la biología que gobierna a nuestras respuestas al estrés, y nuestra capacidad de dormir bien por la noche. Cuando se trata del estrés y el sueño, hay una gran variedad de factores que pueden estar involucrados, tanto externos como internos.

Francine vino a mi consultorio con lo que creía que era un problema hormonal. "Creo que estoy premenopáusica", me dijo. "Tengo muchos problemas para dormir. Creo que necesito una terapia de reemplazo hormonal". Ella había sido mi paciente por casi un año, y yo estaba segura de que ése no era el problema. Le pregunté si algo inusual estaba pasando en su vida en los meses pasados, o si había cambiado su rutina de algún modo. Lo único que se le ocurrió fue que le habían dado un proyecto importante en su trabajo y para liberar el estrés, iba al gimnasio casi una hora al día. El único horario que le iba bien era a las 8 de la noche.

Afortunadamente para Francine, su problema tenía una solución sencilla. Sí le recomendé una terapia hormonal natural: le sugerí que se fuera a dormir más temprano, que se levantara más temprano, y que fuera al gimnasio antes de trabajar. De esa manera, no sólo tendría más energía para el proyecto, sino que ya no estaría estimulando sus hormonas energéticas justo antes de irse a la cama. Francine siguió mi consejo y ahora va al gimnasio a las 6 am, se acuesta a las 10 pm, todos los días, y duerme como un bebé. Al leer las siguientes páginas, te darás cuenta por qué este pequeño cambio en el horario de tus actividades puede causar un efecto tan dramático.

Los factores externos como comer o hacer ejercicio muy tarde por la noche se pueden modificar fácilmente. Conlleva más esfuerzo y quizás unos cambios en el estilo de vida causar un impacto sobre los factores internos. Los factores internos más importantes por lo general tienen su origen en las glándulas adrenales y una hormona que producen, el cortisol. Resulta que aprender a cambiar los factores externos como el estrés y el sueño (la dieta, el comportamiento, el medio ambiente) puede tener un impacto profundo en la manera en que funcionan los factores internos.

Las glándulas adrenales son glándulas endócrinas de forma triangular que se encuentran en la parte superior de los riñones. En el centro de cada glándula hay una médula, rodeada por una corteza. La médula secreta epinefrina (adrenalina) y norepinefrina, dos hormonas involucradas en la respuesta "lucha o fuga", las cuales aumentan el ritmo cardiaco y causan que las reservas de energía liberen glucosa, así como un aumento en el flujo sanguíneo a los músculos del esqueleto. La corteza produce hormonas (incluyendo el cortisol) que regulan el metabolismo del cuerpo, el equilibrio de las sales y el agua en el cuerpo, el sistema inmune y la función sexual. Las glándulas adrenales también liberan DHEA, una hormona precursora de la testosterona.

Cuando las glándulas adrenales no están funcionando de manera óptima, padeces de fatiga adrenal. La fatiga adrenal a menudo se desarrolla después de periodos intensos o prolongados de estrés físico o emocional, cuando la sobreestimulación de las glándulas las deja incapaces de satisfacer las necesidades de tu cuerpo.

Algunos de los síntomas de la fatiga adrenal son:

- Cansancio excesivo.
- Levantarte cansada, aunque dormiste las suficientes horas.
- Agobio por el estrés e incapacidad manejarlo.
- Antojo de alimentos dulces y salados.
- Más energía por las noches.
- Poca resistencia.
- Recuperación lenta de una lesión, enfermedad o estrés.
- Dificultad para concentrarte, poca claridad mental.
- Mala digestión.
- Baja presión arterial de manera consistente.
- Sensibilidad excesiva al frío.

La conexión con el cortisol

Una de las funciones más importantes de las glándulas adrenales es la producción de cortisol, una hormona que está involucrada en varias funciones corporales. Entre otras cosas, el cortisol:

- Regula el metabolismo de los carbohidratos, las grasas y las proteínas.
- Regula la presión arterial.
- Convierte a los aminoácidos en glucosa (azúcar).
- Ayuda a liberar insulina para mantener estables los niveles de azúcar.
- Contribuye a la descomposición de grasas en ácidos grasos y glicerol.

El objetivo principal del cortisol es descomponer los tejidos del cuerpo para que se utilicen como una fuente de energía. El cortisol también se conoce como "la hormona del estrés" porque en momentos de estrés, se liberan niveles más altos de cortisol en el cuerpo. Ahí es cuando comienza la respuesta "lucha o fuga", tu ritmo cardiaco se empieza a acelerar, tienes una explosión de energía súbita, tu presión arterial aumenta, y tus sentidos parecen agudizarse de pronto. Si hay peligro, es necesario que tengas toda la ayuda que puedas obtener. Necesitas una reserva de energía a la mano, y es el trabajo del cortisol darte acceso a ella.

La descarga de cortisol está diseñada para dar soluciones a corto plazo y satisfacer una necesidad urgente de energía. Cuando el nivel de esta hormona permanece alto por un periodo de tiempo prolongado, puede causar varios problemas de salud. De hecho, en vez de agudizar tu mente, una cantidad elevada de cortisol a largo plazo puede provocar un desempeño cognitivo deficiente. Durante mi residencia (que fue en la década de 1980) lo normal era tener guardias de 36 horas. Algunas veces no dormía de 48 a 72 horas. Si estaba ocupada por la noche, no tenía ni un momento para descansar. Tenía los nervios de punta todo el tiempo. Mi cuerpo y mi cerebro funcionaban gracias a la adrenalina. Las situaciones entre la vida y la muerte eran constantes. La ley prohibió trabajar tantas horas, porque eso ya había provocado muchos accidentes y errores. Aunque parecía que estaba despierta, activa y al pendiente de todo, mi cerebro no estaba funcionando como debía. El cuerpo se encuentra bajos los efectos de la adrenalina durante ese periodo de tiempo; sin embargo, los neurotransmisores y las hormonas no podían seguir el ritmo y eso convierte en un zombie a cualquiera. El cortisol elevado también puede provocar hipoglucemia, o que el azúcar de la sangre se eleve. Otras consecuencias negativas son la disminución de la masa muscular y ósea, el debilitamiento del sistema inmune, el aumento de la grasa abdominal y, por supuesto, el insomnio.

El cortisol aumenta y disminuye naturalmente en un periodo de 24 horas. Esto es parte de nuestro ritmo circadiano natural, un cronómetro interno que se asocia con los ciclos externos del día, la noche y el cambio de las estaciones. Una hormona llamada adrenocorticotrópica, que produce la glándula pituitaria, se comunica con las glándulas adrenales y les indica cuándo liberar cortisol. Cuando estás dormida, la señal de descarga prácticamente está apagada. La señal se prende otra vez entre las 7 am y las 8 am, cuando tienes una explosión de cortisol que te ayuda a desempeñarte durante el día. Después, por la tarde, los niveles de cortisol disminuyen. Cuando te vas a dormir, los niveles de cortisol disminuyen, y alcanzan su punto más bajo entre la media noche y las 4 am Durante estas horas, tu cuerpo se está recuperando de tus actividades del día, y el cortisol no aumenta sino hasta la mañana. Si no estás durmiendo adecuadamente, estás interrumpiendo la trayectoria natural del cortisol, y tus glándulas adrenales no tienen la oportunidad de recuperarse. La señal de descarga se queda *encendida*. Es como haber consumido cocaína en la noche; el cortisol es un estimulante que te mantendrá despierta. Cuando logras dormir, tus reservas de cortisol al despertar son mucho menores de lo que debían ser y permaneces cansada durante todo el día.

El cortisol y el azúcar en la sangre

Como mencioné antes, el cortisol ayuda a regular los niveles de azúcar en la sangre. En el Capítulo 2, sugerí que en lugar de las tres comidas al día, deberíamos de comer cada tres o cuatro horas. Una de las razones de ello es mantener el cortisol en los niveles adecuados. Esperar mucho tiempo entre comidas y refrigerios disminuye el azúcar en tu sangre. Los bajos niveles de azúcar en la sangre hacen que la pituitaria libere la hormona adrenocorticotrópica, que indica la liberación del cortisol, que a su vez provoca que aumenten los niveles de azúcar en la sangre. Cuando sigues un patrón de esperar mucho tiempo entre comidas, las adrenales terminan trabajando más de lo que deberían para satisfacer las necesidades del cuerpo. Otra consecuencia es que tienes a consumir alimentos altos en azúcares y carbohidratos, lo que estimula la producción de insulina. El azúcar en tu sangre entonces oscila mucho, de un nivel alto a uno bajo, y eso libera una descarga de cortisol.

Llegado este momento, tus adrenales se ponen en huelga. La pituitaria les ha estado dando órdenes por días: "Aceleren la producción. No, disminúyanla. No, suspéndanla. No, regresen a trabajar. Más, más, necesitamos más. ¡No, esperen, eso es demasiado! ¡Demasiado!" Las glándulas adrenales no tienen el tiempo para recuperarse del trabajo excesivo y no pueden funcionar de manera eficiente.

Una de las consecuencias más serias de la fatiga adre-nal y un bajo nivel de azúcar es que evita que descanses al dormir. Cuando el azúcar de tu sangre es más bajo de lo normal por la noche, la pituitaria envía una señal que te mantiene despierta para que puedas reabastecer tus reservas de azúcar.

Las buena noticia es que, si sigues la regla de comer cada tres horas, alimentos que contengan proteína de calidad, grasas y carbohidratos complejos, no vas a experimentar esos cambios bruscos en el nivel de azúcar de tu sangre, las adrenales tendrán tiempo para recuperarse, y la producción de cortisol va a volver a su ritmo normal. Si tienes problemas para dormir en la noche, un bocadillo saludable antes de irte a la cama, puede ser de ayuda. Prueba comer una rebanada de pan integral con mantequilla de almendra o unas galletas integrales con queso. Puede ayudarte a obtener el descanso que necesitas.

Si sospechas que tienes un desequilibrio adrenal o de cortisol, habla con tu médico acerca de hacerte un Índice de estrés adrenal. Este análisis se lleva a cabo con una muestra de saliva; mide la producción de varias hormonales adrenales, incluyendo el cortisol y dehidroepiandrosterona en un periodo de 24 horas. Puedes leer más de estos análisis en el Capítulo 9.

El sueño y la hormona del crecimiento

Otra hormona importante para los patrones de sueño es la hormona de crecimiento. Cuando somos muy jóvenes, la pituitaria produce esta hormona en abundancia. La hormona del crecimiento juega un papel significativo en la producción de energía, el desarrollo de los músculos y los tejidos, la comunicación intracelular y la capacidad de sanar. Los niveles de la hormona del crecimiento aumentan cuando estás dormida, y alcanzan su nivel máximo durante las primeras horas.

La producción de la hormona del crecimiento disminuye de manera dramática en el cuerpo en nuestra treintena y cuarentena, lo que puede contribuir a los desórdenes del sueño al envejecer. Si no dormimos lo suficiente, no liberamos una cantidad de hormona de crecimiento para que haga el trabajo reparador necesario para mantenernos sanas y llenas de energía.

Cómo dormir más y mejor

Hay muchas razones por las cuáles no podemos dormir lo suficiente. Unas, como ya vimos, son biológicas. Otras son conductuales. No asumas que algo anda mal en ti si no puedes dormirte enseguida. Si tienes problemas para dormir, intenta seguir estos consejos para que puedas lograrlo:

- **Reserva la cama para dormir y para el sexo.** Deseas que tu mente registre que tu cama es un espacio reservado para dos actividades: dormir y hacer el amor. Si tu recámara también es tu lugar para hacer ejercicio (¿tienes una caminadora en ella?) o para trabajar, va a ser difícil separar las dos actividades cuando es hora de dormir. Una de mis pacientes, la hija de una famosa estrella de rock que vivía en una recámara enorme en la propiedad de su padre, no podría entender por qué le costaba tanto trabajo dormir. Cuando le pedí que describiera sus hábitos de alcoba, me dijo que hace poco le habían instalado un tubo para bailar, y a menudo se divertía ahí con sus amigos. Ella y sus amigas usaban el tubo para divertirse y hacer ejercicio. No se daba cuenta que al hacerlo, estaba asociando su recámara con un lugar para estar activa, no como un lugar para relajarse y dejar atrás las actividades del día. Cambió el tubo al piso de abajo, al cuarto familiar, y pronto estaba gozando nuevamente de un sueño profundo y reparador.

- **Evita el alcohol, especialmente antes de irte a la cama.** Aunque puede ayudar a que te relajes, el alcohol de hecho interrumpe tu patrón natural de sueño, lo cual provoca que te levantes cerca de cuatro horas después de que te acuestas, cuando metabolizas el alcohol y el efecto sedante desaparece.

- **No tomes ningún líquido dos horas antes de dormirte.** Tomar cualquier líquido va hacer que quieras orinar pocas horas después de quedarte dormida. Levantarte una vez en la noche para orinar es demasiado.

- **Limita tu consumo de cafeína y azúcares.** Quizá quieras consumirlos para mantenerte despierta durante el día, pero no vas a alcanzar tu objetivo, pues estas sustancias destruyen tu ritmo circadiano y te mantienen despierta en la noche también.

- **Evita las actividades estimulantes una hora antes de dormir.** De acuerdo con la encuesta que en 2008 llevó a cabo la Fundación Nacional del Sueño de los Estados Unidos, muchas personas que tienen dificultad al dormir hacen actividades estimulantes una hora antes de irse a la cama, al menos varias noches a la semana. Encontraron que 43% de los encuestados hacían los quehaceres del hogar como aspirar o lavar los platos, 33% estaban en la computadora o en Internet, y un aplastante 90% veía televisión (puede parecer una actividad pasiva si no estás viendo algún programa violento o el noticiero nocturno justo antes de dormir). La televisión no es tan relajante como parece. Después de todo, está diseñada para captar tu atención. Esa es la razón por la que yo tengo la política de no tener televisión en la recámara, tanto para mis pacientes como para mí misma. Tengo una casa de tres niveles; todas las recámaras están en el tercer nivel, y las televisiones no están permitidas. Mis hijos, sin embargo, han aprendido a ignorar esta política al descargar programas de televisión en sus computadoras, de manera que tengo que estar muy al pendiente de que todos los aparatos electrónicos estén apagados antes de la hora de dormir.

- **Si no puedes dormir, levántate.** No te estés moviendo de un lado para otro después de 20 o 30 minutos. Sal de la cama y de la recámara. Haz algo que te relaje, como escuchar música o leer en otra parte de la casa hasta que te dé sueño. Después, regresa a tu cuarto e inténtalo de nuevo. Tengo pacientes que tienen ataques de pánico cada noche antes de que van a la cama porque piensan que les va a llevar horas quedarse dormidos, y la idea de moverse en la cama por dos horas les causa una gran ansiedad. Por eso lo mejor es levantarse, hacer algo relajante y regresar a la cama.

- **Sueño reparador los fines de semana**. ¿Qué importa si pierdes una o dos horas de sueño uno que otro día a la semana? Siempre puedes dormir hasta tarde los fines de semana, ¿no? No hay un acuerdo en cuanto a la respuesta a esta pregunta, pero un estudio publicado en 2010 en la revista *Sleep* (*Sueño*), encontró que esas pocas horas extra de *sueño reparador* son buenas para nosotros y pueden enmendar algo de daño provocado por la falta de sueño. Por cinco noches consecutivas, los participantes sólo pudieron dormir cuatro horas por noche. Los investigadores probaron su estado de alerta y sus neurocomportamientos (la manera en que el cerebro afecta las emociones, el comportamiento y el aprendizaje) durante el día. Todos los participantes sufrieron fatiga y pérdida de velocidad a nivel motor y cognitivo. Para la sexta noche, a cada paciente se le otorgó un periodo de sueño reparador de un lapso de diez horas. Los autores del estudio encontraron que este sueño extra restauró los neurocomportamientos de los participantes, incluyendo su estado de alerta y su capacidad de concentración. Sin embargo, también notaron que a la mayoría de los participantes les tomó más de diez horas de descanso para recuperarse por completo.

- **Cuídate a ti misma**. Muchas mujeres cuidan de todo el mundo antes que a ellas mismas, lo que significa que se despiertan muy temprano, y se van a dormir muy tarde. Da un paso atrás y mira tu estilo de vida. ¿Hay cosas que puedes cambiar? ¿Estás cargando con obligaciones innecesarias que puedes compartir con tus familiares? ¿Qué tanto de lo que haces es en verdad esencial y qué tanto es sólo un hábito?

De los archivos de la Dra. Eva

Kathleen O. vino a verme quejándose de que estaba completamente exhausta. Le pedí que me describiera un día normal en su vida. Me dijo: "Me levanto a las 6:00 de la mañana, preparo el desayuno y el lunch de mis hijos.

Regreso a las 7:30 o las 8:00 y me duermo por dos horas más, cuando tengo que alistarme para mi trabajo de medio tiempo." Le pregunté por qué se regresaba a dormir. Ella me explicó que no se acostaba hasta pasada la media noche. Le pregunté por qué no se acostaba más temprano, y me comentó que tenía que mantenerse despierta para asegurarse de que su hijo de 16 años se fuera a dormir.

Pensé que era un poco extraño que su hijo no se pudiera hacerse responsable de irse a dormir. Kathleen me contó que su hijo era un nadador y que llegaba a casa hasta las 7:00 de la noche y tenía que cenar para prepararse para un examen de admisión. Él no era lo suficientemente disciplinado, así que Kathleen (madre soltera) sentía que tenía que presionarlo y esto incluía supervisar que dur-miera lo suficiente. Ella sabía que no estaba descansando lo necesario, pero su hijo era su prioridad. Sin embargo, no se daba cuenta del daño que se estaba haciendo, lo que pensaba que era un problema médico, estaba relacionado, más bien, con una mala administración del tiempo con su hijo de 16 años. Su falta de sueño estaba haciendo que perdiera la claridad en cuanto a qué era lo mejor para ella y para su hijo.

Muchas mujeres ponen a sus hijos primero, pero no se dan cuenta que al hacerlo no pueden funcionar de manera efectiva, y esto se refleja en sus hijos, en su pareja y en su trabajo. Piensan que hacen lo correcto al dar todo de sí mismas, pero en realidad se están haciendo daño y a todos a su alrededor.

Juntas, Kathleen y yo, hicimos un plan para darle a sus hijos más independencia (hicieron sus propios *lunch* y el chico de 16 años consiguió un auto para que ambos fueran a la escuela) y darle a su madre más tiempo para obtener el sueño reparador que necesitaba. En tan sólo unas semanas, Kathleen se sentía con mucha más energía y capaz de cuidar mejor a su familia.

¿Puedes dormir y respirar al mismo tiempo?

Mi amiga Ana y yo estábamos cenando fuera una noche. Naturalmente, nuestra conversación se decantó por el tema de los esposos. Ana me confesó que había estado discutiendo con su esposo de un tiempo para acá. "¿Sobre qué?", le pregunté. Se sonrojó, su cuello enrojeció y apenas pudo mencionar las palabras. Me esperaba algo terrible. "Aparentemente, ronco", me dijo.

Por alguna razón, las mujeres se avergüenzan mucho al admitir que roncan. Quizá lo vemos como una característica masculina (los hombres roncan más que las mujeres). Roncar no es nada de qué apenarse, pero puede ser una señal de que debes poner atención a tus patrones de sueño.

¿La gente siempre te dice que roncas como una sierra? ¿Duermes ocho horas o más y te levantas cansada? ¿Alguien ha escuchado cómo se encotrecorta tu respiración a mitad de la noche? ¿Te duermes sentada, leyendo, viendo la tele o manejando? ¿Tienes problemas crónicos con tu memoria y concentración? Si contestaste que sí a una o más preguntas, puedes tener apnea del sueño. La apnea del sueño obstructiva es un padecimiento en el cual la respiración se interrumpe varias veces cuando estás dormida, lo que causa que los niveles de oxígeno disminuyan. La apnea del sueño causa que te despiertes muchas veces por la noche, de manera que nunca descansas lo suficiente, estás agotada durante el día, y no puedes funcionar con normalidad. Las personas con apnea del sueño, que no reciben tratamiento, dejan de respirar cuando duermen, en ocasiones cientos de veces, y a menudo por un minuto o más. Cuando esto sucede, el mecanismo de defensa del cuerpo se activa y te despierta para que obtengas el oxígeno que necesitas. Te despiertas por tan poco tiempo que no lo recuerdas. Las personas con apnea del sueño obstructiva por lo común sienten que durmieron muy bien por la noche.

Si roncas mucho, tienes un gran riesgo de tener apnea del sueño obstructiva, que a menudo se diagnostica en hombres con sobrepeso, con una larga circunferencia del cuello, aunque muchas mujeres lo padecen también. A la apnea del sueño también se le vincula con varios problemas de salud como la hipertensión, la diabetes, las enfermedades cardiacas, la falla cardiaca congestiva, y la muerte súbita. Las personas con apnea del sueño también son propensos a la enfermedad por reflujo gastroesofágico, un desorden digestivo que a menudo se conoce como acidez, y lo causa el ácido gástrico que fluye del estómago al esófago. La apnea del sueño, que es más frecuente a medida que envejecemos, es muy común y afecta a más de doce millones de norteamericanos, según el Instituto Nacional de la Salud de los Estados Unidos.

La apnea del sueño obstructiva sucede cuando los músculos en la parte trasera de tu garganta se relajan y tu vía aérea se reduce o se cierra cuando respiras. Es una causa muy seria de fatiga, pero, por suerte, es tratable de manera sencilla.

Primero, necesitas un diagnóstico de la apnea del sueño. Esto se lleva a cabo en clínicas del sueño especiales, donde pasas la noche conectada a un equipo que monitorea tu corazón, pulmones, actividad cerebral, patrones de respiración, movimientos de los brazos, y los niveles de sangre y oxígeno. Tu doctor puede darte un dispositivo portátil de monitoreo, que puede medir tu ritmo cardiaco, el nivel de oxígeno en la sangre, el flujo de aire, y los patrones de respiración. El paciente se lo lleva y duerme junto a él en la comodidad de su propia casa, al contrario de una prueba de apnea del sueño en forma, que se lleva a cabo en una clínica del sueño. Si los resultados son anormales, tu doctor va a prescribirte un tratamiento específico, o puede recomendarte que vayas a una clínica de sueño para que te hagan una evaluación más profunda.

Uno de los tratamientos más comunes para la apnea del sueño es bajar de peso, y eso es lo primero que sugerimos a las personas. Un abdomen obeso hace que la expansión del pecho sea más difícil. Se toma más complicado respirar, porque la grasa empuja al diafragma.

Si el paciente no puede perder peso, se le prescribe una máquina de presión positiva en vía aérea (CPAP), que libera aire con presión positiva a través de una máscara que se coloca sobre la nariz mientras duermes. Es efectiva, pero es pesada y algunas personas la consideran demasiado incómoda. Hay otro tipo de aparatos que se pueden usar, y varios dispositivos disponibles. Puede ser un asunto de prueba y error encontrar el indicado para ti. En los casos más severos, hay opciones quirúrgicas también.

Muchos de mis pacientes me dicen que quieren hacer cambios en su estilo de vida antes de antes de probar con la CPAP u otros aparatos. En esos casos, recomiendo:

- **Evitar el alcohol y los tranquilizantes**. Ambos relajan los músculos en la parte trasera de la garganta, lo que puede interferir con tu respiración. Unos músculos de la respiración demasiado relajados provocan más ronquidos y aumenta la posibilidad de que se detenga la respiración.
- **Dejar de fumar**. ¡Es otra razón para dejar ese horrible hábito! El tabaquismo tiende a crear congestión de las vías aéreas superiores. También, los químicos de los cigarros irritan el sistema respiratorio.
- **Intentar dormir de lado**. Dormir de espaldas puede causar que tu lengua y tu paladar blando se apoyen en la parte trasera de tu garganta y bloqueen el paso del aire. Te recomiendo que, si te duermes de lado y notas que te pones de espalda a mitad de la noche, coloques una pelota de plástico pequeña en la parte trasera de tu pijama o bata.

Ayuda para dormir

Cuando atravesaba mi propia lucha contra la fatiga, casi no podía dormir. Mis patrones del sueño estaban completamente inactivos. Después de que me hice análisis, descubrí que tenía deficiencias en magnesio y en las vitaminas B_1, B_2 y B_3. Empecé a tomar suplementos para resolver el problema, pero hasta que empezaron a funcionar, necesitaba ayuda para dormir. Elegí Lunesta, un tratamiento de prescripción que me ayudara a descansar. No causa adicción, y según la Food and Drug Administration, se puede tomar diariamente durante un año sin consecuencias. En mi opinión, no necesitas ser una *heroína* para negarte el descanso hasta que tu cuerpo recupera la química corporal. Muchas veces, entras en un ciclo poco saludable que evita que duermas. Si puedes alterar ese patrón al tomar unas pastillas para dormir, tu cuerpo va a reiniciarse, un punto en el que puedes suspender las pastillas y volver a dormir de manera natural. Si los cambios en tu estilo de vida y los remedios naturales y herbolarios (que se encuentran abajo) no funcionan, te recomiendo una terapia a corto plazo con pastillas para dormir que contengan zopiclona, zaleplón o zolpidem.

Las vitaminas y los remedios herbales

Hay una gran variedad de vitaminas y suplementos herbolarios que no son tan fuertes como las pastillas para dormir, pero pueden, junto con los consejos de higiene al dormir que mencioné antes, ayudarte a descansar bien. Recuerda que, debido a los efectos secundarios potenciales e interacciones con los fármacos, siempre debes consultar a tu médico antes de tomar suplementos alimenticios. Algunos de ellos son:

- **Complejo adrenal.** Juega un papel crucial en el mantenimiento de la salud de tus adrenales. Los ingredientes incluyen Schisandra que se ha usado en la medicina china tradicional y se considera una planta adaptogénica. La Schisandra se utiliza para equilibrar las adrenales y aporta una sensación general de bienestar. La Rhodiola también se considera una planta adaptogénica, y se ha usado por siglos en Rusia como remedio para la fatiga, el estrés y para estimular la salud del sistema inmune. El ginseng siberiano se usa para aumentar los niveles de energía, disminuir la fatiga y mejorar la salud general del sistema inmune. La raíz de regaliz se ha usado por mucho tiempo, también como apoyo a las adrenales. La raíz de regaliz aumenta el periodo de vida del cortisol endógeno.

- **Magnesio**. A menudo se le llama el mineral antiestrés porque tiene un efecto calmante en el sistema nervioso cuando se le consume. Aunque algunas mujeres experimentan el desagradable efecto secundario de las heces fecales poco consistentes, de hecho ayuda a la mayoría de mis pacientes, sobretodo a los que se quejan de estreñimiento. Los alimentos altos en magnesio son: la alfalfa, la manzana, el chabacano, el aguacate, el plátano, el chícharo, la melaza residual, el arroz integral, los vegetales de hoja verde, el limón, la lima, el frijol, la nuez, el perejil, el durazno y los cereales integrales.

- **Inositol**. El inositol ayuda a la relajación y mantiene el metabolismo de la serotonina. También se usa para promover el bienestar del cerebro y de las hormonas femeninas, al contribuir a que el hígado funcione de manera óptima. Es integrante de la familia del complejo B, y se ha usado para tratar la ansiedad y los ataques de pánico.

- **Vitaminas B**. El insomnio puede ser el resultado de deficiencias en las vitaminas B. De manera que puede serte de ayuda comer alimentos que son fuentes de vitamina B_6 (yema de huevo, granos, semillas y levaduras), B_{12} (nueces, plátanos, atún, cacahuate, semillas de girasol) y B_5 (también conocida como ácido pantoténico y se puede encontrar en el pescado y la leche).

- **5 Hidroxitriptófano**. Es un aminoácido natural y es el precursor inmediato de la serotonina, el nutriente cerebral de la relajación. Un estudio llevado a cabo en Noruega mostró que el 5 hidroxitriptófano puede afectar a los patrones de sueño al aumentar los niveles de serotonina, necesaria para dormir. La serotonina se requiere para producir melatonina, la hormona que regula los ciclos de sueño y vigilia. Los estudios también han mostrado que el 5 hidroxitriptófano puede mejorar la calidad de tu sueño al alargar la fase REM (un periodo en que estamos mentalmente activas, soñamos y tenemos movimientos oculares rápidos) y el sueño profundo no REM, sin aumentar las horas de sueño al incrementar los niveles de serotonina.

- **Triptófano**. Es bien conocido como una de las razones por las que todos caen dormidos después de la cena de Navidad, pues el pavo es una excelente fuente de triptófano. También es un aminoácido, y su función principal es producir serotonina. Está disponible en suplementos o en alimentos como los aguacates, la leche, el queso cottage, las nueces, los plátanos, la carne magra, el atún, mariscos y, por supuesto, el pavo.

- **Melatonina**. Aunque es uno de los suplementos para dormir más conocidos, no es uno de mis favoritos. La melatonina es una hormona que secreta la glándula pineal del cerebro. Ayuda a regular otras hormonas y mantiene el ritmo circadiano del cuerpo (por ello tiene una buena reputación para reducir el *jet lag*). Cuando apagas las luces, empieza la producción de melatonina. Sin embargo, si te levantas en la noche para ir al baño y prendes la luz, suspendes la producción de melatonia, lo que quizá explica por qué a menudo es tan difícil volverte a dormir. No recomiendo la melatonina por varias razones. La primera es que, al ser una hormona, puede afectar muchos procesos internos de tu cuerpo. La segunda es que hay poca evidencia de que tomar suplementos de melatonina te ayudará a dormir de una manera más rápida o por más tiempo. Parece que este suplemento sólo funciona para solucionar problemas de sueño si tus niveles de melatonina son bajos. Esto significa que puede funcionar mejor para ti si eres de la tercera edad, en tanto que los niveles de melatonina disminuyen con la edad. Si eliges tomar suplementos de melatonina, los efectos secundarios pueden incluir:

  - Somnolencia en el día
  - Mareo
  - Dolor de cabeza
  - Malestar abdominal
  - Confusión
  - Sonambulismo
  - Pesadillas

La melatonina también puede tener interacciones con varios medicamentos como:

- Anticoagulantes
- Inmunosupresores (Fármacos que disminuyen la respuesta inmune normal del cuerpo, como los medicamentos que se toman después de un transplante para evitar el rechazo del órgano.)

- Medicamentos para tratar la diabetes
- Anticonceptivos

No recomendaría la melatonina a las mujeres que están menstruando pues puede afectar a la prolactina, la hormona que estimula a las glándulas mamarias para producir leche materna. La prolactina de hecho puede tener un efecto sobre la tiroides, y sobre la producción de estrógeno y progesterona, y por ello no la recomiendo a mujeres que menstrúan. No me preocupa tanto una vez que las mujeres alcanzan la menopausia.

Algunos estudios han señalado que tomar melatonina por más de dos meses puede ser dañino, y no hay un consenso en cuanto a la dosis adecuada. Si tomas melatonina, asegúrate de que los suplementos estén hechos de ingredientes artificiales, y no de animales. La melatonina de los animales puede contener virus y otros contaminantes.

Reduce tu estrés

- ¿Se te dificulta calmarte y relajarte?
- ¿La mayor parte del tiempo estás tensa e irritable, con ganas de discutir?
- ¿Tienes indigestión, diarrea o estreñimiento?
- ¿Tu apetito ha disminuido recientemente?
- ¿Tienes problemas para dormir?
- ¿Tienes pesadillas?
- ¿A menudo sientes dolor en todo el cuerpo, especialmente en la espalda, el cuello y los hombros?
- ¿Has notado que tu pulso aumenta o tiene un ritmo errático? ¿Tienes ataques de ansiedad?
- ¿Has tenido cambios súbitos en tu peso?
- ¿Ha habido disminución de tu libido?

Si contestaste *sí* a cualquiera de estas preguntas, eso podría significar que estás estresada. Técnicamente, el estrés es una alteración de la homeostasis, que es la habilidad de mantener una condición estable. En esos términos, el estrés, que por lo común tiene una connotación negativa, también puede asociarse con eventos positivos, como una enorme sorpresa, pasión o estar en una competencia de arte o atletismo. El estrés es cualquier cosa que altere tu equilibrio, ya sea por una razón buena o mala.

En muchos casos, el estrés es subjetivo. Lo que para una persona es estresante, otra lo puede considerar estimulante. A mí me encanta esquiar montaña abajo a toda velocidad; para mí es una de las emociones más grandes. Para ti puede ser algo que quieras evitar a cualquier costo. Hay estrés *bueno* y *malo*. El estrés bueno por lo general se refiere a experiencias a corto plazo que la persona puede dominar y terminar con una sensación de euforia y logro (pasar muy bien un examen, subirse a la montaña rusa). Algunas personas se alimentan de la energía y la adrenalina que se genera en momentos de estrés; da una sensación de estar en la cima de todo. Las experiencias vinculadas al mal estrés a menudo son recurrentes o a largo plazo, te debilitan fisiológica y emocionalmente, te agotan o son peligrosas (como cuidar a alguien con una enfermedad crónica, o que te despidan de un trabajo en el que habías estado por mucho tiempo). No hay un sentido de dominio o control. Este tipo de estrés fácilmente puede convertirse en una aflicción destructiva para tu cuerpo y tu mente.

Lo que te estresa, te causa una reacción psicológica muy específica, una que desarrollaste como parte de tus habilidades evolutivas para la sobrevivencia. La respuesta de "lucha o fuga" que ya he mencionado varias veces, es una vía genética antigua que nos enseñó a temer y huir de los tigres dientes de sable y de los osos de las cuevas. A nivel genético, somos seres de la edad de piedra viviendo en el siglo XXI. La ética laboral de trabajar siete días a la semana, las 24 horas, ha reemplazado a los osos de las cuevas; muchas cosas qué hacer todos los días, sin tiempo para relajarse o dormir lo suficiente. Hasta el estrés en sí mismo es más complicado que nunca antes. Quizá no estamos amenazados por animales salvajes a diario, pero estamos inundados de noticias instantáneas de todo el mundo, y ahora no sólo nos preocupa nuestra sobrevivencia y la de nuestras familias, sino también la del planeta.

Por lo común, si enfrentas una situación de estrés, tu cuerpo se pone en la modalidad de peligro y regresa a su estado normal una vez que ya ha pasado el peligro. Sin embargo, tu cuerpo no puede diferenciar entre la amenaza de un animal salvaje y la amenaza de una fecha límite inminente. La respuesta es la misma en ambas situaciones de estrés. ¿Qué sucede cuando enfrentas el tipo de estrés moderno, que nos sigue durante todo el día y por la noche? A menudo, el cuerpo pierde su energía y queda exhausto.

*Fuentes de estrés crónico**

Mental y emocional	Daño en el tejido/ inflamación/dolor	Desequilibro glucémico	Otros
Enojo	Cirugía	Mal pasarse	Falta de sueño
Preocupaciones	Trauma	Alto consumo de carbohidratos	Temperaturas extremas
Miedo	Lesión	Dietas bajas en calorías	Ejercicio excesivo
Dolor	Infecciones	Alcoholismo	Enfermedad crónica
Amargura	Alergias por inhalación	Deficiencias nutricionales	Contami-nación por ruido
Desesperanza	Sensibilidad a ciertos alimentos	Abuso de cafeína o fármacos	
Mental y emocional	**Daño en el tejido/ inflamación/dolor**	**Desequilibro glucémico**	**Otros**
Culpa	Enfermedad de Crohn		
Depresión	Colitis		
Ansiedad	Enfermedad celíaca	Exigencias del trabajo o en el desempeño	
Presiones financieras	Toxinas	metales pesa-dos, químicos	Conflictos en las relaciones

*Se usó con el permiso del *Physician Road Map: Interpretative Guide and Suggested Protocols for the A. R. K. (El mapa para el doctor: guía interpretativa y protocolos sugeridos para la A. R. K. Perfil de estrés adrenal, productos ortomoleculares).*

Las glándulas adrenales en acción

El estrés comienza en tu cerebro. Ya sea algo en el exterior que puede considerarse peligroso (un incendio muy cerca de tu casa) o emocionante (la primera vez que te subes a una motocicleta), tu cerebro se pone a tono y manda una señal a la glándula adrenal para que libere la hormona adrenalina. Eso dispara la glucosa en tu sangre, aumenta tu ritmo cardiaco y la presión de tu sangre (entre otras cosas). Al mismo tiempo, el hipotálamo (el centro de regulación hormonal) manda una señal a la glándula pituitaria, que estimula la corteza adrenal para producir cortisol.

Entonces tienes adrenalina y cortisol circulando alrededor de tu cerebro, tratando de ayudarte a enfrentar una situación de vida o muerte, aunque en realidad estés lidiando con una computadora que no funciona y borra tu reporte de gastos. Estas hormonas del estrés pueden permanecer en tu sistema mucho tiempo después de que la situación de estrés terminó. Si el cerebro tiene un exceso de hormonas del estrés, literalmente puede agotar y matar tus células. Ésa es la razón porque es tan importante saber enfrentar el estrés en nuestra vida, ya sea por algo pequeño o importante, real o una percepción, para que no lleguemos al punto de padecer fatiga crónica o un cansancio que te agobie.

Cómo aliviar el estrés: el estrés vs. la relajación

Cada quien experimenta el estrés de una forma distinta. La misma persona puede reaccionar al estrés de varias formas en ocasiones diferentes. Puedes estar fresca como la mañana, aunque tu jefe te esté gritando por algo que no es tu culpa, y quebrarte si a tu hijo le sale sangre de la nariz. El estrés es una parte natural de la vida. De hecho, la respuesta del estrés (la reacción lucha o fuga y los cambios fisiológicos que mencioné antes) están presentes en todas las especies, en todas las culturas, en todos los individuos. No puedes hacer que el estrés desaparezca, pero puedes aprender a aliviarlo ante sus consecuencias potencialmente dañinas.

Aliviar el estrés es uno de los factores más importantes para tener una vida larga, productiva y saludable. El estrés puede causar o exacerbar la obesidad, la inflamación, hipertensión y disminución del flujo sanguíneo, alergias y sensibilidades a toxinas ambientales, lapsus cognitivos, problemas para dormir. Puede exacerbar síntomas como el dolor de cabeza, dolor de cuello y espalda, hipertensión, malestar estomacal, aumento del ritmo cardiaco, mala circulación, disfunción sexual, niveles de pánico y ansiedad, depresión y algunas formas de artritis. El estrés también puede dañar tu salud en general, tu sistema inmune, piel, peso, niveles de desempeño y energía.

En pocas palabras, el estrés puede envejecerte antes de tiempo. Un estudio que se llevó a cabo en San Francisco, en 2004, investigó a profundidad el ADN de las madres estresadas, con hijos que padecían enfermedades crónicas. Se centraron en buscar los telómeros de las madres, la "punta" de la cadena de ADN, que lo protege de cualquier daño. Los telómeros disminuyen de tamaño a medida que envejecemos, hasta que la célula muere. Ésa es una razón por la cual perdemos la vista, la audición y la fuerza muscular cuando llegamos a la tercera edad. El estudio de 2004 mostró que el estrés tiene un efecto similar, acortando los telómeros de las mamás estresadas, envejeciéndolas antes de tiempo. Las mujeres con los niveles más altos de estrés tenían en promedio los telómeros más cortos; el equivalente a ser por lo menos una década más grandes, comparadas con las mujeres que tienen un bajo nivel de estrés. La buena noticia es que aquellas mujeres que eran capaces de lidiar con el estrés, que habían encontrado la forma de manejarlo y mantener una actitud positiva, no sufrían el mismo daño en sus telómeros.

Los telómeros se acortan a medida que envejecemos, pero su disminución se puede acelerar por la manera en que vivimos nuestras vidas (estrés, fármacos, sedentarismo, etcétera). Hay una predisposición genética en cuanto a la rapidez en que se reducen los telómeros, y ahora hemos encontrado que la hormona del crecimiento, el estrógeno, la testosterona y los antioxidantes pueden retardar la tasa de disminución. No debes permitir que el estrés dañe tu salud y tus reservas de energía. A pesar de que quizá no puedas ser capaz de reducir la cantidad de estrés que enfrentas en tu vida, hay muchas herramientas disponibles que puedes considerar:

- **Escucha música para reducir el estrés**. Un estudio que se llevó a cabo en el Centro Médico de la Universidad de Maryland ha mostrado que la música es una excelente herramienta para reducir el estés, ya sea que toques un instrumento o simplemente escuches el radio. La música libera neurotransmisores del cerebro que relajan la pared interna de tus vasos sanguíneos, lo que aumenta el flujo sanguíneo y estabiliza el ritmo cardiaco. También calma tu estado mental al estimular la liberación de endorfinas, las hormonas del *bienestar* en el cerebro que te ayudan a sentirte feliz y contenta. Solía enojarme cuando mi hija hacía su tarea con música *hip hop* de fondo, aunque me parecía bien si escuchaba música clásica. Sin embargo, un estudio mostró que no importa el tipo de música que sea, *rock and roll, hip hop*, ranchera, baladas o clásica, siempre que tengas variedad. Escuchar la misma canción una y otra vez reduce su efecto calmante.

- **Medita**. La meditación es una forma de *salirte de ti misma*, o de tratar de calmar la mente e ir más allá de los pensamientos, hacia un estado de relajación o de conciencia más profundo. Esto se puede alcanzar de muchas maneras. Puedes empezar sentándote con la espalda derecha, con las piernas cruzadas o en una silla firme con ambos pies en el piso; debes mantener los ojos cerrados y enfocarte en tu respiración. La meditación trascendental implica el uso de mantras, una palabra, frase o serie de sonidos que se cantan como una oración. Sólo repite el mantra en silencio una y otra vez, y deja que tus vengan y se vayan libremente. Esto puede mejorar el ánimo de muchas personas. Una de las razones por las que la meditación funciona para la relajación es que redirecciona el cerebro y lo aleja de la preocupación e interrumpe la respuesta al estrés.

- **Consiéntete con un masaje**. Otra manera de interrumpir la respuesta de estrés es darte un masaje. De hecho, algunos estudios han mostrado que la terapia de masaje disminuye los niveles de cortisol. Hay muchos tipos de masajes. Algunos de los más comunes son el sueco, el tailandés, el profundo, el de piedras calientes y el Shiatsu. El masaje es una de las formas más antiguas y simples de terapia. Es un sistema de contacto que funciona al presionar y sobar diferentes áreas del cuerpo para aliviar el dolor, relajarte, estimularte y tonificar tu cuerpo. Hay estudios que indican que el masaje es vital para las personas bajo mucho estrés, porque disminuye su ansiedad y calma los patrones de respiración. Los bebés prematuros y los niños que reciben masaje aumentan de peso y están mejor que los niños que no lo reciben. También se ha documentado que tiene un buen efecto en el funcionamiento del sistema inmune. Las investigaciones señalan que los oficinistas que reciben masajes regularmente están más alertas y se desempeñan mejor que las personas que no lo reciben. El masaje reduce el ritmo cardiaco, disminuye la presión arterial, relaja los músculos, mejora el rango de movilidad, disminuye la ansiedad y aumenta las endorfinas (lo que explica por qué te sientes tan bien después). Cuando estaba en el este de Asia, una forma masaje que vi en todos lados era el de pies. La gente de allá siente que gran parte de la fatiga proviene de los pies, y la consideran una de las partes más importantes del cuerpo. Colocan tus pies en agua muy caliente, y empiezan a masajear tus pies y dedos con aceites, como parte de un tratamiento que dura cerca de una hora y media. Aunque sólo trabajen en tus pies, te sentirás muy bien cuando termine.

- **Relájate con un lipomasaje**. Es un masaje de tejido profundo que fue diseñado para reducir la celulitis y reducir las medidas del cuerpo. La máquina de lipomasaje tiene rodillos que succionan tu piel suavemente para hacerte un masaje profundo en las áreas afectadas y mejorar la circulación. Estimula a las células grasas y ciertos receptores neurológicos para liberar la grasa acumulada hasta la tercera capa de piel. También estimula el tejido conectivo para ayudar al cuerpo a restaurar la textura de la piel; desequilibra los cúmulos de grasa y estira el tejido conectivo para suavizar la piel de naranja. Después de una sesión de lipomasaje, es probable que sientas un aumento de energía y una sensación general de relajación. Yo uso el lipomasaje no sólo para conservarme delgada y llena de energía, sino porque esquío los fines de semana. El lunes en la mañana, lo primero que hago es ir a mi lipomasaje porque es el masaje general y profundo de tejidos más desintoxicante que me he hecho.

- **Relájate con acupuntura**. Puede parecer una contradicción relajarse mientras alguien introduce agujas en tu piel, pero eso es lo que ha estado sucediendo por los últimos cinco mil años, desde que este arte antiguo chino ha existido. Como mi esposo aprendió en el Yangtsé, la acupuntura estimula la habilidad del cuerpo de sanarse a sí mismo. Como la medicina tradicional china es holística, trata a la persona entera: se dirige a las dolencias mentales, físicas y emocionales. La medicina tradicional china ve al cuerpo humano como un circuito eléctrico muy complejo. Como cualquier circuito eléctrico, se le debe mantener en orden si queremos que funcione bien, y si el circuito se descompone, el resultado es la enfermedad. Estas fallas bloquean el flujo del *qi* (que se pronuncia *chi* y significa *energía vital*) y las vías llamadas meridianos. Insertar las agujas de acupuntura permite que el flujo del *qi* se restaure y fluya. Desde el punto de vista de la medicina occidental, se cree que la acupuntura funciona al regular al sistema nervioso, y ayudar al cuerpo a liberar endorfinas, neurotransmisores y neurohormonas. Esto afecta las partes del sistema nervioso central relacionadas con la sensación y las funciones corporales involuntarias, como las reacciones inmunes y los procesos que regulan la presión arterial de una persona, su flujo sanguíneo y temperatura corporal. La Organización Mundial de la Salud ha identificado más de cuarenta padecimientos que la acupuntura trata con éxito, como el eczema, el dolor de cabeza, el síndrome premenstrual, los desórdenes del sistema inmune, el dolor de espalda, el estreñimiento, el Síndrome del intestino irritable, la ansiedad, la depresión, el insomnio y el estrés.

- **Visita al quiropráctico**. El quiropráctico restaura el funcionamiento y la estabilidad de la columna vertebral. Al liberar la tensión de la columna, los músculos se relajan y desaparece el dolor asociado con problemas del cuello y la columna. El propósito de la manipulación quiropráctica es reducir el estrés y restaurar las vías nerviosas dañadas. Hace que tu cerebro *hable* con cada parte de tu cuerpo para alcanzar su máximo potencial. El término quiropráctico literalmente significa "a través de las manos", y ésta es quizá su función más importante. De acuerdo con la quiropráctico Shelly Bosten: "Una de las razones porque el quiropráctico es tan importante es que trabaja con sus manos. Todos necesitamos el contacto de una persona en quien confiamos." Parte de su trabajo, comenta, es establecer relaciones de confianza con sus pacientes. "Tienes que aprender a confiar en las personas adecuadas. Cuando no lo haces, tu cerebro está constantemente estimulado en exceso, y no puedes relajarte ni estar en paz porque no tienes esa confianza. Tus glándulas adrenales y sistema endocrino completo trabajan demasiado y tu cuerpo se tensa, lo que crea una interferencia con tus sistemas nervioso y circulatorio. Tu cuerpo no puede funcionar de forma adecuada a menos que esté relajado."

- **Fortalécete a través de la aromaterapia**. La aromaterapia usa concentrados de los aceites esenciales de varias plantas con propósitos terapéuticos, en particular el alivio del dolor, el estrés, la náusea y la ansiedad. Puedes agregar unas gotas de aceites esenciales a tu tina, comprar difusores de aromaterapia, para dispersar el aroma suavemente en tu cuarto, o puedes agregar unas gotas a una botella con *spray* que llenes de agua, y así haces tu propio difusor. Aunque hay muchos aceites esenciales que puedes usar para relajarte o dormir, son pocos los que en realidad satisfacen esas necesidades: la lavanda, la manzanilla, la bergamota, el sándalo y el limón. Si estás buscando esencias que te den más energía, prueba el eucalipto, la menta, el romero, el jazmín o la canela.

Comer por estrés

Cuando hablamos de estrés, siempre nos enfrentamos al debate del huevo y la gallina en cuanto a la comida: ¿El estrés influye en lo que comes o lo que comes influye en el estrés? Puedes sentir un aumento en tu apetito cuando estás estresada. Si es así, puedes tener hipoglucemia o un alto nivel de azúcar en la sangre. Tus niveles de cortisol también pueden estar altos. Esencialmente, el cuerpo está quemando todo el combustible disponible en los alimentos que comes, más que tener un acceso adecuado a la grasa almacenada. Cuando eso pasa, tratas de mantener tu energía consumiendo azúcar y carbohidratos.

Asimismo, el estrés puede causar que comas con menos frecuencia, pero con más abundancia. Eso puede ser una señal de que el estrés está haciendo muy lentas a tu tiroides, glándulas adrenales y actividad metabólica. Así que quizá busques azúcar y hasta cafeína para mantener el ritmo.

Sin importar cuál sea tu reacción, el estrés y comer por estrés causa problemas vinculados a una hormona llamada colecistoquinina, la sustancia que manda la señal al cerebro de que has comido lo suficiente. Cuando estás bajo estrés, tiendes a comer más rápido, de manera que no le das tiempo a la colecistoquinina para mandar las señales a tu cerebro. El estrés a menudo estimula el antojo de comida alta en grasas y en carbohidratos. Consumes tu comida en unos minutos. El sistema que te pondría un límite está desactivado, y comes más de lo que deberías hasta que pasas el punto de estar satisfecha a estar llena.

Los carbohidratos también aumentan el nivel de serotonina en el cuerpo. Comúnmente esto es algo bueno, porque la serotonina nos hace sentir bien y nos ayuda a manejar el estrés. Puesto que nos hacen sentir bien, muchas personas aprenden a comer un exceso de carbohidratos (particularmente en los bocadillos como las papas fritas y pasteles, que son ricos en carbohidratos y en grasas) para sentirse mejor. Desafortunadamente, su consumo excesivo nos engorda, lo que nos causa estrés, por lo que entonces comemos más... He aquí, el debate del huevo y la gallina. Al seguir los planes alimenticios contra la fatiga, puedes balancear las porciones de proteínas, carbohidratos y grasas, lo que te ayudará a mantener tu producción de serotonina en un nivel saludable.

La raíz del problema

Aquí hay otra situación del huevo o la gallina: muchas mujeres notan que cuando están bajo un estrés constante, se les cae el cabello. El estrés puede causar la caída del cabello, ¡y la preocupación y vergüenza de estar perdiendo el cabello les causa más estrés! Muchos doctores ignoran este problema en sus pacientes, porque no pone en riesgo su vida. Quizá no es una cuestión de vida o muerte, pero la mayoría de las mujeres se horrorizan ante la posibilidad de perder su cabello. Muchas mujeres se preocupan más por perder el cabello que por aumentar de peso, tener arrugas o necesitar un *lifting* en el rostro o una cirugía plástica en los senos. Se deprimen porque la calidad y la cantidad de cabello no es la misma que solían tener. Una manera de detener la caída del cabello es tomar ácido fólico, que ayuda a que tu cuerpo produzca keratina, la proteína con que está hecho el cabello. En tu farmacia puedes ver si tienen un suplemento que contenga el 100% de tus requerimientos diarios de ácido fólico, zinc, biotina y hierro, todos nutrientes que estimulan el crecimiento. Sin embargo, el cambio más importante que puedes hacer es aumentar tu consumo de proteína y nunca saltarte el desayuno. En la mañana es cuando tienes un menor nivel de energía, y tu cabello necesita de la energía para crecer. También tienes que estar al pendiente de tus niveles de estrés. Intenta alguna de las sugerencias para aliviar la tensión nerviosa, pues ésta disminuye el ritmo de tu sistema digestivo y evita que los folículos capilares obtengan los nutrientes que necesitan.

La pérdida del cabello y su crecimiento son asuntos complicados. Si estás preocupada por tu cabello, habla con tu médico, pues esto podría ser un síntoma de problemas de salud subyacentes.

Las hierbas que reducen el estrés

Así como hay pastillas para ayudarte a dormir, hay una amplia variedad de vitaminas y suplementos herbolarios para ayudarte a reducir el estrés. Algunos de estos suplementos son:

- **Ashwagandha.** Esta sustancia se ha usando tradicionalmente en la medicina ayurvédica (la antigua ciencia hindú de la salud y la medicina) y tiene propiedades antioxidantes, antiestrés y rejuvenecedoras. Ayuda a aliviar la tensión nerviosa y produce calma y satisfacción.

- **L-teanina**. Es un aminoácido que se encuentra en el té. Aumenta la producción de dopamina y serotonina en el cerebro. También es responsable de aumentar la actividad cerebral de las ondas alfa, que te relajan. La l-teanina también influye en las señales de saciedad que emite el cerebro, lo que significa que entre más té tomes, más fuerte es el mensaje de *no tengo hambre*. Esto puede ayudarte a evitar que consumas tantas botanas altas en carbohidratos.

- **Rhodiola**. Esta planta se ha usado por mucho tiempo en la medicina tradicional rusa y algunos países de Europa del Este y Eurasia. La rhodiola se considera un adaptógeno, un tipo de hierba que ayuda a que el cuerpo resista el estrés. Este suplemento por lo común se usa para estimular el sistema nervioso, mitigar la depresión, mejorar el desempeño del cuerpo y eliminar la fatiga. La rhodiola puede ayudar a disminuir la fatiga y mejorar el funcionamiento mental de las personas que luchan que el agotamiento por estrés.

- **Raíz de regaliz**. Ayuda a las glándulas adrenales y bloquea la descomposición del cortisol, poniéndolo más al alcance del cuerpo. También contiene muchos compuestos antidepresivos, y mejora tu resistencia al estrés. Puede ser de mucha ayuda si la tomas en momentos de estrés físico y emocional, después de la cirugía o en la convalecencia, cuando te sientes cansada o agotadas.

Es importante tener en cuenta que no importa qué suplementos o métodos uses para relajarte y reducir tu estrés, lo primero es encontrar tiempo para ti. Algunas veces sólo necesitas desconectarte de todo, bajar las cortinas, apagar el teléfono, cerrar la computadora y relajarte, a pesar de que estés a cargo de una compañía multimillonaria o correteando a un niño de tres años. Es importante encontrar un espacio tranquilo para ti y para que puedas ordenar tus pensamientos y permitir que tu mente vaya a donde quiera. Puedes hacer ejercicios de respiración profunda también; inhala lentamente por la nariz mientras cuentas del uno al diez. Concentrarte en tu respiración y en contar va a mantener tu mente en calma y aliviar la tensión muscular. Repite este ejercicio cinco veces, siempre que estés estresada. Como alguna vez dijo la doctora Elisabeth Kubler-Ross: "No es necesario ir a la India o a ningún otro lugar para encontrar la paz. Vas a encontrar ese espacio de profundo silencio justo en tu cuarto, tu jardín o hasta en tu tina de baño."

El sueño y el estrés. Tips rápidos para empezar

- **Establece un horario para hacer ejercicio**. Trata de hacer ejercicio antes de las 4 pm. Más tarde podrías estar estimulando a tu cuerpo con adrenalina, lo que te mantiene despierta.

- **Mantén tu recámara fresca**. Puede parecer buena idea mantener tu cuarto confortable y cálido, pero en realidad una temperatura ambiente menor ayuda a que tu cerebro y cuerpo se preparen para una buena noche de descanso. Es como si tu computadora se pusiera en la modalidad de descanso; está conservando energía para que esté disponible cuando sea necesaria. Los estudios han señalado que el insomnio está asociado a la temperatura interna más elevada, especialmente en el caso de las mujeres mayores.

- **Establece una rutina para irte a la cama**. Ve a la cama en la noche y levántate en la mañana a la misma hora, hasta en los fines y en los días festivos. Trata de darte a ti misma un pequeño ritual y síguelo cada noche. Eso es lo que ayuda a los niños a dormir: reciben una historia y un beso cada noche. Es reconfortante y le comunica al cuerpo que es hora de dormir. Tu ritual puede ser darte un baño caliente, escuchar música suave y leer algo no tan estimulante justo antes de irte a la cama.

- **Duerme en completa oscuridad**. Un estudio publicado en *Proceedings of the National Academy of Sciences (Procedimientos de la Academia Nacional de Ciencias)* en 2010, encontró que no sólo la oscuridad completa te ayuda a dormir, sino que te ayuda a prevenir el aumento de peso y la depresión. Los ratones que estaban expuestos a una luz equivalente a dejar prendida la televisión, la computadora o la luz del baño, aumentaron de peso en 50%, en comparación con los ratones que estuvieron en total oscuridad. Los hamsters estuvieron expuestos a la luz durante la noche, tuvieron un incremento en comportamientos depresivos. Entre más oscuro esté tu cuarto, mejor. Hasta una pequeña cantidad de luz a la que estés expuesta por la noche, puede desequilibrar los patrones de las glándulas adrenales y del sueño REM. Así que asegúrate de tener unas cortinas a prueba de luz y usar un antifaz para dormir.

- **Haz un poco de yoga**. El yoga, el arte indio antiguo que tiene más de cinco mil años, empezó como una manera de alcanzar la iluminación espiritual a través del entrenamiento físico y mental. Actualmente, hay muchas formas del yoga que se practican en todo el mundo. Es muy bueno para tonificar y estirar los músculos, y al mismo tiempo relaja la mente. También es beneficioso para tratar numerosos padecimientos en que el estrés es un factor, como los dolores de cabeza, el asma, la presión arterial alta, la ansiedad y puede tener efectos saludables en las glándulas adrenales. Una de las razones por las que el yoga tiene un efecto calmante es que, como señaló un estudio en 2007, una hora de yoga produce ácido gamma-aminobutírico (GABA), el neurotransmisor que te ayuda a alcanzar un estado de calma. Lo mejor del yoga es que es bueno para todos, sin importar su edad o figura.

- Hay muchas "asanas" en yoga, que son las posturas y estiramientos relajantes. No son ejercicios, pues eso implicaría un cierto grado de esfuerzo. Como señala Nirmala Heriza, terapeuta certificada en acupresión clínica, en su libro *Dr. Yoga: A Complete Guide to the Medical Benefits of Yoga (Dr. Yoga: La guía completa de los beneficios médicos del yoga)*: "Una de las razones porque el tradicional Hatha Yoga es tan efectivo para las adrenales y el manejo del cortisol, es la ausencia de esfuerzo en la ejecución de las posturas. Además, el *Hatha Yoga* tradicional incorpora un componente de relajación profunda, esencial para el efecto general de la estabilización y el fortalecimiento cardiovascular y del sistema inmune, y el equilibro del sistema endocrino." Varias de las asanas de yoga que Heriza recomienda son:

- **Respiración energizante**. Exhala por completo a través de tu nariz. Inhala y contrae rápidamente tu abdomen, sacando el aire. Después inhala y exhala otra vez. Repite rápidamente siete u ocho veces más. Descansa un momento e inicia una segunda ronda. Repite tres veces. A medida que continúes con esta práctica, mejorará tu habilidad. *Kapalabhati* mejora tu digestión, elimina la flema, y ayuda a prevenir y tratar el asma y otras enfermedades respiratorias. Estimula la circulación y llena al cuerpo de energía rápidamente. También es de apoyo para el tratamiento de la depresión.

- **Respiración alternada con las fosas nasales**. Siéntate cómodamente y cruza las piernas. Cierra suavemente tu puño de la mano derecha. Saca tu dedo gordo y los dos últimos dedos de la mano. Relaja tu brazo derecho sobre tu pecho y cierra tu fosa nasal derecha con tu pulgar derecho. Lentamente exhala tanto aire como sea posible sin hacer esfuerzo en tu fosa nasal izquierda. Después inhala a través de tu fosa nasal izquierda y ciérrala con los últimos dos dedos de tu mano derecha. Exhala por tu fosa nasal derecha. Al inhalar, asegúrate de ensanchar tu estómago a su máxima capacidad para permitir la entrada de tanto aire como sea posible a tus pulmones. Al exhalar, vacía tus pulmones por completo. Alterna tu respiración unas veces más, siempre y cuando te sientas cómoda. Después haz una exhalación final a través de tu fosa nasal derecha y permite que tu respiración regrese a la normalidad. Siéntate un momento y observa el efecto calmante y de paz que esta práctica tiene en tu sistema.

- **Doblez completo hacia delante**. Acuéstate de espaldas. Estira tus brazos sobre tu cabeza. Si estás cómoda, entrelaza tus pulgares. Lentamente, levanta tus brazos, tu cabeza y tu pecho, hasta que quedes sentada en una posición erguida. Si esto te parece muy difícil, sólo siéntate cómodamente, y levanta los brazos sobre tu cabeza. Lentamente, dóblate hacia delante sobre tus piernas tanto como puedas y sigas cómoda. Toma tus piernas donde las alcances: tobillos, pantorrillas o muslos. Relaja tu cara entre tus rodillas, si puedes. De otra forma, relaja tu cabeza sobre tu pecho. Relájate en esta posición y respira por diez segundos. No dobles tus rodillas. Cuando abandones esta posición, entrelaza tus pulgares y estírate sobre tus piernas, después vuelve a una posición erguida. Pon las manos en tu regazo y acuéstate cómodamente en una posición supina. La postura del doblez completo hacia delante afecta de manera positiva al sistema nervioso parasimpático, ayuda a la circulación a través de las arterias coronarias, relaja el revestimiento de la pared arterial, que puede contribuir a reducir la placa. Al hacerlo, reduce el estrés que afecta a las adrenales.

- **Media langosta**. Acuéstate boca abajo con la barbilla sobre el piso. Mete los brazos por debajo de tu cuerpo, con las palmas hacia arriba bajo tus muslos. No dobles tus codos. Mantén los dedos de tus pies en punta. Levanta tu pierna derecha sin doblar la rodilla. Permite que tu peso recaiga en tu pecho y en tus brazos. Baja la pierna lentamente. Relájate. Haz lo mismo con la pierna izquierda. Voltea tu cabeza hacia un lado y descansa. Mantén los brazos en el mismo lugar y regresa tu barbilla al piso. Repite y haz la postura dos veces con cada pierna. Esta postura afecta la actividad de los nervios simpáticos al disminuirla. Ayuda a mejorar la función adrenal a estabilizar la presión arterial diastólica.

- **Reza**. Sin importar tu religión o creencias espirituales, una manera de manejar una situación estresante es mediante la oración. Rezar no necesariamente es una acción vinculada a lo religioso. Puede ser acampar y sentirse una con la naturaleza. No importa para qué rezas, a quién le rezas o dónde lo haces. Yo tengo mi propia manera de rezar. Mi familia y yo tenemos una casa para vacacionar que está a seis horas en auto (si no hay tránsito) de mi hogar en Los Angeles. Muchas veces manejo sin mi esposo y esquío sola. La gente me pregunta todo el tiempo por qué lo hago. Para mí, los pocos minutos que paso en el teleférico son mi momento de meditación y oración. Ahí encuentro la paz. A muchas personas les ayuda creer que tienen un poder superior en el cual se pueden apoyar cuando enfrentan tiempos difíciles. Hace poco tuve una paciente que me dijo que el único momento en que siente que su estrés desaparece es cuando asiste a la iglesia los domingos, por el sentido de comunidad que le da y la energía que absorbe al estar rodeada de una congregación llena de personas que le importaban y se preocupaban por ella. También me dijo que la reconfortaba poder entrar a una iglesia de su fe, a miles de kilómetros de su hogar, y aún sentir un respeto y objetivo en común por parte de la congregación, aunque pertenecieran a otros grupos étnicos y no hablaran el mismo idioma. Rezar es un calmante, me dijo, mientras que rezar con otros es energizante.

- **Confía en tus amigos de cuatro patas**. Tu gato o perro quizá no vengan a tu mente al pensar en un remedio para el estrés, pero los estudios han mostrado que las personas sentían menos estrés cuando estaban con sus mascotas que cuando estaban con un amigo cercano o ¡con la pareja! A menos que en verdad odies a los animales, es muy difícil permanecer de mal humor cuando juegas con tu mascota favorita. Claro, las mascotas implican responsabilidades para algunas personas esto puede significar más estrés en sus vidas. Sin embargo, para la mayoría de las personas los beneficios de tener una mascota superan los inconvenientes. Tener un amigo de cuatro patas puede reducir el estrés en tu vida y darte apoyo en los momentos difíciles, tal vez porque las mascotas no nos juzgan; sólo nos aman incondicionalmente.

Nadie tiene una vida libre de estrés, pero si sigues los tips de este capítulo, podrás enfrentar cualquier desafío que la vida te presente. Hay un desafío en la vida que por lo general no se toma en cuenta como un factor de estrés: mantener tu deseo sexual y tu energía. He notado que muchas mujeres se estresan con la sola mención de tener relaciones sexuales con sus parejas. Muchas mujeres consideran que, a medida que envejecen, el sexo deja de ser una prioridad. Esto en sí mismo se convierte en una fuente de estrés porque se preguntan si hay algo malo en ellas, y porque daña sus relaciones. Así, el sexo se trata más de estrés que de alivio. La libido parece desaparecer; la energía sexual, difícil de encontrar. Es no es inevitable. Hay una serie de pasos que puedes seguir para recuperar tu placer sexual y disfrutar de esa parte de tu vida una vez más, como lo descubrirás en el Capítulo 5 (tal vez el capítulo más popular del libro).

Capítulo 5

Paso 4 Recarga tu sexualidad al máximo

> Rachel es una hermosa mujer trabajadora de 38 años que ama mucho a su esposo, sin embargo, teme haber perdido la capacidad de excitarse y responder sexualmente: "Ahora que ya sé lo que me interesa y tengo la suficiente confianza para pedir lo que quiero en la cama, no tengo interés en el sexo", me confió. "Me deprimo mucho porque ahora que sé que la chispa sexual ha desaparecido, siento que lo único que nos mantiene juntos a mí y a mi esposo son nuestros hijos. Es difícil para mí salir de la cama en la mañana para otra cosa que no sea alimentar y vestir a mis niños. Estoy agotada. Siento que una parte de mi vida se acabó. ¿Qué anda mal en mí?"

Primero debo decir que no hay algo *seriamente mal* en ella. Desafortunadamente, ella representa a millones de mujeres que se sienten igual. Además, está enamorada de su esposo y aún lo encuentra atractivo, así que él no es el problema. Es sólo que la libido de ella se está quedando sin fuerza. Está sufriendo una crisis de energía sexual.

Muchas mujeres están casadas, estresadas y se sienten culpables o se deprimen por el distanciamiento sexual que sienten hacia su pareja. No tienen energía para llevar a cabo sus obligaciones cotidianas como cuidar a sus hijos, hacer su trabajo y hacer el quehacer del hogar. Para muchas, el sexo cae en esta última categoría.

Hay una cosa que siempre le digo a mis pacientes: ¿Quieres buena energía? Ten relaciones sexuales de calidad.

Sin embargo, tener relaciones sexuales de calidad no es tan sencillo como suena. Piensa en ello. Si eres como la mayoría de las mujeres de este país, tienes que cocinar, limpiar la casa y lavar la ropa. Si tienes hijos, tienes que llevarlos a todas sus actividades extraescolares y reuniones para jugar. Tienes que socializar con tus amigos, los de tu esposo (o novio), y los padres de los amigos de tus hijos. Sin mencionar que quizá tienes un carrera qué continuar desarrollando. Multitarea o no, no hay duda de que al final del día, estás exhausta y preferirías retomar un buen libro que la aventura amorosa con tu pareja.

No sabría decir el número de pacientes que me confiesan que tratan de buscar cualquier excusa para evitar la intimidad con sus esposos. Se mentalizan, pues saben que si sus esposos están despiertos cuando ellas lleguen a la cama van a querer tener relaciones sexuales. Ellas temen tanto eso, que se ocupan en lo que puedan encontrar para posponer su entrada a la recámara lo más posible.

"Amor, subo en un minuto, sólo tengo que preparar el lunch de los niños para mañana."

"Amor, subo en un minuto, sólo tengo que terminar de limpiar la cocina."

"Amor, subo en un minuto, sólo tengo que hacer estos cheques."

"Amor, subo en un minuto, sólo (llena este espacio con tu excusa favorita)."

La mayor parte de las veces las mujeres son felices cuando llegan a la recámara para encontrar a su esposo roncando. Seamos honestas, les alivia saber que no tienen que tener relaciones sexuales. Insisto, no porque no amen a sus esposos, sino porque no tienen energía al final del día.

Mujeres de todo el mundo vienen a verme para que les ayude a revitalizar su libido, hormonas y funcionamiento sexual. Algunos problemas sexuales pueden ser el resultado de problemas médicos (la mayoría hormonales), mientras que otros pueden estar relacionados con el estilo de vida (muchos quehaceres en muy poco tiempo). No importa cuál sea el problema, les digo lo que voy a decirte ahorita: es posible llenar de energía tu vida sexual, volver a encender tu libido y buscar la plenitud sexual.

La verdad es que no se sabe mucho sobre la razón por la que las mujeres pierden la libido. No hay mucha investigación en el tema. Sin embargo, de acuerdo con un artículo de 2009 en el *New York Times*, cerca del 30% de las mujeres entre los 20 y los 60 años atraviesan largos periodos en que sienten muy poco deseo sexual, o no les gustaría tener relaciones sexuales para nada.

Quizá ya leíste los capítulos previos y ya empezaste a recobrar tu energía al mejorar tus hábitos alimenticios y de sueño. Ha llegado el momento de revitalizar tu energía sexual. Al leer este capítulo, no sólo aprenderás cómo la medicina moderna puede ayudarte, sino cómo las filosofías y técnicas antiguas de Oriente pueden ayudarte a recuperar tu vida sexual. Vas a aprender cómo unos pocos cambios sencillos en tu estilo de vida te harán sentirte revitalizada y sexualmente saludable otra vez. Vas a descubrir cómo activar tus centros de placer (incluyendo tu cerebro, la zona erógena más importante del cuerpo) y, como resultado, tendrás más energía para tu relación amorosa.

Pero, si te sientes inspirada para encender tu vida sexual, hay siete sencillos pasos que puedes seguir en mi programa de dos semanas *Emergencia sexual*. Si quieres empezarlo de inmediato, ve a la página 159, y después regresa a leer el resto del capítulo. Te garantizo que estos tips te pondrán de humor para decir: "Amor, subo en un minuto, ¡y espero que tú también!"

El sexo y la estrella de rock

Perla Hudson ha estado por más de una década con su esposo y dice que su matrimonio y su vida sexual no podrían estar mejor. También dice que, como cualquier matrimonio, ella y su marido han tenido altas y bajas y a veces parecía que todo se venía abajo. Ella dice: "Cuando eso sucede, trabajas para mantener todo en pie".

Su matrimonio no es diferente a muchos otros, a pesar de que está casada con uno de los guitarristas de rock más famosos del mundo: Saul Hudson, mejor conocido como *Slash*, solista y exguitarrista principal de los *Guns N' Roses*.

Perla continúa: "El tiempo, el tiempo, el tiempo, es el tema recurrente en este matrimonio. Quedas atrapada con los niños, con tu carrera, tu casa y se convierten en prioridades más importantes que tu esposo. De pronto te das cuenta que estás atrapada en una rutina que no incluye relaciones sexuales. Siempre tenía las buenas intenciones de tener intimidad con mi marido, pero todo el tiempo nos interrumpían. Llamaban de mi oficina, mis hijos necesitaban atención. Finalmente decidí que si queríamos tener relaciones sexuales, teníamos que encontrar la manera de darnos tiempo para nosotros."

Ella no tiene que reservar una fecha en su calendario para salir con su esposo. A menudo, sin embargo, da un paso atrás y se da cuenta de que no ha tenido relaciones en un tiempo, y entonces reserva un cuarto de hotel para ella y *Slash*: "Ésa es la mejor parte. A menos de que se trate de una emergencia, nadie nos puede llamar mientras nos estamos reconectando y revitalizando."

Si escaparte a un hotel no es una posibilidad, Perla tiene su propio escondite en su casa. Ella ha convertido su recámara en un santuario sexual. Su cuarto, que tiene un techo de espejo sobre la cama, está fuera del alcance de los niños: "Tengo una cerca de barrotes de hierro que instalé en el corredor que lleva hacia mi recámara. Quería un espacio donde pudiera ser totalmente desinhibida, y donde mis pequeñas calabacitas no pudieran pasar a través de una puerta cerrada. Y la cerca logró el truco."

Perla también tiene un tubo de *stripper* en su recámara y baila muy seguido para su esposo: "No podía perder el sobrepeso después de que mis hijos nacieron; y aunque mi esposo aún estaba interesado, yo no me sentía sexy o sexual. Empecé a hacer *pole dancing* y no sólo perdí el peso, sino que me empecé a sentir sexy otra vez."

Perla tiene otro par de secretos para que su vida sexual no pierda el sabor. Usa ropa interior sexy, y no sólo para su esposo, sino para excitarse a ella misma ahora que se siente cómoda usando prendas seductoras. *Slash* lo agradece también. Pero su secreto más efectivo es fantasear, no con otros hombres, sino con lo que la atrajo a *Slash* en primer lugar: "Voy atrás en el espacio y el tiempo y regreso a ese lugar y a ese momento. Me pone de buen humor. Claro, lo principal que nos mantiene unidos después de todo este tiempo es que seguimos enamorados".

¿Por qué el sexo es bueno para tu salud?

En mi práctica profesional, veo mujeres que estarían felices de la vida si no volvieran a tener relaciones sexuales. Eso no quiere decir que no quieran relaciones o romance en sus vidas. Hay una diferencia entre el romance (que tiene más que ver con el cariño) y el sexo. ¿Las mujeres quieren romance en sus vidas? ¿Desean tener relaciones sexuales? No siempre.

Es totalmente normal que tu respuesta sexual cambie radicalmente en el curso de la vida, pues depende de los niveles hormonales, el estilo de vida, las condiciones de salud y el estrés. Es más, la culminación de la respuesta sexual y el orgasmo femenino, es un suceso emocional, físico y mental altamente complejo.

De hecho, los investigadores han encontrado que de 33 a 50% de las mujeres experimentan el orgasmo en muy pocas ocasiones y no están satisfechas con la frecuencia que los tienen. Además, de 10 a 15% de las mujeres norteamericanas *jamás* han tenido un orgasmo. Al tener relaciones sexuales, sólo 35% de las mujeres alcanza el clímax. Estas estadísticas dicen mucho del estado de la sexualidad de las mujeres actualmente.

He dedicado mi carrera a estudiar los efectos del metabolismo y las hormonas en las dimensiones emocionales y espirituales de la sexualidad femenina. Si no estás satisfecha con tu respuesta sexual, vas a encontrar varias estrategias en las siguientes páginas para empezar a mejorarla. Quizá no estés preocupada por tu falta de libido. Tal vez quieres aceptar que es parte de ser una madre ocupada que trabaja, o sólo una consecuencia del envejecimiento. ¡No caigas en esa trampa! No te rindas ni renuncies a ti misma, a tu placer y a tu salud, porque lo que probablemente no sabes es que, por varias razones, la actividad sexual de hecho es buena para ti. Veamos cuáles son las razones más importantes por las que debes beneficiarte de tener relaciones sexuales frecuentes y seguras.

Hay investigaciones muy persuasivas que señalan que la actividad sexual mejora la salud femenina y masculina. Debes tener relaciones sexuales tan seguido como sea posible, porque una vida sexual activa es una forma de asegurar tu salud. Esto es verdad también en el caso de la masturbación. ¿Por qué? Porque masturbarse hasta llegar al orgasmo te da muchos beneficios a la salud, como mencionaré más adelante. Aunque algunas personas quieren tener relaciones sexuales más que otras, sólo *tú* puedes definir cuál es la frecuencia adecuada para ti y tu relación (pero *cero* no debería ser una de tus opciones). Ésta es subjetiva y es importante recalcar que los profesionales de la salud definen como un matrimonio "sin sexo" el que tiene menos de diez incidentes sexuales en los doce meses pasados. Este nivel de frecuencia puede ser, sin embargo, el más satisfactorio para ti y tu pareja. Menos que eso, se debe poner a consideración. Aquí hay una lista de los beneficios a la salud y al bienestar de tener relaciones sexuales:

- **Tener relaciones sexuales quema calorías.** Hacer el amor es como hacer cualquier otro ejercicio en tanto que, entre más mantengas tu ritmo cardiaco más alto de lo normal (en reposo), más calorías vas a quemar. La actividad sexual, incluyendo la masturbación, ayuda a quemar calorías y grasa, de acuerdo con un estudio citado el la publicación Planned Parenthood en 2003, *The Health Benefits of Sexual Expression* (Paternidad planeada, "Los beneficios a la salud de la expresión sexual"). Disfrutar de relaciones sexuales seguras tres veces por semana o más puede quemar entre 200 a 600 calorías. Esto evitará que subas de peso, mejorará tu circulación, el flujo del oxígeno, y la liberación de las hormonas analgésicas naturales del cuerpo. Aunque la intensidad del esfuerzo sexual varía de un individuo a otro, las relaciones sexuales lentas y al propio ritmo es suficiente actividad para aumentar tu ritmo cardiaco más allá de lo normal, a causa de las hormonas que se liberan durante la excitación. Si mantienes la actividad sexual durante el año, el gasto calórico vinculado a tener relaciones sexuales tres veces por semana puede equivaler a caminar 120 kilómetros. Y hacer el amor es mucho más divertido que caminar ¿no es así?

- **Tener relaciones sexuales aumenta la oxigenación.** Los investigadores saben desde hace décadas que el sexo no sólo es beneficioso como una forma de ejercicio al aumentar tu ritmo cardiaco, puede mejorar el flujo sanguíneo y la respiración. El incremento en el ritmo de la circulación de la sangre corresponde a un mayor suministro de oxígeno a todo el cuerpo, lo que es vital para la salud óptima de los órganos y los tejidos. Más oxígeno en el cuerpo implica que estamos menos susceptibles a las bacterias y virus oportunistas, infecciones por parásitos, gripe y hasta el cáncer. Un beneficio adicional es que la actividad sexual provoca que tus vasos sanguíneos se dilaten y mandes más sangre más cerca de la superficie de tu piel. Al mismo tiempo, tu cuerpo bombea mucho oxígeno a tus células sanguíneas. Muchas mujeres, y algunos hombres, experimentan el llamando "rubor sexual" justo antes y durante el orgasmo. Resulta ser que entre más sangre y oxígeno tenga la piel, más atractiva es para los demás. Un estudio reciente que llevaron a cabo los investigadores de la Universidad de St. Andrews en Escocia, señala que los hombres consideraban más atractivas las fotos de aquellas mujeres que tenían un resplandor rosado en el rostro. De manera que quizá quieras considerar un poco de satisfacción a solas antes de dirigirte a esa cita prometedora. ¿Quién necesita maquillaje cuando puedes hacer que tu resplandor natural brille?

- **Tener relaciones sexuales mejora la salud cardiovascular.** La actividad sexual regular puede ayudarte a proteger tu corazón, de acuerdo con un estudio publicado en la revista de medicina *Psychosomatic Medicine*. Es más probable que las mujeres que no pueden tener orgasmos desarrollen enfermedades del corazón y sean víctimas de un infarto, que las mujeres orgásmicas. Si más mujeres hacen el amor más seguido, esto puede ser su potencial salvavidas y ciertamente prolongar su vida frente a la epidemia de enfermedades cardiacas en las mujeres, que azota a los Estados Unidos.

- **Tener relaciones sexuales estimula la inmunidad.** Los estudiantes universitarios de WilkesBarre College participaron en un estudio donde reportaban la frecuencia con que tenían relaciones sexuales. Aquellos estudiantes que tenían actividad sexual una o dos veces por semana presentaban el aumento de 30% de un anticuerpo llamado inmunoglobulina A elevado, lo que puede protegerte de la gripe y otras infecciones.

- **Tener relaciones sexuales alivia el estrés y la depresión.** La actividad sexual relaja los sistemas nervioso, respiratorio y circulatorio, de acuerdo con un estudio que llevó a cabo Roy J. Levin de la Universidad de Sheffield, Inglaterra. Levin reportó que las hormonas en el semen contienen sustancias que relajan a la mujer, una de las razones por las que mejora el estado de ánimo de una mujer cuando un hombre eyacula dentro de su vagina. Otro estudio encontró que los participantes que tenían relaciones sexuales manejaban mejor el estrés en muchas situaciones (incluyendo hablar en público y hacer aritmética verbal) que aquellos que no las tenían. En 2002 un estudio que llevó a cabo el psicólogo Gordon Gallup encontró que las mujeres cuyas parejas masculinas no usaban condón sufrían menos depresión que aquellas que sí usaban el condón. Por supuesto que no estoy a favor del sexo sin protección para curar la depresión. Sin embargo, si estás en una relación monógama a largo plazo, y ambos se han hecho análisis de enfermedades de transmisión sexual, quizá quieras experimentar sin preservativo, y ver si hace la diferencia. La teoría es que la prostaglandina, una hormona que se encuentra en el semen, se absorbe en el tracto genital femenino, modulando las hormonas femeninas. Sabemos también que el sexo libera endorfinas, que automáticamente mejoran nuestro ánimo y nos ayudan a mitigar el estrés.

- **Tener relaciones sexuales optimiza la fertilidad y ayuda a mantener la juventud genital.** También se ha reportado que los depósitos regulares de fluido seminal en la vagina aumenta la probabilidad de que una mujer ovule regularmente, optimizando su fertilidad. En las mujeres posmenopáusicas, el semen ayuda a contrarrestar la atrofia vaginal, una condición que se caracteriza por la sequedad y el encogimiento del revestimiento vaginal, que puede provocar molestia y dolor durante las relaciones sexuales.

- **Tener relaciones sexuales alivia los cólicos menstruales.** Como seguramente sabes por experiencia personal, el sexo puede ayudar a aliviar los cólicos menstruales. Esto se ha documentado en varios estudios y en la publicación *Planned Parenthood* en 2003. Esta publicación también reportó que el orgasmo causa una oleada de oxitocina, la hormona calmante (un químico natural del cuerpo que surge antes y durante el clímax) y las hormonas del bienestar, como las endorfinas, que pueden actuar como un sedante. Citan un estudio en que se encontró que 32% de las 1,866 mujeres norteamericanas que se masturbaron en los tres meses anteriores, pudieron dormir mejor. Otro estudio reportó que 9% de las 1,900 mujeres norteamericanas que se masturbaron en los tres meses anteriores, reportaron que su motivación era que aliviaba sus cólicos menstruales.

- La actividad sexual puede prevenir la endometriosis. Un estudio avanzado que se llevó a cabo en la Escuela de Medicina de Yale of sugiere que la actividad sexual puede prevenir la endometriosis, un padecimiento doloroso que afecta a aproximadamente diez millones de mujeres en Estados Unidos y a menudo provoca la infertilidad. El endometrio es el revestimiento uterino y por lo común sólo crece en el útero, y sale del cuerpo cada mes durante la menstruación. En la endometriosis, el tejido del endometrio crece en las trompas de Falopio, los ovarios y otras partes de la pelvis y, en casos raros, fuera de la pelvis. La endometriosis, por lo general, afecta a mujeres sin hijos o aquellas que tienen hijos cuando son mayores. Las investigaciones recientes también indican que las mujeres con ciclos menstruales más cortos y periodos más largos también tienen un riesgo mayor de padecerla. De acuerdo con el estudio de Yale, las mujeres que tenían relaciones sexuales en su periodo menstrual tenían probabilidad menor de desarrollar endometriosis (*una y media veces menos*) que las mujeres que nunca habían hecho el amor durante sus periodos. Tener relaciones sexuales en tu periodo puede tener un impacto positivo en tu fertilidad al reducir la probabilidad de que desarrolles endometriosis. Los investigadores también encontraron que *el orgasmo durante la menstruación disminuye el riesgo de desarrollar endometriosis*. Ésta es información clave porque se cree que el taponamiento del flujo menstrual en la cavidad pélvica es decisivo en el desarrollo de la endometriosis. Es posible que las contracciones en el útero durante la actividad sexual, y especialmente el orgasmo, pueda ayudar a expulsar la materia menstrual fuera del útero.

Las fabulosas feromonas de la atracción

Muchas personas dicen que la química es lo que atrae a dos personas. En África, dicen que algunos animales tienen feromonas (señales químicas que activan una respuesta natural en otro integrante de la misma especie) que se emiten durante la temporada de apareamiento. La pregunta sigue abierta ¿los humanos emiten feromonas o no? Aunque a veces parece que es la única explicación del cómo y el porqué algunas personas eligen a sus parejas sexuales o maritales. En Occidente, las mujeres a menudo van tras parejas potenciales que tienen poder y dinero. Lo mismo sucede en la naturaleza, las hembras se dirigen a los machos más poderosos. Si estás buscando el secreto de la atracción sexual, quizá sólo se trate de creer en las feromonas ¡y quizá tengas una agradable sorpresa!

El sexo y las hormonas truculentas

Las endorfinas que se secretan en el cerebro y a lo largo de todo el cuerpo, son similares en su estructura a la morfina. Las endorfinas son la droga maravilla de nuestro cuerpo. Sin embargo, al contrario de la morfina (y los antidepresivos), las endorfinas te proporcionan beneficios gratuitos que mejoran tu salud sin los efectos secundarios.

Las endorfinas se liberan durante el orgasmo y pueden aliviar el dolor en varios grados. La oxitocina tiene un papel similar. De acuerdo con un estudio llevado a cabo por la sexóloga Beverly Whipple, profesora emérita de la Universidad de Rutgers, cuando las mujeres se masturban y llegan al orgasmo "el umbral de la tolerancia al dolor y el umbral de la detección de dolor aumentó en 74.6 y 106.7%, respectivamente", según lo midió un dispositivo sensorial diseñado para reportar la presión *vs.* el placer. Con estos resultados motivantes en mente, trata de darte placer sexual a ti misma la próxima vez que tengas un dolor de cabeza, en vez de desconectarte. Podrías terminar sintiéndote muy bien y sin dolor.

Las endorfinas bloquean las señales de dolor que llegan al sistema nervioso y por ello son muy importantes para mantener una salud óptima. Estas sustancias producen sensaciones físicas de bienestar que se traducen en estados emocionales y mentales positivos. Al estimular la liberación de endorfinas de manera consciente (al masturbarte o al hacer que alguien estimule tus puntos favoritos, como un beso suave en el cuello o detrás del oído, por ejemplo) te da literalmente el poder de activarte cuando tú lo desees. Además de reducir el estrés y la ansiedad, y mejorar la inmunidad de tu cuerpo y su capacidad de luchar contra las enfermedades, liberar tus endorfinas puede ayudar a aumentar tu energía sexual y libido.

Las hormonas de bienestar pueden activar tu energía en general, así como un sentido de bienestar que puede durar varias horas después de haberlas estimulado.

Desafortunadamente, no siempre podemos confiar sólo en las endorfinas para recobrar el sentimiento de amar. Cuando los hombre tienen un *problema* sexual, es muy obvio. No pueden tener una erección, o no pueden continuar, o lo hacen a medias, pero no como ellos quisieran. Pero la excitación sexual de las mujeres es un tema mucho más complejo, y en muchos sentidos más sutil. Hay muchas teorías con relación a la manera en que funciona la libido de la mujer. Hay muchas teorías vinculadas a las hormonas, la química cerebral, como la serotonina y las endorfinas, los estímulos externos, y las competencias de la pareja sexual. No hay un acuerdo, ni entre los especialistas en el ámbito de la sexualidad humana, sobre qué es lo normal sentir, para una mujer, en términos de deseo sexual o falta de éste.

Por suerte, esto está empezando a cambiar, pues las mujeres cada vez tienen más la voluntad de asumir que la disminución de su libido se ha convertido en un problema en sus relaciones. En los años anteriores, las mujeres estaban reacias, en gran medida por los tabúes sociales, a hablar de cuestiones sexuales. Mi madre no lo hizo (al menos conmigo). Te limitabas a hacer tus "deberes como esposa" y no hablabas de tu satisfacción. De cierta manera, las mujeres le agradecen al Viagra haber empezado la conversación de este tema. Cuando la disfunción eréctil salió de clóset, por decirlo de alguna forma, las mujeres también empezaron a hablar de sus problemas. De hecho, muchas pacientes vienen a verme porque están buscando la manera de seguirle el ritmo a su pareja, que ahora usa Viagra y quiere tener más actividad sexual que la que habían tenido por años. Ahora, no hay un fármaco equivalente para las mujeres. Algunas pacientes han probado el Viagra de sus esposos, sin éxito. Por supuesto que yo no te lo recomendaría. Pero hay otras maneras para que las mujeres de todas las edades traten sus problemas hormonales, que pueden estar retardando o deteniendo su respuesta sexual.

El directorio de las hormonas sexuales

Como hablamos antes en este libro, se pueden desarrollar problemas cuando las hormonas no están en equilibrio. Cuando nuestras hormonas sexuales están en desequilibrio, esta situación puede causar problemas sexuales. Aunque es verdad que muchos cambios hormonales son básicamente el resultado del proceso de envejecimiento, muchas mujeres de todas las edades padecen desequilibrios hormonales. Si tus hormonas sexuales están en desequilibrio, es probable que estés cansada todo el tiempo, que estés irritada y triste, que aumentes de peso (lo que te cansará, irritará y entristecerá más).

Las tres hormonas sexuales principales son:

- **Estrógeno**. Es la hormona sexual femenina que producen los ovarios, la glándula adrenal y, en pequeñas cantidades, la grasa corporal. El estrógeno ayuda a retener el calcio de los huesos, regula el equilibrio del colesterol HDL y LDL en el torrente sanguíneo, y ayuda a mantener el nivel de azúcar en la sangre, las funciones de la memoria y el equilibrio emocional, sólo por mencionar algunos beneficios.
- **Progesterona**. Es una hormona sexual femenina, que se produce en grandes cantidades durante y después de la ovulación, y prepara al útero para la implantación de un huevo fertilizado. También ayuda a reducir la grasa corporal, contribuye a la relajación y a la disminución de la ansiedad, y estimula en crecimiento del cabello.
- **Testosterona**. Es la hormona sexual masculina principal y también se produce en cantidades menores en los cuerpos de las mujeres, en gran medida por los ovarios y las glándulas adrenales. Tiene un papel importante en la salud y el bienestar de los hombres y de las mujeres. La testosterona afecta la libido, el estado de ánimo, la energía y la grasa corporal, y nos protege contra la osteoporosis.

Cuando el estrógeno, la progesterona y la testosterona están haciendo su trabajo, funcionan bien juntas. Las regula un complejo sistema que involucra al hipotálamo, la glándula pituitaria y la glándula adrenal. El estrés, la nutrición y el ejercicio afectan a este sistema, que a su vez afecta tu equilibrio hormonal (ve el Capítulo 9 que trata sobre los análisis, su quieres saber cómo puedes determinar si tienes un desequilibrio hormonal).

Probablemente la hormona más incomprendida sea la testosterona. Pocas de mis pacientes entienden el papel decisivo que la testosterona tiene en sus vidas y amores. La testosterona es de vital importancia, pues funciona como una sustancia clave que influye en el deseo sexual de las mujeres.

Hace poco, Dolores, una paciente de 70 años, me confió que ella y su marido habían empezado a dormir en cuartos separados. Él había subido 13 kilos y empezado a roncar, lo que la mantenía despierta en la noche. Muchas pacientes de esa edad prefieren dormir en recámaras separadas, como un antídoto a las noches sin dormir, a causa de los ronquidos de su marido o porque dan demasiadas vueltas en la cama al dormir (las mujeres tienen un sueño notoriamente más ligero que los hombres). Esto puede sonar a una buena noche de descanso, pero los estudios muestran que cuando las parejas duermen separadas, la incidencia de divorcio aumenta. Dolores no estaba complacida con esta opción. Me dijo que ya no tenía mucha vida sexual, pero al menos dormía lo necesario. Su problema no era de falta de libido, sino la incapacidad de tener un orgasmo. Ella *en realidad* disfrutaba las relaciones sexuales, pero tenía dificultades para llegar al clímax

Cuando empecé a ejercer la medicina era extraño, por decir lo menos, que una mujer mayor siquiera pronunciara la palabra *sexo*. Actualmente, muchas mujeres mayores quieren hablar sobre sus problemas en la cama. Dolores estaba en un tratamiento de estrógeno, por lo que la sequedad vaginal (un problema que enfrentan muchas mujeres mayores) no le afectaba. Su esposo estaba tomando Viagra felizmente y ella quería tener la vida sexual activa que ambos tenían cuando eran más jóvenes.

Le receté a Dolores una crema tópica de testosterona bioidéntica. También le recomendé *Wellbutrin* (bupropión, un antidepresivo que aumenta los orgasmos en las mujeres). Después de un mes, Dolores fue a mi oficina y me dijo que su vida sexual era mejor que en los últimos veinte años. No podía creer que una vez más se sentía sexy. Su esposo me envió flores. Después de un tiempo, convenció a su esposo de que bajara de peso, él dejó de roncar y volvieron a compartir la misma recámara.

Los estudios señalan que la testosterona se puede considerar uno de los antidepresivos naturales más poderosos del mercado. Un estudio reciente reportó que seis mil mujeres que habían estado tomando Prozac para tratar la depresión pudieron dejar ese fármaco después de usar un parche de testosterona. Los suplementos de testosterona son una opción maravillosa, pues está comprobado que estimula la libido al hacer que la mujer piense, se sienta y actúe de una manera más sexy.

Las mujeres que se encuentran en su veintena o treintena por lo general tienen niveles saludables de testosterona que estimulan la libido. Sin embargo, el estés, una dieta pobre, entre otros factores, pueden disminuir los niveles de testosterona a medida que las mujeres envejecen, particularmente al final de la treintena, cuando hay cambios hormonales.

Gran parte de las mujeres mayores de 35 años tienen escasa o nula testosterona libre, la hormona que tiene una importancia vital en la estimulación y la excitación sexual y el bienestar. Esto puede dar cuenta de la crisis en la energía sexual que tienen muchas mujeres a la mitad y hacia el final de su treintena. Los síntomas más comunes que indican un bajo nivel de testosterona en las mujeres son: baja energía en general, depresión, aumento de peso, un sentimiento de estar cansada todo el tiempo o de que te agobias fácilmente. Otras señales puede ser poca claridad mental, dificultad para concentrarte, sentirte demasiado estresada como para tener relaciones sexuales, problemas del síndrome premenstrual como la inflamación, los dolores de cabeza, la fatiga, los cambios en el estado de ánimo, los cambios en la piel, las palpitaciones cardiacas, la falta de aliento, los síntomas de la premenopausia o postmenopausia como el aumento de peso (especialmente en la sección media del abdomen), cambios en el estado de ánimo e insomnio. Recuerda que es normal tener un nivel anormal de testosterona a medida que envejeces.

Testosterona total *vs.* testosterona libre

¿Tienes algún síntoma de baja testosterona de los que mencioné antes? Si es así, puedes ir con tu doctor para que te haga unos análisis de testosterona. Lo más probable es que tus estudios muestren tus niveles de testosterona totales. Hasta las mujeres de 70 años o más tienen niveles normales de testosterona total. El nivel que en realidad es de interés es el de testosterona libre. En el caso de las mujeres, sólo de 1 a 3% de la testosterona total está hecha de testosterona libre; el resto está unido a las proteínas de la sangre. Sólo la testosterona libre o la que no está unida a las proteínas, que es la hormonalmente activa, es capaz de interactuar con los receptores hormonales celulares.

Antes de prescribir un régimen de testosterona, siempre hago los análisis correspondientes a mi paciente, para asegurarme de que es candidata para el tratamiento y que no hay factores de riesgo (las mujeres en edad reproductiva no deberían tomar testosterona.Más adelante hablaremos más acerca de los suplementos adecuados para las mujeres que aún están considerando tener hijos). Después, las monitoreo por un tiempo después de haber iniciado el tratamiento.

El tratamiento de testosterona no sólo aumenta la libido y facilita el clímax, sino que contribuye a convertir la grasa en músculo, un hecho que la mayoría de las mujeres agradecen. Los estudios han demostrado que la testosterona transcutánea (que se aplica directamente sobre la piel) puede reducir la necesidad de la terapia de reemplazo hormonal de estrógenos en las mujeres que padecen de bochornos y sudoración nocturna.

La testosterona se puede administrar como crema (es una de las sustancias que más prescribo en mi práctica médica), aunque algunas mujeres prefieran otras presentaciones como las tabletas, las inyecciones, los implantes, las gotas sublinguales, y las pastillas, por nombrar algunas. Muchas de mis pacientes me dicen que la testosterona les da más energía para trabajar, para estar con su familia y hacer ejercicio. Además de hacer más productivas a las mujeres, la testosterona aumenta la energía física y sexual, contribuye a la pérdida de peso, a aumentar la autoestima, y mejorar la calidad de vida en general.

De los archivos de la Dra. Eva

Linda es una atractiva mujer de 49 años que hace tres años tuvo la menopausia. Ella ha estado divorciada durante 20 años. Cuando vino a verme con síntomas de letargia persistente y una sensación general de estar "fuera de la jugada", le pregunté acerca de su vida amorosa.

—¿Vida amorosa? —me preguntó—. —No he tenido relaciones sexuales en 20 años"—.

Después de hacerle unos análisis encontré que sus niveles de testosterona eran bastante bajos, y le prescribí una dosis baja de esta hormona. Unas semanas después, recibí una llamada suya por la mañana. Estaba en Rusia, había conocido a un hombre y habían tenido relaciones sexuales. También tenía un tremendo dolor de cabeza. Le aseguré que era el resultado de la explosión repentina de energía y hormonas en su cuerpo, y le pedí que se relajara y disfrutara la experiencia. Cuando regresó de su viaje y fue a consulta, le pregunté si quería suspender el tratamiento de testosterona: "Claro que no", me dijo. "Me estoy divirtiendo demasiado. Siempre puedo tomar una aspirina si me duele la cabeza.

Los suplementos de testosterona pueden tener efectos secundarios. La testosterona puede producir acné, piel grasa, exceso del vello corporal y otros efectos masculinizantes. Sin embargo, esto le sucede a menos del 2 por ciento de las personas que la toman. Esto por lo general se puede contrarrestar al cambiar la dosis de testosterona. Hasta el momento, ningún estudio la ha asociado con el cáncer de mama o con los infartos.

No hay una solución única para la pérdida de la libido. Las mujeres que deseen probar la terapia con testosterona pueden pasar por un periodo de prueba y error con su médico, para así encontrar la dosis y la presentación que sea mejor para ellas.

¿A quién deberías consultar?

Si te estás enfrentando a la pérdida de la libido, por lo general recomiendo que vayas con un edocrinólogo más que con un ginecólogo o médico general. Un médico general a menudo no ofrece los análisis de laboratorio a profundidad que son necesarios, ni sabe cómo interpretar los resultados de forma adecuada. Los ginecólogos, que pueden estar mejor informados acerca de las hormonas, por lo común no tienen el mismo nivel de conocimientos sobre ellas que un endocrinólogo. Cuando elijas a un endocrinólogo, debes hacer tu tarea e investigar bien, porque hay muchas subespecialidades en el ramo.

Algunos endocrinólogos sólo tratan con problemas de la tiroides, otros sólo con la diabetes o los tumores pituitarios. Si estás buscando ayuda en relación con problemas específicos, llama al consultorio del doctor y pregunta a la secretaria qué tanto de su práctica profesional está vinculada a tratar padecimientos como el tuyo. También, puedes preguntar a tus amigos si te pueden recomendar a alguien, pues estas cuestiones de salud son prevalentes en nuestra sociedad y alguien que conoces seguramente ya ha investigado varias opciones. Siempre investiga por tu parte (y no sólo en línea). Pregunta cuál es la verdadera formación y entrenamiento del doctor (debes estar segura de que, por ejemplo, el doctor no es un anestesiólogo que decidió experimentar con la terapia de reemplazo hormonal). Aunque algunos doctores pueden estar certificados para ejercer la medicina antienvejecimiento a través de organizaciones como el Comité Norteamericano de Medicina Holística, y algunos pocos más puedan ser brillantes en lo que hacen, la Asociación Médica

Norteamericana o el Consejo Norteamericano de Especialidades Médicas aún no reconoce a ninguna especialidad certificada en antienvejecimiento.

Las hormonas y la píldora

Cuando mis pacientes vienen a pedirme ayuda por su baja o nula libido, la primera pregunta que les hago es si están tomando pastillas anticonceptivas y, si es el caso, cuáles toman. Esto es porque actualmente muy pocas mujeres se dan cuenta de cómo las píldoras anticonceptivas pueden estar debilitando tu energía y enfriando su vida sexual.

La mayoría de los tratamientos anticonceptivos traen de 21 a 24 píldoras activas y de 4 a 7 que funcionan como placebo. Las píldoras activas están hechas de una combinación de estrógeno y progestina (hay una "mini píldora" que contiene sólo progesterona, y está diseñada para las mujeres que están lactando o que tienen contraindicado tomar estrógeno). Básicamente, actualmente hay tres tipos de combinaciones en las píldoras anticonceptivas disponibles:

- Monofásica: estas píldoras contienen cantidades iguales de estrógeno y progestina en cada píldora.
- Bifásica: estas píldoras contienen dos niveles diferentes de estrógeno y progestina.
- Trifásica: estas píldoras contienen tres concentraciones diferentes de estrógenos y progestina que varía a lo largo del ciclo menstrual.

Una adición relativamente nueva a la familia de las píldoras anticonceptivas es la píldora de ciclo extendido. Esta también es una píldora combinada que contiene tanto estrógeno como progestina. Sin embargo, tomas está píldora por periodos de tiempo más largos, lo que significa que tienes tu periodo una vez cada tres o cuatro meses.

Aunque la píldora en sí misma no contiene testosterona, hay investigaciones convincentes que señalan que las mujeres que toman píldoras anticonceptivas orales pueden desarrollar problemas de salud sexual a largo plazo, pues sus cuerpos están llenos de pequeñas cantidades de testosterona libre, lo que puede causar consecuencias negativas en la salud sexual, metabólica y mental de las mujeres, incluyendo la pérdida de la libido.

Dicho de otro modo, la píldora anticonceptiva aumenta el número de las globulinas fijadoras de las hormonas sexuales, que se unen a la testosterona más fácilmente, y dejan menos testosterona libre en circulación por el cuerpo, lo que disminuye nuestro deseo sexual.

Cuando la píldora anticonceptiva salió al mercado por primera vez, a principios de la década de 1960, creó una revolución sexual. Podíamos tener relaciones sexuales sin preocuparnos de quedar embarazadas. Podíamos hacer el amor cuando quisiéramos. Para lo que no estábamos preparadas era para que, ya que podíamos tener relaciones fuera del matrimonio, no las quisiéramos. Nadie hablaba de que la elevación crónica de globulina fijadora de las hormonas sexuales (SHBG por sus siglas en inglés), que causa el consumo de la píldora, pudiera disminuir el deseo y la excitación sexual y la lubricación, además de aumentar el dolor al tener relaciones sexuales. Aún actualmente, casi no se habla de esto. Cuando vas a ver a tu ginecólogo para que te recomiende la píldora, nunca lo escuchas decir: "Por cierto, tomar esta píldora puede causar la pérdida de la libido". Si se habla de ello, casi siempre es después de que sucede. El escenario suele ser como éste:

> **Paciente:** Dejé de tomar la píldora anticonceptiva.
> **Doctor:** ¿Por qué?
> **Paciente:** Mi novio terminó conmigo. Pensó que ya no lo amaba porque había perdido el interés en él; sucedió poco después de que empezara a tomar la píldora. ¿Puede estar relacionado?
> **Doctor:** Es una posibilidad.
> **Paciente:** ¡Bueno, me hubiera gustado que me lo dijera en primer lugar! Él era el amor de mi vida. Ahora lo único que hago es compadecerme y comer chatarra todo el día. Perdí mi trabajo porque estaba muy deprimida, y desarrollé un terrible acné por todo el estrés, de manera que ahora nadie quiere salir conmigo.

No me malinterpretes. Soy una defensora de la píldora en tanto que le permite a la mujer tener relaciones sexuales espontáneas con su pareja sin el riesgo de un embarazo no deseado. Sin embargo, como doctora, platico con mis pacientes sobre los tipos de píldoras de control natal disponibles en el mercado actualmente, y cuál puede ser la mejor opción para ellas. Elegir la píldora apropiada y monitorear de cerca las reacciones de la mujer, es de vital importancia para mantener la salud emocional, sexual y física en el mejor estado posible. Los efectos secundarios pueden incluir aumento de peso, irritabilidad emocional, caída del cabello, acné, reflujo gástrico, estreñimiento y disminución de la pulsión sexual. Si padeces el efecto adverso de una disminución de la libido, debes por lo menos saber que la causa es la píldora y no necesariamente tu relación de pareja.

Sin embargo, un estudio que llevó a cabo la Universidad Estatal de San Francisco en 1996, encontró que el tipo de píldora que tomes puede hacer la diferencia. Los investigadores descubrieron que las mujeres que tomaban anticonceptivos trifásicos tenían un mayor impulso sexual, más fantasías sexuales y estaban más excitadas durante el sexo que aquellas que estaban en otros tratamientos de control natal. Los investigadores no estaban seguros con exactitud por qué las píldoras trifásicas tienen este efecto; puede estar vinculado al hecho de que contienen una cantidad más baja de progestina que otras píldoras combinadas. Ahora hay muchas opciones para las mujeres, y puedes intentar con más de una hasta que encuentres la que es adecuada para ti.

Dicho lo anterior, por lo general recomiendo la píldora monofásica por muchas razones: proporciona la misma cantidad de hormonas a lo largo del ciclo, lo que significa que tienes menos cambios de estado de ánimo; las mujeres sangran por un máximo de cuatro días al mes, lo que es un beneficio en la calidad de vida; también causan un menor aumento en el peso que los otros tipos de píldoras. Las píldoras monofásicas no afectan a la globulina fijadora de las hormonas sexuales (SBG) tanto como las demás, lo que significa que tiene un potencial de unión mejor con la testosterona; en otras palabras, una puede mantener su deseo sexual cuando toma la píldora anticonceptiva monofásica.

¿Mi antiácido está afectando mi impulso sexual?

Las píldoras anticonceptivas no son los únicos fármacos que pueden causar la pérdida de la libido. Muchos medicamentos de prescripción pueden tener el mismos efecto, incluyendo los que tratan la hipertensión, las convulsiones, los beta bloqueantes, el Prozac y el Paxil. Los medicamentos de venta libre, como los antiácidos y los antihistamínicos, pueden provocar que digas: "Lo siento, esta noche no, amor". Los antiácidos neutralizan la producción de ácido en tu sistema digestivo; y el ácido en realidad es necesario para la absorción de ciertos nutrientes que se requieren para producir hormonas. Los antihistamínicos pueden hacerte sentir cansada, y pueden adormecer los receptores que funcionan para estimular a tu organismo. De manera que si de pronto te sientes desinteresada y no sabes por qué, ve con tu doctor. Puede ser ese nuevo medicamento el que te esté provocando dolores de cabeza, en sentido literal y figurado.

El sexo, la energía y la menopausia

La mayoría de las mujeres le temen a la menopausia. Pueden tener síntomas por lo menos diez años antes de que la menopausia empiece, lo que se conoce como premenopausia. Tanto la premenopausia como la menopausia son etapas en un largo proceso llamado climaterio, que puede comenzar en las mujeres de los 35 a los 60 años.

Personalmente, veo la menopausia y los síntomas asociados como un mensaje que nuestro cuerpo nos da para prepararnos para la próxima etapa de nuestras vidas. Eso no significa que te vas a dejar vencer sin luchar. Creo que debemos reponer lo que vamos perdiendo. Las hormonas no sirven sólo para tratar los malestares o los bochornos. Son nuestra defensa más poderosa contra el envejecimiento.

Debes tener en mente que la mayoría de las mujeres tiene muy poca testosterona para cuando llegan a los 35 años. De manera que, cuando llega el momento de la menopausia, puedes no tener energía para tener relaciones sexuales, aunque así lo desees. La mayoría de las mujeres que se encuentran en la menopausia vienen a consulta porque están exhaustas. En ese momento es cuando recomiendo, después de hacer un análisis de los niveles hormonales reales, la terapia de reemplazo hormonal con hormonas bioidénticas. Las hormonas bioidénticas son compuestos que se derivan naturalmente de productos herbolarios, y tienen la misma estructura química y molecular que las hormonas que produce el cuerpo humano. En el capítulo 8, voy a hablar más a detalle sobre el tema de la menopausia, la terapia de reemplazo hormonal tradicional y con hormonas bioidénticas. Sólo quiero asegurarte desde ahora que los bochornos y la sudoración nocturna son problemas temporales. La pérdida de la libido y la falta de energía pueden ser temporales también, con la ayuda del tratamiento adecuado.

En sus marcas, listas, ¡fuera!

Una vez que chequeaste tus hormonas y quizá recibiste el tratamiento que necesitas, el siguiente paso es mantener la intimidad, el juego y el romance que tenías cuando tú y tu pareja estuvieron juntos por primera vez. La naturaleza de tu relación cambia con los años, y la familiaridad y la complacencia pueden entrar en sus vidas, y sustituir la emoción del principio. Eso es de esperarse y asumirse. Sin embargo, no significa que te limites a decir: "Bueno", y darte por vencida. Hay muchas cosas que puedes hacer para hacer que tu vida amorosa siga siendo gratificante y energética. He aquí algunas:

Habla de ello. La mayoría de las mujeres que no tienen una vida sexual satisfactoria se sienten que el suyo es un caso aislado. Sienten que todos los demás tienen las mejores relaciones sexuales, y ellas son las únicas que no. La verdad es que millones de mujeres están en la misma situación. Puede ser una buena idea hablar con tus amigas y preguntarles cómo se sienten con su vida sexual. Si puedes hacerlo con un poco de sentido del humor, y un vaso de vino o dos, te va a sorprender descubrir que ellas se sienten igual que tú. O, si se sienten de otra forma, pueden darte algunas ideas para darle sabor a tu vida amorosa.

Si no te sientes cómoda con eso, busca a un terapeuta con quien puedas hablar. Muchas personas se ponen nerviosas cuando van al doctor. Esto es comprensible, a nadie le gusta sentirse enfermo o preguntarse si tienen una enfermedad seria que va a poner de cabeza su vida. Permíteme dar un ejemplo. Iris había sido mi paciente por muchos años. Yo sabía que, salvo unos desequilibrios hormonales menores, ella estaba bien. Me preocupé cuando vino a una consulta de rutina y seguimiento y la vi pálida, temblorosa e incapaz de mirarme a los ojos. Me tomó un rato de persuasión cuidadosa, pero finalmente logré que me dijera qué andaba mal. Resultó que Iris y su esposo, con el que ya tenía diez años de casada, estaban teniendo problemas en la cama. De manera más y más frecuente, se encontraba demasiado cansada; y él no siempre podría tener una erección. La peor parte era que Iris estaba segura de que ella no era lo suficientemente deseable para mantenerlo interesado o, aún peor, que estaba viendo a otra mujer. Ella sentía que no podía hablar con sus amigas porque todas se veían muy seguras de sus relaciones de pareja (bueno, una de sus amigas se estaba divorciando, pero eso no podría estar vinculado a cuestiones sexuales. Su amiga era hermosa, después de todo). Entonces, avergonzada como estaba, Iris vino a verme para que le dijera qué andaba mal.

Le aseguré que no había nada anormal con su situación, que podíamos analizar sus niveles hormonales para asegurarnos de que nada se había desequilibrado en su sistema (o de ser el caso, lo arreglaríamos) y, lo más importante de todo, le agradecí que me hablara del tema. No hay razón para que Iris, o quien sea, sufra en silencio acerca de un problema que tiene un gran impacto en la calidad de vida. Para hacer de esta larga historia una pequeña, al final ella tuvo el buen sentido de hablar de la situación con su esposo (pero esa historia es para el siguiente libro), y él quedó agradecido de que ella lo persuadiera para ir al doctor a revisarse. Su matrimonio es más fuerte y sexy que nunca antes. Verás, no siempre es la mujer la del problema. Al motivar la conversación abierta en relación con las cuestiones de alcoba, la mayoría de los problemas se resuelven.

No te avergüences por hablar con tu doctor acerca de tus inquietudes. Ten en mente que probablemente tu doctor ya ha tenido esta conversación con docenas o hasta cientos de pacientes. Esta información es confidencial; no es un chisme que se propaga por todos lados, o un motivo de plática en el consultorio, una vez que te has ido. Tú ya tienes una relación *íntima* con tu doctor, él o ella ya te ha visto desnuda, y si el doctor te hizo el papanicolau o un examen rectal, ¿cuánta más intimidad puede haber? Un buen doctor te hará sentir lo suficientemente cómoda para hablar de lo que sea. Si ese doctor es incapaz de ayudarte, al menos puede referirte con el especialista adecuado. No te tienes que sentir avergonzada o culpable. Esta situación es muy común.

Quizá no te des cuenta de que tu pareja probablemente se siente de la misma manera. Hablen de ello. Compartan sus inquietudes. Tal vez juntos pueden idear maneras para mejorar su situación como el programa de dos semanas que viene al final del capítulo.

Da a tu amado un masaje. No tienes que ser una masajista profesional para hacer sentir bien a alguien más. Un masaje de espalda y hombros puede ser muy sensual. Si a tu pareja le gustan los masajes, puede ser una excelente manera de empezar una noche romántica. Ésta es una buena oportunidad de descubrir (o redescubrir) dónde y de qué manera le gusta a tu pareja que lo toques. A algunas personas les gusta el tacto suave, mientras que a otras les agrada el masaje profundo. Por lo común es más fácil empezar con tu pareja acostado boca abajo en la cama, mientras tú le das un masaje en el cuello y los hombros, donde la mayoría de la gente guarda mucha tensión. Si descubres un punto donde le gusta recibir masaje, existe la posibilidad de que también le guste que lo beses ahí. Prueba los aceites de masaje, muchos de los cuales son comestibles. También puedes poner música calmante de fondo. Otra opción es sentarte atrás de tu amante en la tina de baño y darle el masaje ahí. El agua cliente puede agregar sensaciones súper sensuales. Claro, tu pareja puede devolverte el favor de inmediato, o prometerte que al otro día por la noche será tu turno.

Prueba la acupuntura. Dentro de la acupuntura, la disminución de la libido se ve como un desequilibrio en el *chi* dentro de los sistemas de los órganos, especialmente los del hígado y el corazón. Según la Clínica Mayo, el 40 por ciento de las mujeres se quejan de la pérdida del deseo sexual en algún punto de sus vidas. Muchos de los problemas de la libido en las mujeres son el resultado de desequilibrios hormonales, y está comprobado que la acupuntura es un tratamiento efectivo para esta condición. La acupuntura ayuda a tratar varios problemas sexuales en hombres y mujeres. También se ha usado para aliviar los bochornos y otros síntomas de la menopausia.

Por lo común, recomiendo la acupuntura a las mujeres que no tienen un desequilibrio hormonal obvio o para quienes la terapia hormonal es inadecuada. Lo más frecuente es que vayan dos veces a la semana, por tres o cuatro semanas, y después a sesiones de seguimiento, siempre y cuando sientan que les está ayudando.

La recámara en perspectiva

Si quieres que tu recámara te ayude a recargar tu vida amorosa, prueba con un poco de Feng shui. El Feng shui (*"fung shway"*) es el arte de crear una atmósfera en tu hogar que sea consistente con tu deseo de vivir. Un elemento clave del Feng shui es crear un flujo suave del *chi* (energía positiva) por toda tu casa, incluyendo tu recámara. Aquí hay unos consejos de Feng shui para generar energía sexual en tu cuarto:

- Coloca imágenes románticas en dos lugares clave de la recámara: la pared opuesta al pie de la cama (de manera que puedas verla al acostarte), y en cualquier otro lugar del cuarto que veas al entrar. Puede ser un cuadro romántico, flores frescas o una escultura erótica.
- No hagas ejercicio en tu recámara o llevarás la energía del trabajo arduo y el cansancio a tu espacio romántico.
- Decora con colores cálidos, como las gamas del beige, el rojo, el durazno y los amarillos. El rojo, el color del amor y la pasión, es el mejor para la energía sexual. El amarillo es otro buen color porque simboliza la comunicación. Incluye muebles suaves y una cama cómoda en tu recámara.
- Quita todo el desorden para que la energía positiva pueda fluir por toda tu recámara. El desorden bloquea el flujo del *chi*.
- Pon fotos de ti y tu pareja haciendo cosas juntas. Evita poner muchas fotos de tus amigos y miembros de tu familia. La recámara es el lugar que compartes con tu ser amado. Las fotos de la familia van en la sala.

Ve una película "xxx"

A los hombres les encantan, en serio les encantan. Entonces quizás quieras probar si tiene algún efecto en ti. Si las odias, no las uses como ayuda romántica. Muchas mujeres creen que las mujeres no ven pornografía. Pero según los *rankings* de Nielsen y NetRatings, en los prime-ros meses de 2007, uno de cada tres visitantes a los sitios web de diversión para adultos eran mujeres; durante el mismo periodo casi 13 millones de mujeres norteamericanas estaban viendo pornografía en línea al menos una vez al mes. En 2006, los investigadores de la Universidad McGill monitorearon los cambios en la temperatura de los genitales para indicar excitación sexual. Encontraron que, cuando veían partes de películas xxx, tanto los hombres como las mujeres empezaron a excitarse sexualmente a los 30 segundos. Los hombres alcanzaron la excitación máxima en 11 minutos, las mujeres alrededor de los 12. Si nunca has visto una película pornográfica, puedes verla tú sola. Verla no te hace una degenerada, y puede ser tu "placer culpable" de vez en cuando, para ti y tu pareja si a ambos les produce placer. Muchas mujeres me dicen que nunca han visto una película completa; apenas empieza la película y ambos ya están desnudos.

El *Kama Sutra* del siglo XXI

El *Kama Sutra* es el manual antiguo del sexo que se ha escrito y reescrito a través de los siglos. Ha sido un clásico de la literatura por mil setecientos años y se basa en la premisa de que todos nos podemos beneficiar de las notas útiles e iluminadoras de *la manera correcta de vivir*. Es momento de actualizar los consejos del *Kama Sutra* al usar las investigaciones médicas basadas en la evidencia. Empecemos con el poder del aroma. El poder del aroma, y su capacidad de tener un efecto en el ámbito psicológico y sexual, es uno de los temas recurrentes del *Kama Sutra*, y esto lo ha avalado la ciencia moderna. Recurrir al poder del aroma para aumentar la atracción y la excitación se puede lograr fácil, rápidamente, y a bajo costo. Puedes poner algunas flores frescas en tu cuarto, esparcir pétalos de flores fragantes en las almohadas y en las sábanas, o usar aceites esenciales en el agua de baño, o difusores en tu recámara.

Es interesante el hecho de que ciertas fragancias pueden crear una impresión positiva de nosotros en la mente de otras personas. De acuerdo con los estudios que llevó a cabo Alan R. Hirsch en el Centro de investigación del Tratamiento del Olfato y el Gusto, los hombres percibían que las mujeres que usaban fragancias de limón y otros cítricos eran más jóvenes que su edad real, entre cinco y siete años. Por otro lado, percibían que las mujeres que usaban fragancias florales y especiadas pesaban cinco kilos menos que su peso real. El equipo de investigadores del Dr. Hirsch también encontró que el jazmín aumenta la receptividad de los hombres, de manera que quizá quieras ponerte aceite esencial de jazmín antes de ir a una cita. La lavanda y las especias del pay de calabaza son las esencias que más excitan a los hombres y aumentaban el flujo sanguíneo al pene. En el *Kama Sutra* y otros textos antiguos, la canela se usa como perfume para atraer los hombres al abrazo romántico.

Por su puesto, el *Kama Sutra* contiene mucho más que el poder del aroma. También aborda a detalle una gran variedad de posiciones sexuales diseñadas para que ambos sientan placer. Es un libro hermoso que puede funcionar como guía y como instrumento para romper el hielo. Si eres tímida, puede ser una gran manera de abrir los canales de comunicación.

Si estás buscando guías sexuales más modernas, hay una gran variedad en el mercado de actualmente, y todas ellas pueden ser divertidas y educativas. Algunas de ellas son:

- *Manual del sexo iluminado: habilidades sexuales para el amante superior,* de David Deida.
- *La Biblia del orgasmo,* de Susan Crain Bakos.
- *Descubre el estilo sexual de tu pareja. Compartiendo el deseo, el placer y la satisfacción,* de Barry W. McCarthy y Emily McCarthy.

No olvides las novelas y las revistas eróticas. Puede ser muy estimulante tomar turnos para leer, o leer para ti misma y darte placer. Lo que leas dependerá de tu nivel de comodidad; es bueno ir un poco más allá, pero no al grado en que te parezca de mal gusto, y que en lugar de excitarte, te enfríe.

¿Alguien gusta un afrodisíaco?

Otro tema bellamente entretejido a lo largo del *Kama Sutra* es el poder sensual de la comida y la bebida para aumentar la receptividad, forjar la intimidad y aumentar el romance. Sigue la sabiduría del *Kama Sutra* y comparte alimentos con canela, como la sopa de calabacín, las zanahorias glaseadas con canela, el pay de manzana y las galletas de canela. Disfruta los dulces de regaliz y ponle sabor a tu agua con rodajas de pepino. Los afrodisíacos más contemporáneos incluyen el agua mineral saborizada con jugo de granada, la champaña, el vino rojo orgánico y las frutas energizantes como las bayas goji, las frambuesas y la pera asiática. El chocolate amargo, cuando se disfruta con moderación, confiere beneficios que mejoran la salud y es una manera de aumentar tu libido de una manera particularmente deliciosa. De acuerdo con un estudio publicado en *Journal of the American College of Nutrition (Revista del Colegio Norteamericano de Nutrición),* el consumo de una pequeña dosis diaria de chocolate amargo rico en flavonoides, durante dos semanas, mejoró la capacidad de expansión de los vasos sanguíneos, aumentando el flujo sanguíneo a través del cerebro y el cuerpo, y forjando un corazón más fuerte.

Reemplaza tu bebida después de la cena por un coctel antes de dormir

A muchas personas les gusta tomar un trago o dos cuando cenan para que los ponga románticos. Eso está muy bien, pero esto es lo que sucede en realidad. Tomas un vaso de vino a las 8:00 o a las 9:00, dos o tres horas después cuando estás lista para irte a la cama, estás demasiado cansada y todo lo que quieres hacer es dormir. Reserva el vino hasta después de que tus hijos estén dormidos, ya que hayas terminado de hablar de lo que pasó en el día y sobre el estado de sus finanzas y estén en realidad listos para un poco de romance.

El sexo del lado derecho del cerebro

Tal vez te intrigue saber que una parte de tu cerebro literalmente se siente más feliz que la otra. El lado izquierdo del cerebro es más optimista y alegre, y el derecho tiende a ser más negativo, pesimista, ansioso y triste.

Como señala el Dr. Daniel G. Amen en su libro *El sexo está en el cerebro: 12 lecciones para mejorar tu vida amorosa*, las mujeres que quieran dejar una impresión sexy y positiva deben recordar colocarse a la derecha del objeto de su afecto. Cuando te paras del lado derecho de una persona, su experiencia de ti se procesa en la parte izquierda del cerebro, la más feliz y optimista.

Es divertido experimentar en varios contextos la ventaja del lado derecho. Por ejemplo, al elegir dónde sentarte en una cena, siéntate a la derecha de la persona que más te interesa. Sentarte ahí puede hacerlo responder de una manera más cálida a tu conversación y apariencia. De igual manera, cuando te estés preparando para dormir, acuéstate al lado derecho de tu pareja. En las situaciones amorosas, tocar su mano derecha lo va a excitar más que si tocas su mano izquierda, y lo mismo sucede al besar su lado derecho.

Tratar de seguir la sugerencia de enfocarte en el lado derecho de tu pareja para ver cómo reacciona, puede darte una experiencia más profunda del tacto y la respuesta sexual. Pídele a tu pareja que toque un lado de tu cuerpo, y siente la diferencia en comparación con el otro lado. Las investigaciones sobre el cerebro en la Universidad de Kuopio en Finlandia, y en otros lados, han documentado que la experiencia orgásmica se procesa, en primera instancia, en el hemisferio derecho del cerebro. Las buenas noticias para las mujeres es que tienden a tener mayor acceso al lado derecho del cerebro que los hombres.

154

Un movimiento atrevido: el punto G amplificado

Imagina que puedes mejorar la calidad de tus orgasmos al ponerte una inyección rápida y casi indolora en el consultorio de un doctor. La inyección para amplificar del punto G te permite hacer eso. Diseñado estrictamente para la experiencia sexual, este procedimiento ha ayudado a miles de mujeres a mejorar su satisfacción sexual. Éste es un procedimiento controversial y no está aprobado por la *Food and Drug Administration*, principalmente porque no hay un consenso sobre dónde está en punto G o si realmente existe. Lo he incluido aquí para hacerte saber que hay una gran variedad de opciones para las mujeres que están interesadas en mejorar su vida sexual.

De acuerdo con algunos expertos, el punto G se localiza en la pared vaginal anterior, aproximadamente dos o tres centímetros en frente del cerviz, cerca del cuello vesical. La textura de esta área se siente diferente al resto del interior vaginal, suavemente estriado, una textura como de pana. Sin embargo, de acuerdo con la Dra. Dolores Kent, una especialista en procedimientos vaginales que radica en Los Ángeles, en punto G no es un punto anatómico. Es más una zona que un punto. Muchas mujeres (y sus parejas) van por la vida sin saber donde está dicha zona, lo cual es una pena, porque acariciar y presionar suavemente esta zona puede provocar una excitación sexual intensa y orgasmos.

El procedimiento empieza cuando el médico ubica el punto G usando un espéculo especialmente diseñado para tomar sus medidas. Después, se inyecta un anestésico local en el área donde se ha localizado. Una vez que la anestesia ha surgido efecto, se le inyecta colágeno sintético, creando una protuberancia del tamaño de una canica que presiona el punto. La Dra. Kent señala: "Cuatro horas después, la mujer está lista para irse. Puede hacer el amor esa misma noche, y los beneficios de este procedimiento duran hasta tres meses". Esto no es para mujeres que no tienen orgasmos, sino para mujeres que quieren aumentar las sensaciones que ya tienen. Muchas de sus pacientes son mujeres en su treintena que describen su nivel de satisfacción sexual en seis antes del procedimiento, y de diez después de él.

El costo de la inyección varía de un médico a otro, y el promedio es de 1,600 dólares. Mientras que el Viagra, las inyecciones para el pene y las prótesis las cubren la mayoría de planes de seguros médicos para mejorar la plenitud sexual del hombre, la amplificación del punto G aún se considera una cirugía cosmética electiva, y por eso no la cubren los planes de salud. Sin embargo, siempre que tengas relaciones sexuales seguras con tu pareja, el costo puede estar justificado, porque el sexo satisfactorio es muy beneficioso para tu salud física y mental.

Prueba el yoga

Algunas formas de yoga consideran que la experiencia sexual es un medio para la iluminación. El yoga tántrico afirma que hay una enorme cantidad de energía encerrada en la sexualidad. Por lo que si la energía se libera en la punta inferior de la columna vertebral, puede fluir por ella y llevar la iluminación divina al cerebro. La energía sexual se considera la forma más concentrada de energía bioquímica en el cuerpo humano. Aquí hay un ejemplo de un ejercicio diseñado para aumentar la energía sexual:

1. Arrodíllate en el suelo, siéntate en los talones con la espalda derecha.
2. Estira tus brazos hacia arriba de manera que una parte de tus brazos roce tus orejas. Junta las palmas de tus manos y entrelaza tus dedos, excepto el dedo índice de cada mano. Los dedos índices deben juntos y apuntar hacia arriba.
3. Di la palabra *sat* mientras empujas tu ombligo hacia adentro, hacia tu columna vertebral. También contrae tu recto y órgano sexual. Exhala y relaja los músculos mientras dices la palabra *nam*. Repite durante al menos tres minutos, después inhala y aprieta los músculos fuertemente, desde las nalgas hasta la espalda y pasados los hombros. Cuando lo hayas hecho, acuéstate el piso, y descansa por varios minutos.

Prueba la meditación

Un estudio que llevó a cabo la psicóloga Lori Brotto, del Centro de la Medicina Sexual de British Columbia, en Vancouver, Canadá, se enfocó en la práctica de la atención consciente, una técnica budista de meditación en que se alcanza un estado mental caracterizado por una consciencia calmada de lo que sea que estés experimentando en ese momento. Por ejemplo, muchas mujeres que se quejan de la pérdida de la libido dicen que están distanciadas de sus sensaciones físicas durante el sexo; se distraen por todas las cosas que tienen que hacer al día siguiente, las preocupaciones vinculadas a sus hijos, o las inquietudes de su carrera. Brotto las motiva a notar y enfocarse en las sensaciones físicas y en repetir frases como "Mi cuerpo está vivo y es sexual", lo crean o no. Muchas mujeres reportaron el aumento en su libido y una mejora en su relación de pareja.

Las plantas y los suplementos para una sexualidad vibrante

Las hormonas sintéticas y las bioidénticas pueden hacer maravillas por algunas mujeres. No obstante, hay algunos remedios naturales que pueden estimular la libido y darte excelentes resultados. Si no te sientes cómoda con la terapia de reemplazo de estrógeno, tienes inquietudes especiales o contraindicaciones que te hagan evitar las hormonas suplementarias, es de utilidad que sepas que hay otras opciones. Es muy importante considerar que la química corporal de cada mujer es única y su reacción a ciertas hierbas también lo es. *Siempre* consulta con tu médico antes de empezar a tomar alguna hierba o un régimen de suplementos.

Con estas variables en mente, veamos algunas plantas que pueden ayudar a aumentar tu vitalidad sexual:

- Maca. Es una raíz robusta de una planta que crece en los Andes. Tiene un gran potencial para ayudarte a reducir los síntomas debilitantes de la menstruación, la premenopausia, la menopausia y la postmenopausia. Las pacientes que la consumen reportan que les da una sensación de fuerza y energía.
- Uña de gato. Tradicionalmente se usa como un suplemento para incrementar la energía, proporcionar un impulso sexual más saludable, un mejor apetito, disminuir los niveles de grasa corporal y mejorar los niveles de desempeño atlético. Puede aumentar los niveles de testosterona, pero no lo suficiente para causar efectos masculinizantes. También se puede usar para manejar los síntomas de la menopausia como los bochornos, el sudor, el insomnio y la disminución de la libido.
- Ginseng. En Asia se le considera un tónico supremo desde hace cerca de tres mil años. El ginseng se ha utilizado para fortalecer los órganos, las glándulas y los sistemas energéticos. Actualmente, las personas

alrededor del mundo toman el ginseng para armonizar su salud y su bienestar sexual, así como para mejorar su resistencia al ejercicio físico, a las grandes altitudes y a los viajes en avión, etcétera. El ginseng se debe tomar todos los días por unos meses porque, como sucede con todas las hierbas, su efecto es acumulativo. Consulta con tu doctor antes de tomar esta o cualquier otra hierba y *por favor toma en cuenta que el ginseng no se recomienda a personas con presión alta.*

- Arginina. Juega un papel importante en la división celular, para la curación de heridas, la remoción el amoníaco del cuerpo, la mejora del funcionamiento inmune, y la liberación de hormonas. La arginina también se ha usado para el tratamiento del la disfunción eréctil. Aumenta la circulación de la sangre por el cuerpo, incluyendo los órganos sexuales, y también incrementa la capacidad reproductiva.

- Hormona DHEA. Es una hormona que el cuerpo secreta durante las relaciones sexuales. En el orgasmo, los niveles de DHEA se incrementan hasta cinco veces más de lo normal en el torrente sanguíneo. Se secreta en la corteza adrenal (la porción exterior de la glándula adrenal ubicada en la punta de cada riñón) y este esteroide es necesario para la producción de testosterona en humanos. Los altos niveles de DHEA se han asociado con la longevidad, el aumento en la libido, de la masa muscular y la disminución de la depresión.

- 5-HTP. Es el precursor metabólico del neurotransmisor serotonina. El triptófano, un aminoácido esencial, se metaboliza como 5-HTP en el cuerpo. El 5-HTP, a su vez, se convierte en serotonina, que regula el sueño, la ansiedad, la depresión, el comportamiento sexual, la sensación de dolor y el apetito. Se manufactura con las semillas de una planta africana, *Griffonia simplicifolia.* Algunos fármacos antidepresivos, incluyendo los inhibidores selectivos de la recaptación de serotonina como el Prozac, funcionan al aumentar la cantidad de serotonina disponible para el cerebro. Entonces, la 5-HTP puede servirle a algunas personas como una alternativa natural para algunos fármacos de prescripción.

- Productos con jugo "verde". Las sustancias más comunes que se pueden encontrar en los productos con jugo verde son alga, pasto de trigo, pasto, cebada silvestre, espirulina (un tipo de alga), *chlorella* (también una forma de alga) y alga de mar. Los productos de jugo verde contienen muchos nutrientes que fortifican nuestro cuerpo; son ricos en minerales traza, los catalizadores que permiten a las vitaminas y a las enzimas desempeñar sus varias funciones. También suministran aminoácidos esenciales que no puede producir el cuerpo, pero son vitales para la salud y el funcionamiento sexual. Los productos con jugo verde se encuentran entre los pocas fuentes nutricionales de clorofila, que activa las enzimas que producen las vitaminas E, A y K. La clorofila tiene una estructura que es casi idéntica a la hemoglobina, una sustancia natural que lleva oxígeno por todo el cuerpo. Más oxígeno significa más energía para tu cuerpo, para disfrutar de una vida sexual saludable.

Todos los suplementos enlistados aquí están disponibles sin prescripción. En las botellas vienen las dosis que recomiendan los fabricantes. Nunca tomes más de la dosis recomendada, y platica con tu médico antes de empezar a tomar cualquiera de ellos, pues algunos pueden reaccionar con los padecimientos que tengas o con otros fármacos que ya estés tomando.

Emergencia sexual. Tips rápidos para empezar

Sé que muchas de ustedes están emocionadas y no pueden esperar más para recuperar esta parte de su vida y ubicarla en la zona de máxima energía. Tengan en mente que revivir su deseo sexual es de alguna forma como empezar un programa de ejercicio. La mayoría de nosotras en realidad no quiere ir al gimnasio, pero una vez que estamos ahí, hasta lo disfrutamos. Entre más lo hagamos, más esperaremos el placer que obtenemos de la experiencia.

Estos pasos están pensados para ayudar a que tu libido regrese al buen camino. Lo que eso significa depende de tus expectativas personales. Si no has tenido relaciones sexuales, y estos tips te ayudan a tener relaciones sexuales una vez por semana, eso está muy bien. Si tienes relaciones sexuales regulares pero quieres mejorar las cosas, puedes usar estos pasos para salir de tu rutina sexual. No hay una fórmula mágica o una regla de las relaciones que diga que tienes que tener relaciones sexuales (con una pareja o contigo misma) un cierto número de veces por semana para estar saludable y feliz. Si quieres cambiar un poco las cosas, mi consejo es intentar por lo menos algunos de estos pasos y ver qué pasa…

1. **Habla de tus planes con tu pareja.** Hazle saber a tu pareja que le tienes preparada unas sorpresas en la noche, y que va a ser un momento para

experimentar. Dile que van a ser como unas vacaciones íntimas o una segunda luna de miel, aunque no vayan a dejar la casa. Aunque quizá te haga sentir un poco incómoda hablar de tus intenciones, abrir la comunicación, en cuanto al tema de sexo, es un paso importante para mejorar esta área de tu vida. Recuerda que estás en pareja; y ésta es una oportunidad para que ambos mejoren su vida sexual. Involucra a tu pareja para planear la diversión. ¿Qué hombre no se emocionaría con la idea de tener más relaciones sexuales en las próximas dos semanas?

2. **Empieza con un mañanero.** Tener relaciones sexuales en la mañana es la mejor manera de mantener una vida sexual saludable. Hay razones físicas y psicológicas para eso. Como aprendimos antes en este libro, tus niveles de cortisol tienen un nivel alto por la mañana y declinan en el curso del día con aumentos intermitentes, pues los factores de estrés estimulan las glándulas adrenales. Por lo común, lo que sucede es que te levantas, sales de la cama y enseguida te encuentras en situaciones estresantes, como preparar a tus hijos para que vayan a la escuela, arreglarte para ir al trabajo, definir quién va a llevar a qué niño a qué actividad extraescolar, y más y más. Si te levantas unos minutos más temprano para tener relaciones sexuales con tu esposo (vamos a asumirlo, probablemente sólo va a tomarles unos pocos minutos), mantendrás los niveles de cortisol altos por un poco más de tiempo, y después irá disminuyendo gradualmente, sin los picos usuales que experimentas por las mañanas. Además, el sexo produce endorfinas, las hormonas que hacen sentir bien al cuerpo (más adelante encontrarás una explicación más detallada), que te ayuda a tener más energía y estabilizar tu estado de ánimo por el resto del día. Cuando estés agotada por la noche, quizá tu pareja no esté tan insistente.

3. **Aprende a complacerte.** Si quieres ponerte de humor, es necesario que redescubras qué es lo que te hace sentir bien. Háztelo tú misma (y todas sabemos lo que eso significa) antes de que tu esposo llegue ahí, y después hazlo con tu esposo. Ponte algo sexy para ir a la cama, sin importar que tu pareja esté o no (¿has notado lo que la mayoría de las mujeres usan para dormir?). Otra opción es no ponerte nada aunque a la mayoría de los hombres consideran más sexy la ropa interior de seda que un cuerpo completamente desnudo. Educa (o recuérdale) a tu pareja en lo que te gusta, y pídele que haga lo mismo por ti. Diviértanse. Recuerda que nosotros, como primates, somos uno de los pocos

animales que pueden tener orgasmos múltiples. Aprovecha ese hecho, especialmente si en este momento no tienes pareja. Las mujeres solteras merecen los beneficios de salud y energía de una excelente vida sexual, tanto como las que tienen una relación de compromiso. (A pesar de lo que puedas creer, las mujeres casadas tienen relaciones sexuales con más frecuencia que las mujeres solteras. Según el libro *The Case for Marriage* de Linda J. Waite y Maggie Gallagher, 43% de las mujeres casadas tienen relaciones sexuales dos veces por semana, en comparación con 20-26% de las mujeres solteras y en unión libre). Casada o soltera, muchas más mujeres se están dando el tiempo para procurarse placer ellas mismas. Un encuesta en 2008 preguntó a más de mil mujeres, entre 18 y 30 años, en Inglaterra, sobre sus hábitos y actitudes sexuales. Los resultados señalaron que las prácticas han cambiado con el tiempo: el 92 por ciento de las mujeres admitieron que se masturbaban, en comparación con el 74 por ciento en 1979, y el 62 por ciento en 1953.

4. **No trabajes en la cama.** La cama es sólo para dos cosas, para dormir y para hacer el amor. Pon tu *laptop* en otro lado y los papeles en tu portafolio. Apaga la televisión. Si asumes que así debería ser, no necesitarás otras distracciones.

5. **Prémiate con chocolate.** Durante mucho tiempo, el chocolate ha sido un premio sensual, y esto tiene una base científica. La estimulación de endorfinas que provoca comer chocolate, el amargo en particular, es similar a los sentimientos placenteros asociados con una relación sexual placentera. El chocolate también contiene feniletilamina que estimula la liberación de dopamina a los centros de placer comúnmente asociados con el orgasmo. Te recomiendo probar un chocolate muy especial que se llama *K Sensual*. Está dividido en piezas del tamaño de una mordida, combinado con hierbas chinas (incluyendo una que le llaman "hierba de la cabra en celo") y está pensando para aumentar la sensibilidad de la mujer. Come uno de estos chocolates con una bebida caliente o con un trago a la hora de la comida, y otro con una bebida caliente o un trago antes del momento de intimidad (puedes comprar este producto en *www.dianekronchocolates.com*).

6. **Haz del sexo tu prioridad.** Algunas parejas tienen una cita una vez por semana, y eso no necesariamente implica tener relaciones sexuales. De manera que, al menos durante estas dos semanas, la intimidad deberá planearse. Hay un viejo dicho que reza "Si fallas en planear, planea fa-

llar". Pregúntate: ¿El sexo es un lujo o una necesidad? Para la mayoría de las parejas, es esencial para la salud de su relación, y este programa de dos semanas puede ayudarte a poner al sexo en el lugar que le corresponde en tu vida. No tienes que tener relaciones sexuales todos los días durante estas dos semanas, pero tienes que asegurarte de que le hayas reservado el tiempo suficiente para que vuelva a ser una parte placentera de la rutina de tu vida.

En este capítulo aprendiste tanto lo que se debe como lo que no se debe hacer para tener una vida sexual activa y placentera a cualquier edad. Abordamos las maneras en que puedes mejorar tu equilibrio hormonal y aumentar tu bienestar y libido. Te recomiendo que pruebes cosas nuevas y recuperes una buena actitud hacia el sexo, sé juguetona y ten la disposición de escuchar las necesidades de tu pareja, así como de hablar de las tuyas. Hacer el amor es mucho más que la culminación de un deseo instintivo; es la oportunidad de darle a tus días el cuidado, la comodidad y la vitalidad que necesitas. Ahora es momento de mover tu cuerpo fuera de tu recámara y estimular tu metabolismo para que tu energía siga fluyendo.

Capítulo 6

Paso 5. Mueve tu cuerpo y estimula tu metabolismo

Mi filosofía básica del ejercicio es la siguiente: sin excusas. He sido una atleta (o por lo menos atlética) la mayor parte de mi vida; estuve en el equipo escolar de esquí en la secundaria y, hasta hace poco, he seguido esquiando durante toda mi vida. Pero… al escribir este libro, tuve tres cirugías por lesiones que tuve mientras hacía este deporte que amo tanto. Pensé "¿Y ahora qué hago?", podía dejar de hacer ejercicio, ¿quién podría culparme? Tengo una excelente excusa. Puedo decir que mis rodillas y mis tobillos dieron de sí, y eso es todo. Pero no me puedo dejar vencer así.

Intenté hacer esquí a campo traviesa, pero no obtuve la adrenalina que tenía cuando esquiaba en una pendiente. Intenté otras actividades deportivas las cuales disfrutaba únicamente mi perro. También probé con el *snowboarding*. Me considero de mediana edad y estoy haciendo un deporte extremo que nunca en mi vida quise hacer, ni tuve interés en hacer, pero lo estoy haciendo. Y es difícil, me duele, pero lo hago.

No sé cuántas veces he visto pacientes, que en el pasado habían podido bajar de peso, comían saludablemente, y hacían ejercicio como parte de su rutina, llegar a mi consultorio con varios kilos de más desde la última vez que las vi. Justifican sus kilos de más explicando que ya no pueden hacer ejercicio porque tuvieron un accidente automovilístico, se cayeron y se lastimaron la espada o… algo sucedió e interrumpió su rutina, de manera que ya no hacen lo que solían hacer.

No permito que se salgan con la suya. ¿Te rompiste un tobillo? Trabaja la parte superior de tu cuerpo. ¿Te hicieron una cirugía de rodilla? Haz abdominales. A menos que todo tu cuerpo esté comprometido, hay una manera de que pongas tu cuerpo en movimiento.

Cuando decidí hacer *snowboarding*, la primera cosa que hice fue comprar el equipo. Después tomé mi primera lección. Parece que empecé las cosas de atrás para adelante, pero me conozco lo suficiente y para mí tiene sentido. Mi primera lección fue un desastre. Honestamente, hubiera preferido estar en un ring con un campeón de boxeo antes de repetir ese primer día otra vez. Me sentí muy mal. La única razón por la que no me di por vencida en ese momento, es que ya había pagado la clase y comprando el equipo. Por eso ya había comprado el equipo. Habría sido muy fácil renunciar y encontrar una excusa. Pero tenía mi tablón viéndome directamente en la cara. Mi segunda clase fue tan mala que mi instructor me devolvió el dinero. Ah, pero la tercera clase… Bueno, digamos que ahora soy una *snowboarder* oficialmente, y en mi vida había hecho tan buen ejercicio. El punto es que no permití que mis lesiones se convirtieran en una excusa. Si enfrentas un obstáculo, existe la manera de superarlo. Te recreas a ti misma. Haz algo más.

¿Muy cansada para hacer ejercicio? Haz más ejercicio

Lo sé. Estás cansada, por eso estás leyendo este libro. Haz estado posponiendo la lectura de este capítulo (quizá hayas considerado saltártelo completo) porque, admitámoslo, en realidad no quieres hacer ejercicio. No quieres levantarte de la cama o del sofá. El viejo principio de la inercia te tiene bajo su hechizo: un cuerpo en reposo tiende a permanecer en reposo. Es necesaria tanta *energía* para moverte. La sola idea del ejercicio te fatiga.

En lo personal, no me siento así. He caminado por todo el mundo, por cientos de caminos y escalado muchas montañas. Aún así, hay momentos en que estoy tan saturada viviendo mi ocupada vida como doctora, esposa y madre, que no puedo soportar la idea de levantarme temprano para hacer ejercicio. Preferiría dormir otra media hora.

He aquí lo que me ha convencido de moverme: los científicos han concluido que una de las mejores maneras de derrotar a la fatiga y estimular la energía es hacer más ejercicio, no menos. Los estudios han demostrado que entre más te muevas y eso no implica movimientos muy intensos, sólo caminar por tu cuarto puede ayudar más energía vas a tener. De hecho, un estudio de 2008, publicado en la revista *Psychoterapy and Psychosomatics* (*La Psicoterapia y lo Psicosomático*) reportó que las personas inactivas, que por lo general se quejaban de estar fatigadas, podían aumentar su energía en 20% y disminuir su cansancio hasta en

56% al hacer ejercicio de baja intensidad y de manera regular. Otros estudios han señalado que puedes incrementar tu energía y reducir tu fatiga al ejercitarte, más que al usar fármacos estimulantes. Esto fue válido para todos los grupos estudiados, incluyendo adultos saludables, pacientes con cáncer y personas con diabetes y enfermedades cardiacas.

La explicación de esto tiene origen a nivel celular, donde encontramos a las mitocondrias, esos órganos diminutos que producen energía y se encuentran en cada célula del cuerpo. Entre más te muevas, tu cuerpo produce más mitocondrias para satisfacer las necesidades energéticas de tu cuerpo. Entre más mitocondrias tengas, mayor será la estimulación para tu metabolismo, y la habilidad para generar más energía.

Como aprendimos en el capítulo de desintoxicación, deshacerte de las toxinas de tu cuerpo se traduce en más energía. De manera que ésa es otra razón para hacer ejercicio, pues éste acelera el proceso de desintoxicación. El ejercicio hace que tu sangre circule de la manera más eficiente a través del cuerpo, permitiendo que los nutrientes lleguen más fácilmente a los órganos y a los músculos. Al mismo tiempo, ayuda a que los fluidos linfáticos circulen en el cuerpo, lo que retira las toxinas y otros materiales dañinos. Cuando haces ejercicio, tomas más oxígeno de manera natural. Para hacer más espacio al oxígeno que necesitas, tus células se deshacen de las toxinas que están ocupando el espacio. Cuando haces ejercicio adecuadamente, sudas y las toxinas se liberan por los poros de tu piel.

Claro, el ejercicio te da más beneficios que la energía. Reduce el riesgo de enfermedades cardiacas e infarto, la hipertensión, la diabetes, la obesidad, el dolor de espalda, la osteoporosis, el cáncer de mama y de colon. Mejora tus niveles de colesterol y estimula tu sistema inmune. Cuando haces ejercicio, tus músculos usan la glucosa para producir energía, reduciendo tus niveles de glucosa en la sangre. Te ayuda a dormir mejor. Hace que el cuerpo libere endorfinas, lo que puede mitigar el estrés y la depresión, y elevar los sentimientos de paz y felicidad. El ejercicio también libera adrenalina, serotonina y dopamina, las cuales trabajan juntas para estimular tu estado de ánimo y energía.

Paso a paso

Si piensas en los seres humanos y en la manera en que estamos hechos, te empiezas a dar cuenta de que el sedentarismo va en contra de la naturaleza humana, por no mencionar la biología humana. No estamos hechos para estar detrás de un escritorio. No éramos recolectores o granjeros sino hasta mucho tiempo después en nuestra evolución. Nuestros ancestros pasaban sus días huyendo de los animales que trataban de comérselos mientras trataban de cazarlos. No era necesario pensar en el ejercicio como algo separado de lo que hacías todo el día, pues se trataba de perseguir y ser perseguido. Miles de años después, nuestros cuerpos no han cambiado mucho, pero nuestra actitud hacia el movimiento sí. Podemos pasar un día persiguiendo a un nuevo cliente o cuenta, pero no tenemos que pararnos para hacerlo. Nuestros dedos hacen más ejercicio al teclear que el resto de nuestro cuerpo. Para muchas de nosotros, el ejercicio se ha convertido en otra tarea más que tenemos que agregar en algún momento entre los bebés y el salón de juntas. Algunas veces, se trata de tener actitud de ajuste para que inicies una rutina de ejercicio, especialmente si tienes una vida sedentaria y no has hecho ejercicio en un tiempo (o nunca). Mi consejo al respecto es: paso a paso.

Esto puede parece contradictorio ante mi filosofía de *no excusas* de la que hablé antes, pero no lo es. También creo en ser realista. Entiendo que muchas de nosotras somos gente de todo o nada. Nadamos por toda la alberca o no vamos. Nos inscribimos a un gimnasio, y vamos todos los días durante un mes, nos dedicamos en cuerpo y alma a la caminadora o a la elíptica y, cuando es muy difícil seguir el ritmo, dejamos de ir. Nuestros cuerpos no están al nivel de nuestras buenas intenciones. Si necesitas bajar de peso y no has hecho ejercicio en un buen rato, no te sometas a un régimen de entrenamiento de inmediato. Empieza por tu régimen alimenticio, pierde unos kilos y luego empieza con el ejercicio. Si tienes 35 kilos de sobrepeso y vas al gimnasio, te vas a desmotivar cuando no puedas hacer ejercicio por más de tres minutos sin sofocarte. Un estudio realizado en 2009, que se llevó a cabo en Holanda, mostró que empezar y continuar con un programa de ejercicio formal es más *fácil* después de que bajaste de peso. Esto no significa que las personas con sobrepeso sean flojas o les falte fuerza de voluntad, sino que el ejercicio es mucho más difícil si estás cargando varios kilos de más.

La mayoría de las personas dejan el ejercicio porque no ven resultados inmediatos. Somos una cultura de la gratificación inmediata. Si lo intentamos por algunos días y no vemos resultados, es fácil desistir. También puede ser intimidante o vergonzoso ir a un gimnasio donde todos parecen estar en mejor forma. En ese caso, puedes empezar un programa de ejercicio en casa o ir a un gimnasio especial para mujeres. Cuando empiezas a bajar de peso, te sientes más ligera y tienes más resistencia. Mejora nutrición, ordena tus patrones de sueño, pon tu energía sexual en su lugar, empieza a tomar los suplementos sugeridos, y de esa manera va a ser mucho más sencillo empezar con tu programa de ejercicio.

De los archivos de la Dra. Eva

Maryellen tenía 60 años, sobrepeso, y recientemente había perdido a su madre. Estaba exhausta y comía sin control. Vino a verme porque quería bajar de peso. Hablamos de nutrición durante unos minutos y después le pregunté sobre su nivel de ejercitación. Me dijo que era una mujer muy sedentaria. "Pero voy empezar a ir al gimnasio el lunes".

—Tienes 60 años y nunca has ido a un gimnasio antes, ¿verdad?
—Sí —me dijo.
—¿Qué te hace querer ir a un gimnasio justo ahora? —le pregunté.
Se avergonzó y admitió que sus posibilidades de ir al gimnasio eran nulas.
—Pero tengo una caminadora en casa —me comentó alegremente.
—¿La usas? —No— otra vez.
—Si no usas la caminadora que tienes en casa, ¿en realidad vas a ir al gimnasio y usar la de ahí?
—Creo que no—.

Le sugerí que pusiera la idea del gimnasio en pausa por el momento, para concentrarse en cambiar su dieta, y empezar a caminar cada vez más, poco a poco, y hacer ejercicio a nivel principiantes con un video de ejercicio en su casa.

Regresó dos meses después, con diez kilos menos. Y no sólo eso, una semana antes se había sentido lista para empezar a usar la caminadora. Había estado en ella muchas veces, pero ahora lo estaba haciendo parte de su rutina matinal. "Me hizo tanto sentido esperar. Ahora me siento con la suficiente energía para usar la caminadora y eso me hace sentir muy bien por el resto del día".

Una vez que empiezas tu programa de ejercicio, es mejor que lo hagas paso a paso. Jason Muirbook, exmodelo y entrenador personal de Los Ángeles, me contó la historia de una de sus clientas, una mujer que pesaba 136 kilos que quería bajar de peso, pero se le dificultaba encontrar ejercicios que ella en realidad pudiera hacer. Le recomendó que se sentara en la orilla de su cama cada mañana y que simplemente se parara y se volviera a sentar 20 veces.

Esto era algo que ella podía hacer sin sentirse agobiada. Empezó con 20 repeticiones, logró llegar hasta 100 y bajó diez kilos, que le permitió incorporar más ejercicios tradicionales a su programa. Hacer que este tipo de personas empiecen con un régimen de ejercicio formal es jugar a perder: "No tienes que cambiar los hábitos de tu cuerpo de la noche a la mañana. Al ponerte una meta muy grande, como 'voy a perder 45 kilos', es poco realista. Lo que funciona es pensar en un día a la vez. Toma tiempo, ya se trate de un adicto al refresco que va a eliminar una lata al día, o pedirle a una persona obesa que agregue un ejercicio simple. Los resultados se darán, y esto facilitará dar los siguientes pasos hacia un estilo de vida más sano", dice Muirbrook.

De hecho, puedes obtener algunos de los beneficios del ejercicio al moverte constantemente. Los investigadores de la Clínica Mayo examinaron el papel de las actividades termogénicas no asociadas al ejercicio las calorías que se queman durante las actividades cotidianas y encontraron que las personas delgadas tienen más actividades y movimiento en su vida diaria que las personas con más peso. Ellos sugieren que incrementes la energía en tu vida al aumentar las actividades de tu día: darle un mensaje a tu colega del trabajo en persona más que por correo electrónico, pararte más seguido, caminar por tu cuarto, y hasta mover el pie al ver la televisión.

Sé honesta contigo misma

Si quieres obtener más energía del ejercicio, tienes que poner tu corazón en ello, literalmente. Aunque moverte y caminar por el cuarto puede ayudarte a ir hacia el buen camino, esos tips son sólo eso: una manera de empezar. Mover los dedos de tus pies no va a producir muchas mitocondrias llenas de energía. Si quieres ver resultados, tienes que seguir trabajando cada vez más, hacia nuevos niveles de energía.

Un fenómeno que veo todo el tiempo es el de los pacientes que se engañan a sí mismos. Les pregunto si hacen ejercicio y me juran que lo hacen. Pero su definición de hacer ejercicio y la mía no son necesariamente la misma. Hay una paciente con quien tengo la misma conversación año tras año. A medida que ha ido envejeciendo, han aumentado las medidas de su cintura y le preocupa la diabetes, que es un padecimiento común en su familia. Viene cada año a hacerse unos análisis de sangre, sus resultados me indican que va hacia la enfermedad, pues cada vez están peores. Cuando le pregunto si hace ejercicio, me dice que sí, pero su tono de voz me sugiere que no está diciendo la verdad. "Ah, me subo en la bicicleta fija un rato y levanto pesas". Cuando le pido que especifique cuánto tiempo es "un rato", me dice que cambia cada día por su ocupada agenda. En cada consulta, le digo que debe hacer más, y cada vez que viene, me describe la misma rutina. Creo que ella cree que está haciendo ejercicio, pero en realidad se está engañando a sí misma.

Hay algunas personas a quienes les encanta hacer ejercicio, que son adictas a él. Quiero ser muy clara: yo no soy de esas personas. Lo hago porque sé que debo hacerlo. Todos los días hago una cita conmigo misma para hacer una actividad u otra, y tengo que negociar conmigo misma. Por lo común, mi buen juicio prevalece y hago lo que me corresponde. Hago ejercicio porque quiero mantener mi cuerpo tan saludable como sea posible, por el tiempo que sea posible. Nunca quiero llegar a decir que no puedo hacer algo o viajar algún lado porque no tengo la fuerza suficiente, o porque estoy demasiado cansada, o sin la condición física necesaria. He viajado alrededor del mundo con personas de entre 70 y 80 años que resisten como jóvenes de 20 años, porque se mantienen activos y han sido activos durante toda su vida. Hago lo que tengo que hacer para ser como ellos.

Pero no soy perfecta. Más de una vez me he sentido culpable por mis *negociaciones*. Recuerdo un día en particular cuando me levanté a las 6:00 de la mañana y me arrastre por las escaleras hacia mi bicicleta fija, pues había planeado hacer ejercicio durante 30 minutos. Después de 15 minutos, empecé a negociar conmigo misma. No porque me sintiera cansada o sin aliento, sino porque me sentía aburrida. "Sólo haré 20 minutos hoy, porque me la paso de aquí para allá todo el día y así voy a quemar calorías. Haré diez minutos más de bicicleta cuando llegue a casa después del trabajo". Como seguramente puedes imaginarte, tuve un día muy atareado en el consultorio y no me moví ni la mitad de lo que pensé que iba a moverme. Como estaba tan cansada cuando llegué a casa, cené, vi un poco de televisión y me fui a dormir. Me convencí a mi misma, a pesar de todo lo que sé del ejercicio y todos los consejos que doy a mis pacientes, de que esos diez minutos no importaban.

Todos sabemos que esos minutos sí importan. Desde ese día, he tratado de ser más honesta conmigo misma. Aparto 30 minutos al día para hacer ejercicio, y motivo a mis pacientes para que hagan lo mismo. Haz un compromiso y cúmplelo. Los resultados no sólo se traducen en más energía, hacen maravillas por tu sentido de logro y por tu autoestima.

¿Qué tipo de ejercicio es mejor para aumentar la energía?

La respuesta más simple a esta pregunta es que cualquier ejercicio está bien. Lo más importante es que pongas a tu cuerpo en movimiento. Si te inscribes a una clase de *spinning* y nunca vas, no te hace ningún bien. Hay muchos tipos de ejercicio entre los que puedes elegir, y todos ellos te dan energía en mayor o menor medida, no hay duda de ello. La mayoría de los ejercicios pertenecen a alguna de estas tres categorías:

- **Ejercicio aeróbico**. Produce energía, es saludable para el corazón, ayuda a que tus pulmones funcionen de la manera más eficiente, y aumenta la energía general. El ejercicio aeróbico es cualquier ejercicio que aumente el ritmo cardiaco. Por eso, ayuda a la circulación del oxígeno en la sangre.

- **Ejercicio de resistencia**. Aumenta la masa muscular y estimula tu metabolismo, lo que a su vez incrementa tu energía. Este tipo de entrenamiento también reduce el azúcar en la sangre. La masa muscular almacena el exceso de azúcar en la forma de glucógeno. A medida que envejecemos, perdemos masa muscular, lo que significa que perdemos algo de nuestra capacidad de almacenar glucosa. Mucha glucosa en la sangre puede provocar diabetes. Cuando aumentas tu masa muscular, disminuyes el azúcar en la sangre. Los músculos también queman más energía cuando una persona está en reposo, en comparación con la grasa. De manera que trabajar tus músculos te ayudará a quemar más calorías, a mantener un peso saludable y aumentar tus reservas de energías.

- **Ejercicios de flexibilidad**. El yoga y el tai chi son dos ejemplos de estos ejercicios. Mitigan el estrés, y a estas alturas ya sabemos que el estrés nos quita energía, este tipo de ejercicio se enfoca en los estiramientos y en la respiración. Hacer yoga ayuda a las personas a restaurar sus niveles de energía, a incrementar su resistencia, disminuir la ansiedad y la fatiga. Te da un sentimiento de paz que te permite dormir, lo que se traduce en energía. Muchas formas de yoga se centran en la revitalización de los músculos cansados. Las personas que son más flexibles se lesionan menos.

La mejor manera de aumentar y mantener tu energía es incluir los tres tipos de ejercicio en tu rutina.

El arte antiguo del tai chi

Cuando mi familia y yo estábamos viajando por el río Yangtsé en China, no nos despertó la alarma de un reloj sino una elegante melodía que resonaba de fondo. Fue una manera muy relajante de despertarse, y supe que era algo que extrañaría al desembarcar. Para mi sorpresa, mientras recorríamos varias partes de China, me pude seguir despertando justo después del amanecer con estos sonidos melodiosos. Lo que descubrí finalmente es que, lo que estaba escuchando, era la música que acompañaba a las miles de personas que hacen tai chi en las calles y en los parques al comenzar su día.

El tai chi empezó como una de las artes marciales chinas, pero ahora se practica primordialmente por sus beneficios a la salud. Se centra en la relajación completa, y se le llama "meditación en movimiento". Se caracteriza por los movimientos suaves, lentos y fluidos que se ejecutan con precisión; cada postura se fusiona con la siguiente sin pausas, asegurando que tu cuerpo esté en movimiento constante.

El *chi* es la noción antigua china que designa una forma de energía. De acuerdo con la filosofía del tai chi, la energía o el *chi* fluye a través del cuerpo, pero puede bloquearse, lo cual provoca que el cuerpo enferme. El tai chi es un método que usan los chinos para libertar el flujo del *chi* (la acupuntura es otro método). El tai chi es una forma efectiva de disminuir el estrés, mejorar el equilibrio y la coordinación, y aumentar la energía, la resistencia y la agilidad.

Muchas personas en Occidente disfrutan el tai chi porque es relativamente fácil de aprender, no requiere equipo especial, se puede practicar en interiores o al aire libre, y se puede hacer individual o grupalmente. Puedes encontrar clases de tai chi en muchas comunidades, incluyendo lugares como YMCA, *clubs*, centros para adultos mayores, y centros de educación comunitaria.

171

Experimenta con diferentes tipos de tratamiento

Existen muchas maneras de ejercitarse. Si encuentras una que te emociona y motiva a seguir haciendo deporte, ésa es la correcta para ti. Aquí incluyo tres tipos de ejercicio que son particularmente buenos para aumentar tu energía: entrenamiento intensivo, entrenamiento a intervalos y entrenamiento con velocidad.

- **Practica entrenamiento intensivo.** Este tipo de entrenamiento puede fortalecer tus glándulas adrenales y prevenir la fatiga adrenal. Las sesiones de entrenamiento intensivo trabajan la producción de energía aeróbica y anaeróbica en el cuerpo:

  1. Ejercita al 90 por ciento de tu capacidad máxima de 30 a 60 segundos (esto pondrá a tu cuerpo en la modalidad de quemar azúcar, lo opuesto al entrenamiento aeróbico tradicional). Puedes hacer esto de varias maneras: al correr rápidamente, correr o caminar cuesta arriba, subir escaleras, hacer bicicleta, caminadora, elíptica o escaladora a toda velocidad. Vas a sentir que el esfuerzo va a matarte, por ello no debes hacerlo por más de 60 segundos.
  2. Después, descansa de 60 a 120 segundos. Tu tiempo de recuperación debe ser el doble de tu tiempo de ejercitación, de manera que si te ejercitaste 60 segundos debes descansar 120 segundos (no hagas NADA más que recuperar el aliento).
  3. Repite los pasos uno y dos.
  4. Debes hacer esto hasta que tu tiempo total de entrenamiento intensivo sume de los 7 a los 9 minutos, 4 días por semana.

El entrenamiento intensivo hace que tu cuerpo queme grasa por las siguientes 36 horas para reponer las reservas energía vital de tu cuerpo (glucógeno). También aumenta la eficiencia con que tus músculos obtienen oxígeno de la sangre. Esto también se conoce como absorción de oxígeno. Cuando esto sucede, tus músculos tienen más energía para trabajar más intensamente, por más tiempo y de manera más saludable. Debes acumular todo el ácido láctico posible (un ácido orgánico que se produce en los mamíferos durante la descomposición de la glucosa,

172

cuando hay pocas reservas de oxígeno), pues aumenta la cantidad de hormona de crecimiento y testosterona; es decir, estimula tu metabolismo. También debes recuperarte por el doble de tiempo para disipar el malestar que produce el ácido láctico. Quizá ya hayas hecho entrenamiento intensivo sin darte cuenta, al correr hacia tu carro para evitar mojarte con la lluvia, o al correr para tratar del tomar un camión.

- **Entrenamiento a intervalos**. Este tipo de entrenamiento es de cierta forma parecido al entrenamiento intensivo. Es una de las maneras más rápidas de hacer que tu cuerpo sea más ágil, fuerte y saludable sin mencionar el hecho de que tendrá más energía. En este tipo de ejercicio, aumentas la intensidad por varios minutos y después disminuyes el ritmo de dos a diez minutos (dependiendo de la duración de tu rutina de ejercicio y el tiempo que necesites para recuperarte). La alta intensidad a menudo significa que estás trabajando de 70 a 85% de tu ritmo cardiaco máximo. Puedes calcular tu ritmo cardiaco máximo al restarle tu edad a 220. Mientras que en el entrenamiento intensivo no haces nada durante el periodo de reposo, en el entrenamiento a intervalos te sigues moviendo, pero a una intensidad menor. Es como si estuvieras caminado rápidamente por un sendero con muchas colinas. Subir una colina rápidamente va a aumentar los latidos de tu corazón y a hacer que tus músculos trabajen con más intensidad. Al bajar de la colina, aun te estés moviendo, pero a una intensidad mucho menor. Muchas caminadoras ofrecen la opción de programar el entrenamiento a intervalos, para que automáticamente vaya más rápido y más lento, y cambie la inclinación. Tu respuesta metabólica va a ser mucho mayor que cuando estás haciendo la caminata (o carrera) normal y aburrida en la caminadora. Si caminas con el mismo paso fijo y siempre haces la misma rutina de ejercicio, tu cuerpo se empieza a sentir muy cómodo porque no siente ningún desafío, y eso no va a ayudarte a aumentar tu nivel de energía. Puedes hacer el entrenamiento a intervalos en cualquier actividad deportiva: al caminar, correr, nadar, andar en bicicleta, bailar, saltar la cuerda, etcétera.
- **Entrenamiento con velocidad**. Este tipo de ejercicio incluye lo que mi terapeuta físico, a quien fui a ver después de una lesión que me hice al esquiar, llama entrenamiento con velocidad. Es un tipo de entrenamiento de fuerza que se centra en el equilibrio es una explosión

de energía en que el cuerpo se encuentra en un movimiento muscular específico. He aquí un ejemplo: colocas una cuerda (o banda de resistencia) en el piso, en medio de tu cuarto. Desde un extremo de la cuerda, salta con las dos piernas sobre la cuerda, moviéndote hacia delante con cada brinco hasta que alcances en extremo opuesto de la cuerda. Después brincas en sentido contrario sobre ella, hasta que regreses a la posición inicial. Otro ejercicio consiste en colocar dos sillas en cada lado del cuarto con un claro espacio entre ambas. Mantén tus rodillas dobladas y después empieza a correr de manera lateral entre las dos sillas. Este tipo de ejercicios los puedes hacer en casa, toman muy poco tiempo, y te dan la energía necesaria para desempeñar tus actividades cotidianas.

Un nuevo tipo de entrenamiento

Aunque no lo creas, hubo una época en que no había caminadoras, elípticas o cualquier otra máquina para hacer ejercicio. Los tiempos han cambiado claramente, y todos los días salen al mercado nuevas máquinas para hacer ejercicio. Una de las más nuevas se llama *Power Plate*, y es algo que, en lo personal, me parece muy efectivo. Un estudio que el Congreso Europeo de la Obesidad presentó en 2009, señala que las personas con sobrepeso u obesidad que usaban con regularidad equipo para hacer ejercicio en combinación con una dieta baja en calorías, tenían más éxito para bajar peso a largo plazo, y reducir sus medidas abdominales, que las personas que combinaban la dieta con una rutina de ejercicio más convencional. La máquina Power Plate consiste en una base vibrante que se mueve de 25 a 50 veces por segundo. De acuerdo con los que manufacturan Power Plate, si te paras en la máquina por 10 minutos al día, tres veces por semana, vas a bajar de peso, aumentar la densidad ósea y mejorar tu salud en general. El Power Plate hace vibrar a todo el cuerpo para contraer los músculos de 30 a 50 veces por segundo. La vibración continua hace que tus músculos se tensen y se relajen para mantenerte en equilibrio. Para sacar el máximo provecho del Power Plate, debes hacer ejercicios que ya conoces mientras estés en la máquina, como acuclillarte, hacer flexiones de tríceps y lagartijas. El movimiento hace que las posiciones sean más difíciles de mantener. Parece ser la salida fácil para una persona floja, pero no es el caso. El Power Plate no es mágico. Para que sea más efectivo, necesitas usar la máquina en combinación con una dieta saludable y ejercicio aeróbico.

Encuentra un deporte que te encante

Una de las mejores maneras de estar motivada para hacer ejercicio, es hacer un deporte. No sólo se trata de energía. No sólo se trata de ponerte en forma, se trata de lograr un objetivo ser buena en el deporte que elijas, ya se trate de patinaje sobre ruedas, natación, tenis o volibol. No importa cuál deporte escojas mientras lo disfrutes. Si empiezas joven, no pasarás tanto tiempo frente a la computadora o al televisor. Después de haber dicho eso, también debo agregar que nunca es demasiado tarde para empezar. El sentimiento de logro que provoca el sólo hecho de participar, aumenta tu energía. Gran parte de mis pacientes que padecen de fatiga han descubierto el baile (una variante del concepto de "deporte"). Una de las razones por las que es una actividad tan atractiva es que hay muchos tipos y clases de baile. Algunas van a un salón de baile o a clases de *swing*, otras van a clases que están más cercanas al ejercicio, y no requieren pareja. Si prefieres no asistir a una clase, puedes bailar en tu casa, u organizar una "noche de baile" con tus amigos y vecinos.

De los archivos de la Dra. Eva

Mientras estaba hablando con Cecilia, una de mis pacientes, acerca de su rutina de ejercicio, ella me dijo que no le agradaba la idea de ir a un gimnasio. Ella preferiría, me dijo, encontrar alternativas distintas a la caminadora y al equipo del gimnasio.

"Es muy difícil ir a un gimnasio para personas como yo, especialmente cuando ya tienes 50 o 60 años. No estás preparada para que invadan tu privacidad, especialmente en los vestidores. No hay un espacio privado y tienes que compartir el lugar con todos. Es como caminar en una playa nudista por primera vez: te sientes extraña e imaginas que todo el mundo te está mirando. Algunas personas en el gimnasio son muy agresivas; están

175

muy concentrados y algunas veces chocan contigo. Y si no estás preparado para ello, puede ser muy frustrante y provocar el efecto contrario a querer hacer ejercicio. Puede ser todo un desafío."

"En la cultura latina, no estamos predispuestas a hacer ejercicio o llevar a cabo una rutina deportiva. Sudar no es algo que hacemos en un contexto comunitario. Es algo muy privado. Como mujer, no nos educan para creer que tenemos que ejercitarnos, porque somos curvilíneas. Eso no significa que somos flores de ornato, y sólo tenemos que ser bonitas, es simplemente que no es parte de nuestro componente social. 'El único momento en que sudas y te dejas ir es cuando estás bailando'. Eso sí es parte de nuestra cultura. En lo personal, voy a clases de baile tres veces por semana. Durante la semana manejo durante una hora y diez minutos de tránsito para llegar ahí, pero es mi escape. Está dentro de un gimnasio; camino a través de él, subo a la clase, tomo un baño después y me voy a casa. Hay personas en la clase que tienen 20 años y otras que tienen 70. Sentimos que somos parte de una comunidad. Me siento liberada. Bromeo y digo que es más barato que ir a terapia. Hago ejercicio y me mantengo en forma, pero también me conecto con algo que es fundamental para mí. Si no fuera a clase de baile, probablemente no haría nada de ejercicio.

"Es parte de lo que hago para cuidarme, parte de mi Programa del remedio contra la fatiga. Ahora sé que es algo que no se arregla de la noche a la mañana. Me tomó años de ignorar mi estrés llevar a mi cuerpo a un estado deplorable, ¿por qué habría de creer que iba a recuperar la forma en un mes?, ¿cómo pude ser tan descuidada conmigo misma? Si no estás lista para ser responsable, para caer en cuenta que esto es un estilo de vida y que es necesario que seas buena con tu cuerpo todos los días, entonces te estás perdiendo de lo que la vida te ofrece para disfrutar.

"Estoy reemplazando todos mis malos hábitos con energía y amor, de manera que pueda ser saludable una vez más. No sólo por un año, sino por el resto de mi vida. No es la casa en la que vives, no es en auto que manejas, no es la ropa que usas. Se trata de tu cuerpo, se trata de tu vida."

Si el tiempo es un problema, y casi siempre lo es, hay deportes que puedes hacer en casa. Yo, por ejemplo, hago boxeo desde hace poco. No necesitas un compañero. Puedes usar un saco de boxeo, una versión en video, o un Wii; es un gran ejercicio, sin importar la modalidad. Sólo boxea tres minutos cada vez, haz cuatro rounds ¡y eso es todo! A mis hijos les encanta. Además, hay algo en ponerme esos guantes y boxear que me hace sentir sexy, y no sólo a mí. A mi esposo le encanta verme sudada y desarreglada. Nos pone en movimiento… y ésa siempre es una buena manera de estimular a tu energía (y a tu libido).

Hay muchas formas de hacer ejercicio en tu casa con el mínimo de equipo, o sin ningún equipo. Puedes practicar el entrenamiento intensivo o a intervalos al trotar a diferentes velocidades. Puedes saltar la cuerda. Puedes poner tu música favorita y bailar por tu cuarto sin que nadie te vea o califique. Lo diré una vez más: lo más importante es que no dejes de moverte.

¡No hagas más abdominales!

¿Cuál es el ejercicio que a todo el mundo parece encantarle, el que ves que todos hacen, y el que vas a hacer en casa? Abdominales. Cuando estás acostada en el piso, doblas tus rodillas, colocas tus manos atrás de tu cabeza y empiezas a contraer lentamente tus músculos abdominales. Aunque sean muy populares, los abdominales no son el mejor ejercicio que puedes para mejorar tus niveles de energía. Una de las razones de ello, es que la mayoría de las personas lo hacen mal, pues colocan presión poco saludable en la zona más frágil de la espalda y en el cuello. En otras palabras, puedes terminar con una mala postura y dolor en la espalda baja. Tienes que levantarte y mover tu cuerpo si quieres deshacerte de la grasa y estimular tu energía.

Recuerda respirar

Con 36 años y 13 kilos de sobrepeso, Keisha vino a verme quejándose de que no se podía deshacer de esos kilos extra, sin importar lo que hiciera. Cuando le pregunté sobre el ejercicio, me dijo que ella había intentado varios: correr, ciclismo, *spinning* y Zumba (un programa que combina el acondicionamiento físico y baile), pero que nunca podía aguantar más allá de los primeros diez minutos. Tomé mi estetoscopio y revisé sus pulmones. Sonaban claros y fuertes, como su corazón. Le pregunté si podía correr por el lugar por un minuto o en mi consultorio para que yo pudiera detectar el problema. Aceptó. Cuando empezó a correr, el diagnóstico fue muy claro. ¡A Keisha se le olvidaba respirar! Y, cuando lo hacía, no respiraba por su diafragma. Estaba claro porqué no podía aguantar el ejercicio por más de unos minutos. Cuando le comenté estas cosas, le sugerí que trabajara junto a un entrenador personal por unas cuantas sesiones para que le pudiera enseñar la manera apropiada de respirar.

Respirar es algo en que no pensamos demasiado porque es automático, pero en realidad es un componente esencial de toda rutina deportiva. Si no tienes nada qué beber, puedes sobrevivir varios días; si no tienes nada qué comer, puedes sobrevivir varias semanas, pero si no tienes oxígeno, sólo puedes vivir unos minutos. Entre los errores más comunes que comenten las personas al hacer ejercicio, es que no respiran correctamente o no respiran. Esto puede ser la causa de la fatiga, de la falta de aliento y del dolor de caballo, que puede provocar que dejes de hacer ejercicio. Lo peor del caso, es que también puede aumentar tu presión arterial.

Cuando respiras correctamente, obtienes el suficiente oxígeno en tu sistema para aumentar la circulación y hacer que la sangre fluya por todo tu cuerpo, incluyendo el cerebro. Eso facilita que el cerebro libere neurotransmisores que estimulan tu energía y estado de ánimo. Si respiras bien al hacer ejercicio, probablemente hagas algunos ruidos o silbidos nasales audibles al inhalar y exhalar.

Aquí hay algunos consejos para respirar adecuadamente durante tu rutina de ejercicio (sin importar el tipo de ejercicio que hagas):

- Empieza con el calentamiento. Puedes preparar tus técnicas de respiración de la misma manera en que calientas tus músculos para el ejercicio. Tómate unos minutos para inhalar y exhalar y enfocarte sólo en tu respiración.
- Inhala por la nariz, llena tus pulmones y exhala lentamente por la boca. Exhalar debe tomarte casi el doble que inhalar.
- Respira en la parte del ejercicio en que te estés esforzando. De hecho, si estás en cuclillas, inhala cuando estés doblando tus piernas y te estés agachando, y exhala mientras te pones de pie. Esto puede ayudar a reducir la presión arterial y los niveles de cortisol, y a suministrar a los músculos con oxígeno.
- Nunca detengas la respiración durante el ejercicio. Esto puede causar el aumento repentino de tu presión arterial, que a su vez puede provocar mareos y cansancio.
- Escucha a tu cuerpo. No llegues al punto de hiperventilarte o no poder respirar. Esto significa que estás haciendo demasiado ejercicio y que necesitas disminuir el ritmo para recuperar el aliento.

Vístete para el éxito deportivo

No, no se trata de la moda. A pesar de lo que algunos gimnasios te hagan sentir, la manera en que te ves al hacer ejercicio no hace la diferencia. El factor más relevante es que lo que uses sea cómodo y de apoyo a lo que tenga que dar apoyo. He escuchado historias ridículas de pacientes que usan prendas inadecuadas y acaban pagando el precio de ello. Por ejemplo, una paciente fue a Nueva York un fin de semana para hacer un *tour*, y los únicos zapatos que llevaba eran unas sandalias. No es necesario agregar que para cuando regresó a Los Ángeles no soportaba los pies. He conocido mujeres que hacen senderismo en tacones. Tuvieron mucha suerte de no haberse provocado un daño permanente.

Aquí hay algunos consejos en cuanto a ropa deportiva:

- **No todos los zapatos son iguales.** El tipo de ejercicio que estés haciendo determina el tipo de calzado que necesitas. Si te gustan los aeróbicos, el *step*, el *kick boxing* u otras rutinas de alto impacto, necesitas un calzado que resista el impacto y te dé estabilidad. Si prefieres los ejercicios de fuerza y el equipo cardiovascular, y lo combinas con actividades como caminar, busca un calzado *cross-trainer* (para múltiples actividades), que es ligero, resistente y te ofrece una amortiguación moderada y estabilidad. Si eres más atlética y te gustan los ejercicios que impliquen correr y brincar, necesitas unos tenis para correr que resistan el alto impacto y la actividad repentina. Si te gusta caminar, hacer senderismo y otras actividades al aire libre, quizá necesitas un calzado para caminar que le ofrezca a tus tobillos un excelente soporte. La innovación más reciente en calzado deportivo son los tenis tonificantes, que están hechos con una superficie inestable deliberadamente. La inestabilidad te fuerza a que actives los músculos que no usarías de otra forma, pues trabajan para alinearse y equilibrarse a cada paso que das. Como resultado, las mujeres que usan tenis tonificantes invierten más energía y se esfuerzan más para caminar que si estuvieran usando unos tenis normales. Puedes comprar el calzado deportivo en tiendas especializadas, pues por lo común tienen personal que puede asesorarte sobre el tipo de calzado que necesitas para el deporte que quieres hacer.
- **Usa ropa de algodón.** Si usas *spandex* para hacer ejercicio, puedes terminar con una infección por levadura o candida, la cual, como sabemos, agota tus reservas de energía.

179

- **No uses tanga**. Sé que esto es desagradable, pero una tanga puede arrojar las heces fecales en la vagina si haces ejercicios que impliquen moverte hacia atrás y adelante, lo que puede provocarte una infección de vías urinarias. También puede causar vaginosis bacteriana, que se refiere al desequilibro de la flora normal que vive en el área vaginal. ¿Mi consejo? Aunque usar una tanga puede hacer que te deshagas de las marcas de tus pantaletas (aún más visibles cuando estás usando ropa deportivo ajustada), olvida la tanga. Es mejor que NO uses ropa interior a que uses una tanga.
- **Usa un buen sostén**. Encontrar el sostén deportivo adecuado es una cuestión de prueba y error. Todo depende de la talla que seas y del tipo de ejercicio que haces normalmente. Los sostenes deportivos están diseñados para minimizar el movimiento durante el ejercicio y para ofrecerte mejor soporte y comodidad que un sostén normal. Además del tejido graso y las glándulas mamarias que se encuentran en tus senos, hay ligamentos que ayudan a mantener los senos erguidos. Hacer ejercicio con el sostén incorrecto puede estirar estos ligamentos, lo que te puede provocar que tus senos pierdan firmeza y que sientas dolor durante el ejercicio.

El tiempo correcto lo es todo

Soy una de esas personas que prefiere levantarse temprano y hacer ejercicio ante de empezar mi día oficialmente. No sólo activa mi energía por el resto del día, sino que me da paz mental al cumplir con mi *obligación*. Así, no tengo que preocuparme de los imprevistos que surjan durante el día, y que puedan terminar por suprimir mi tiempo para el ejercicio. Otras personas prefieren hacer ejercicio durante su hora de la comida, o ir al gimnasio justo después de salir del trabajo. He conocido personas que se suben a la caminadora a media noche si no pueden hacerse un espacio durante el día.

¿Hay alguna hora ideal para hacer ejercicio? De acuerdo con los ciclos de nuestro cuerpo, las hormonas adrenales están en su punto más alto por la mañana, y van disminuyendo hasta su punto más bajo, que es cuando nos vamos a dormir. ¿Qué pasa cuando hacemos ejercicio tarde? Desequilibramos el ciclo, pues el ejercicio estimula la glándula adrenal. Terminas con una explosión de energía por la noche, que te puede provocar insomnio. Hacer ejercicio por la noche (así como comer muy tarde) aumenta tu ritmo cardiaco y temperatura corporal, lo que dificulta el sueño. Te recomiendo que termines de hacer ejercicio antes de las 4:00 pm si es posible.

El ejercicio no siempre cabe en tu agenda. A la gente que es más noctámbula que diurna, se le puede dificultar hacer ejercicio en las mañanas, pues prefieren dormir más. Tengo muchos pacientes que prefieren hacer ejercicio después del trabajo. Si eso es lo que mejor funciona para ti, hazlo. Sólo asegúrate de que encuentres la manera de calmarte antes de la hora de acostarte puedes hacer una lectura aspiracional, escuchar música relajante, hacer unos estiramientos de yoga, para que tu cuerpo pueda descansar.

No es necesario que hagas ejercicio durante horas (de hecho, no deberías). Cada sesión de ejercicio debe durar de 45 minutos a una hora, o tu cuerpo empieza a fatigarse. Aunque hagas ejercicio por un periodo de tiempo corto, tu estado de ánimo mejorará. Sólo diez minutos de ejercicio moderado es suficiente para mejorar tu humor, vigor y disminuir la fatiga. Sin embargo, para obtener todos los beneficios del ejercicio, no sólo en cuanto al estado de ánimo, debes hacer por lo menos 30 minutos de ejercicio moderado todos los días. Para obtener el máximo beneficio, alterna los tipos de ejercicio que haces. De hecho, podrías intentar entrenamiento intensivo el lunes, caminata rápida el martes, entrenamiento a intervalos el miércoles, entrenamiento intensivo el jueves, y actividades así el resto de la semana o algunos días más y quizá un día puedes descansar del ejercicio. Una vez que tu cuerpo esté aclimatado al ejercicio, puedes ejercitarte todos los días, y con el tiempo puedes aumentar e intensificar tu rutina.

Lo que más importa, sin embargo, es que te des un tiempo al día para llevar a cabo esta actividad que siempre es buena para ti. De esa manera, el ejercicio se puede convertir en parte de tu rutina diaria, como lavarte los dientes. Las personas que no tienen un horario durante el día, en especial las persona que están empezando a hacer ejercicio, corren más peligro de desertar. Una vez que estableces al ejercicio como un hábito, es más fácil continuar.

Estimula tu metabolismo. Tips rápidos para empezar

El concepto más importante que puedes aprender acerca del ejercicio, de acuerdo con el entrenador Jason Muirbrook, es el de "shock metabólico". Los mejores ejercicios que puedes hacer para aumentar tu energía son los ejercicios compuestos, porque implican más de un movimiento, lo que hace que tu cuerpo se esfuerce de tal manera que te produce un shock metabólico. Este tipo de shock provoca que quemes más calorías mucho después de que terminaste de hacer ejercicio, y esa es la razón por la que empiezas lentamente y empiezas a progresar de manera gradual. Cada vez que cambias tu rutina o aumentas el número de repeticiones que haces, desequilibras tu sistema y lo forzas a que produzca más energía.

Ahora que sabemos un poco sobre cómo están conectados el ejercicio y la energía, hay ejercicios específicos para aumentar tu energía, y algunos otros no son muy buenos. Caminar, por ejemplo, tiene muchos beneficios; es bueno para tu corazón, huesos, músculos, pero no necesariamente para aumentar tu energía. El problema es que, para que el ejercicio que haces aumente tu energía, debe incrementar tu ritmo cardiaco. Muchos doctores recomiendan la caminata rápida lo que significa caminar de manera que tu pulso aumente a 160. ¿Pero puedes hacer esto durante 20 minutos? La mayoría de las personas no pueden seguir este ritmo. Aunque de hecho quieran salir a hacer una caminata rápida, lo que terminan haciendo es un paseo casual.

La que sigue es una lista de ejercicios para aumentar la energía, que proporciona Jason Muirbrook. Puedes hacerlos en casa e incorporarlos a tu rutina deportiva diaria:

- **Sentadillas**. Empieza con tus pies pegados al piso, tus hombros extendidos, tu espalda recta , lo cual se logra empujando tu ombligo hacia adentro y apuntándolo ligeramente hacia arriba. Lentamente dobla tus rodillas y baja tus caderas hacia el piso, manteniendo tu torso recto, y tus rodillas atrás de los dedos de tus pies y apuntando hacia delante. El objetivo es mantener tus muslos en posición paralela sobre el piso y mantener esta posición unos segundos. Tus pies deben estar apoyados en el piso de manera firme, no al aire. Una vez que hayas bajado 90 grados en relación con tus rodillas, debes regresar a la posición inicial y repetir. Si eres principiante, puedes hacer un tipo de sentadillas al sentarte en una silla con tus pies bien apoyados en el piso, tu espalda derecha y tu vientre sumido y apuntado ligeramente hacia arriba. Después ponte de pie sin usar tus brazos para apoyarte. Siéntate sin usar tus brazos y repite. Si sientes que no puedes hacer muchas repeticiones, haz 15 o 20, y con el tiempo trata de llegar a las 25.
- **Sentadillas con peso**. Se trata del mismo ejercicio, ya sea parada o sentada, con la diferencia de que le vamos a agregar un poco de peso.

Colócate en la posición inicial mientras sostienes una pesa ligera (o una botella llena de agua o una lata de sopa) en cada mano, los brazos a los lados y las palmas hacia fuera. Cuando te pares después de haber estado en cuclillas, mantén tus codos cerca de ti y alza tus manos hacia tus hombros, doblando los codos. Estira tus brazos hacia los lados para regresar a la posición inicial y repite.

- **Desplantes**. Como las sentadillas, los desplantes implican el trabajo de todos los músculos de tus piernas, incluyendo los cuádriceps, los tendones, los glúteos y las pantorrillas. Empieza con tus dos pies apoyados en el piso, separados en proporción a tus hombros, tu espalda recta, y tu vientre sumido y apuntando hacia arriba. Da un paso gigante hacia delante con la pierna derecha, manteniendo la rodilla delantera y la trasera en un ángulo de 90 grados. Los dedos de tus pies y tus rodillas deben apuntar al frente. La pierna trasera va a doblarse, casi hasta alcanzar el piso. Mantén la posición durante unos segundos. Asegúrate de que la inclinación de tu rodilla no pase los dedos de tus pies, porque ello provocaría mucha presión en tus articulaciones. Para mantener tu equilibrio, tienes que cargar tu peso en los talones y no en los dedos de tus pies. Regresa tu cuerpo a su posición inicial mediante tu talón trasero. Repite con tu pierna izquierda hacia delante. Haz 10 repeticiones con cada pierna, descansa 20 segundos y repite.

- **Estiramientos de pierna**. Ponte en cuatro puntos como si fueras una mesa. Si te duelen las rodillas y no puedes arrodillarte en el piso, dobla una toalla y colócala de manera uniforme debajo de tus rodillas. Mantén tu espalda recta y tu vientre sumido, extiende tu pierna derecha hasta que quede paralela al piso y aprietes el glúteo. Mantén la posición por unos segundos y regresa a la posición inicial. Repite con la pierna izquierda. Empieza con 10 estiramientos por pierna, descansa durante 20 segundos y repite.

- **Estiramientos de lado (también conocido como perro orinando un hidrante)**. Siéntate en el piso en cuatro puntos. Eleva tu pierna derecha doblada, manteniendo tu muslo paralelo al piso y tu pierna en un ángulo de 90 grados. Estira tu pierna lentamente, pero no extiendas tu rodilla por completo. Mantén esta posición cinco segundos, lentamente dobla la rodilla y regresa a la posición inicial. Repite diez veces, descansa por 20 segundos, y cambia de pierna.

Al fortalecerte, puedes aumentar el número de repeticiones para cada ejercicio y reducir los lapsos de descanso. Puedes hacer estos ejercicios por 30 minutos, cinco veces por semana. Van a tonificar tus músculos y a elevar tu ritmo cardiaco. Puedes hacerlo en conjunto con cualquier ejercicio cardiovascular que quieras hacer, ya sea correr, hacer un deporte o ir a *spinning*.

Ahora que ya has leído los primeros seis capítulos y has llevado a cabo los cambios en tu ambiente y estilo de vida, debes estar en el camino de adelgazar, y estar más contenta, saludable y energética que antes de empezar este libro. Si no es así, debes preguntarte: "¿Habrá algo mal en mi a nivel biológico? La causa médica más común que causa la fatiga es la enfermedad de la tiroides. Las hormonas de la tiroides se liberan en el torrente sanguíneo y viajan por todo el cuerpo para controlar el metabolismo; cada célula del cuerpo depende de las hormonas tiroideas para la regulación de su metabolismo. Ésa es la razón por la cual dediqué el siguiente capítulo a la tiroides, su funcionamiento y cómo mantenerla en el mejor estado posible.

Capítulo 7

Paso 6 Chequea tu tiroides

> Esta mujer tenía 55 años. Tenía un trabajo donde debía lidiar con mucha presión y estaba en el ojo público. Sus luchas contra el sobrepeso a lo largo de los años eran bien conocidas. Aunque la mayoría de las personas no lo sabían, también había luchado por años con síntomas como la ansiedad, el insomnio y los ataques de pánico ocasionales. En 2007, empezó a subir de peso más rápidamente, y muchas personas notaron que se veía cansada todo el tiempo. Por lo común ella había sido una mujer muy energética, y ahora estaba exhausta. Había visto a muchos doctores, ninguno de los cuales sabía qué estaba mal en ella, hasta que finalmente uno de ellos le recomendó que se examinara la tiroides.
>
> Ella empezó un tratamiento y en poco tiempo se sentía y veía mucho mejor. Ella describió su diagnóstico de la siguiente manera: "Primero, hipertiroidismo, que aceleraba mi metabolismo y me dejaba sin dormir durante días (la mayoría de las personas pierde peso, yo no). Después hipotiroidismo, que desaceleraba mi metabolismo y me hacía querer ir a dormir todo el tiempo." El nombre de esta mujer es Oprah Winfrey, y hasta que anunció su diagnóstico y tratamiento en su famoso programa, muchas mujeres en los Estados Unidos jamás habían escuchado de la glándula tiroidea o de la enfermedad de la tiroides.

Si quieres verme emocionada, háblame de la tiroides. No es un tema apasionante para muchas personas, lo sé. Para mí, es muy estimulante. Quizá porque es un tema poco comprendido, poco valorado y, en muchos casos, simplemente ignorado.

¿Cuándo fue la última vez que fuiste al doctor y te hiciste un chequeo de la tiroides? Sabrías que lo hizo, porque para examinar la tiroides manualmente,

185

debes pararte detrás del paciente y poner tus manos alrededor del cuello del paciente, como si fueras a ahogarlo. Esta es la única manera en que puedes sentir la glándula tiroidea en forma de mariposa, que se encuentra cerca de la clavícula (donde los hombres se anudan la corbata). Cuando examino a mis pacientes, siempre me dicen: "¿Por qué haces eso? ¡Ningún doctor me había hecho eso antes!".

Por eso digo que esa glándula ha sido ignorada. No puedes respirar sin la tiroides, no puedes pensar sin la tiroides, estarías constantemente estreñida sin la tiroides, y aún así está hasta el final de la lista de posibles causas de algunos síntomas muy comunes. ¿Se te está cayendo el cabello? Podría ser por la tiroides. ¿La voz se está haciendo ronca? Podría ser por la tiroides. ¿Siempre tienes frío? Podría ser por la tiroides. ¿Tienes problemas para concentrarte? Podría ser por la tiroides. Si es así, es algo que se puede arreglar fácilmente; esa es la razón por la cual me alegro y enojo tanto con el tema. Las personas están sufriendo de manera innecesaria, algunas por muchos años, cuando podrían estar llevando una vida más productiva y energética con el diagnóstico y el tratamiento correcto.

Las personas que han escuchado de la tiroides por lo común creen que está vinculada a la pérdida del peso y al metabolismo, y la usan como una manera de justificar sus dificultades para bajar de peso. "Debo tener un problema con la tiroides porque, sin importar lo que haga, no puedo bajar de peso." La mayor parte del tiempo, eso no es verdad, pero es más fácil culpar a la tiroides que a las elecciones del estilo de vida.

La tiroides: qué, dónde y cómo

Así que… estás leyendo este libro porque tienes fatiga. No es sorprendente. Estás muy ocupada, te haces cargo de tu familia, trabajas muchas horas y tienes muchas responsabilidades. Tratas de hacer ejercicio, pero no siempre tienes tiempo. Últimamente, has subido de peso, pero ¿quién no? Quizá estás un poco ansiosa o deprimida. Tal vez no has estado durmiendo tan bien como solías hacerlo, y probablemente tu cabello está más delgado que hace unos meses. Muchas mujeres suman todos estos síntomas y vienen a consulta con… nada. Es la vida; se trata sólo del envejecimiento. Pero quizá y sólo quizá, es más que eso. Tal vez se trate de tu tiroides. De hecho, una mujer de cada ocho va a desarrollar algún desorden de la tiroides durante su vida. Cuando llegan a los 60 años, más del

20% de las mujeres estadounidenses tendrán algún desorden de la tiroides. En lo personal, creo que los números pueden ser más altos porque muchas mujeres no han sido diagnosticadas de manera oficial.

La manera más sencilla de describir tu tiroides y su funcionamiento es compararla con un horno que funciona gracias a un termostato (la glándula pituitaria). Ambas regulan la cantidad de energía y resistencia que tienes día a día. La cantidad de hormona tiroidea que tienes afecta lo bien que duermes, la manera en que te sientes al despertar en la mañana, y la efectividad con la que te desempeñas en el día.

La función tiroidea afecta a cada célula del cuerpo. Es la principal reguladora del metabolismo basal, que se refiere a la cantidad de energía necesaria para mantener las funciones fisiológicas esenciales cuando estás en completo reposo, tanto física como mentalmente. Si tu glándula tiroidea no está funcionando de manera óptima, tus células no pueden tomar los nutrientes que necesitan, recibir la cantidad de oxígeno adecuada, o deshacerse de los deshechos de manera eficiente. Las hormonas tiroideas también afectan a tu corazón, músculos, huesos y colesterol, sólo por mencionar algunos.

Las hormonas 3 y 4

Hay dos hormonas que principalmente produce la tiroides:

- Triyodotironina, conocida como T3
- Tetrayodotironina, conocida como T4

Quizá te hayas dado cuenta que el nombre de ambas hormonas incluye la palabra *yodo*. Eso es porque la función de la glándula tiroidea es tomar el yodo, que se encuentra en muchos alimentos, y convertirlo en hormonas tiroideas. Las células tiroideas son las únicas células del cuerpo que deben absorber el yodo.

Estas células combinan el yodo y el aminoácido tirosina para hacer T3 y T4 (no te preocupes, no es necesario que te aprendas estos nombres. Sólo estoy tratando de darte un panorama general sobre la manera en que trabaja la tiroides). Una glándula tiroidea normal produce tanto T3 como T4; genera un 80% de T4 y un 20% de T3. Sin embargo, T3 es cuatro veces más potente que T4. T4 es de hecho la precursora de T3. Al viajar por el hígado, T4 pierde una de sus moléculas de yodo, que convierten a T4 en T3.

Hay otro factor que es necesario mencionar para completar este proceso: la hormona estimulante de la tiroides, que produce la glándula pituitaria en el cerebro, y le da a la glándula la función de termostato. De esta manera, la tiroides es el horno que proporciona el "calor" en forma de hormonas T3 y T4, y la glándula pituitaria es el termostato que se prende y apaga de acuerdo con la cantidad de calor que haya en el cuerpo. La hormona estimulante de la tiroides le dice a la tiroides que aumente o disminuya el calor. El proceso es el siguiente:

1. T3 y T4 viajan a través del torrente sanguíneo y producen calor.
2. La glándula pituitaria detecta el calor, el termostato se apaga y la producción de la hormona estimulante de la tiroides disminuye.
3. El cuerpo se enfría a medida que el nivel de hormonas tiroideas disminuye.
4. La pituitaria detecta el descenso en la temperatura, el termostato se activa, y la producción de la hormona estimulante de la tiroides aumenta.
5. El horno produce más calor.

Cuando la temperatura de tu cuerpo baja, tu metabolismo también lo hace. Produces menos energía, almacenas más calorías como grasa, en otras palabras, subes de peso. También sufres de fatiga, irritabilidad e incapacidad para concentrarte. Aunque es más complicado que eso, lo que recién señalé es un panorama general.

Muy pocas hormonas

El desorden de la tiroides más común es el hipotiroidismo. Esto sucede cuando la tiroides no está produciendo la cantidad suficiente de hormonas. Aproximadamente 25 millones de personas sufre de hipotiroidismo, y la mitad de ellas no están diagnosticadas. Por lo común, lo padecen las mujeres, en particular las mayores; el porcentaje de mujeres con hipotiroidismo es más alto por cada década que pasa después de los 34 años. Esto se debe a que la producción de la hormona tiroidea disminuye con la edad.

Una de las razones por las que el hipotiroidismo no se diagnostica es porque los síntomas aparecen lentamente, y pueden parecer señales normales del envejecimiento. Los síntomas incluyen:

188

- Ansiedad y pesadillas.
- Irregularidades menstruales.
- Dificultad para bajar de peso.
- Cambios en el estado de ánimo.
- Piel reseca.
- Fatiga severa.
- Aumento de peso.
- Adelgazamiento de las cejas,
- Mala memoria y concentración.
- Piel amarilla por la baja conversión del beta caroteno en vitamina A.

Hay muchas mujeres que no tienen síntomas y se sienten perfectamente bien y, cuando se examinan, se les diagnostica hipotiroidismo. Estas mujeres necesitan tratamiento tanto como las que sí presentan síntomas, porque su metabolismo lento va a provocarles efectos adversos con el tiempo. No difiere de tener el colesterol alto y no querer el tratamiento porque no tienes molestias. Si no tratas el colesterol alto, un día puedes tener un infarto a causa de la acumulación del colesterol en tus arterias. Si no tratas el hipotiroidismo, puedes tener un infarto a causa de la disfunción metabólica que tu tiroides ha provocado con el paso de los años. Por esa razón es por la que los análisis son tan importantes, especialmente a medida que envejeces y aumenta la probabilidad de hipotiroidismo.

Cuando las personas se enteran de que soy endocrinóloga, me cuentan todo tipo de historias. No sé a cuántas cenas he ido donde escucho las historias de mujeres que dicen jamás haber oído de la enfermedad de la tiroides hasta que, después de ir de un doctor a otro, se las diagnosticaron finalmente, les dieron el tratamiento adecuado, y sus vidas cambiaron para siempre. Una de esas historias me la contó una mujer llamada Cheryl, que había sufrido de una fatiga cada vez peor durante 10 años. Se quedaba dormida a las 20:00 hrs. cada noche. Nunca pensó que era eso no era común, pues su madre siempre se había ido a la cama muy temprano. Pero entonces empezó a subir de peso sin motivo y no podía bajarlo, al igual que su madre. Empezó a tener periodos menstruales irregulares, pero tampoco se preocupó porque su madre había tenido una menopausia a temprana edad. Se alarmó un poco cuando se le empezó a caer el cabello a puños, cada mes; pero su madre había usado una peluca hacia el final de su treintena.

Cheryl siempre había sentido ansiedad hacia su trabajo estresante en la universidad, pero ahora su ansiedad se veía incrementada, pues su productividad era cada vez menor. Después de diez años de pensar que estos síntomas eran parte del desgaste normal de un cuerpo que envejece (aunque había cumplido 40 años), finalmente habló de sus problemas con su doctor. Después de descartar muchas otras posibilidades, la examinó de la tiroides y encontró que padecía la tiroiditis de Hashimoto, una enfermedad de la que jamás había escuchado.

En los Estados Unidos, la causa más común del hipotiroidismo se llama la tiroiditis de Hashimoto. Es una enfermedad autoinmune; en otras palabras, el sistema inmune del cuerpo ataca al tejido tiroideo. Este tejido se inflama tanto que la glándula no puede producir la cantidad suficiente de hormona tiroidea. La glándula pituitaria, al detectar esta falta de hormonas, reacciona activando el termostato y mandando la hormona estimulante de la tiroides para aumentar la producción de hormonas. Pero eso ya no es posible a causa de la inflamación de la glándula. Así, las células tiroideas empiezan a crecer y a multiplicarse, lo que finalmente causará nódulos e inflamación.

Cuando Cheryl me contó su historia en la cena, sólo había estado en el tratamiento para la tiroides por unas semanas, pero ya se estaba sintiendo mejor, y me dijo que estaba esperanzada, por primera vez en una década, en que podía volver a ser la que hace mucho tiempo no era. Ella forzó a su madre a que se chequeara la tiroides y, ¡adivinaste!, también tenía hipotiroidismo. La enfermedad de Hashimoto, al igual que muchas otras enfermedades autoinmunes, por lo común, se hereda de madres a hijas. Como su madre tenía alrededor de 60 años, no se había hecho análisis de la tiroides (la mayoría de los doctores no empiezan a chequear a sus pacientes sino hasta pasados los 65 años de edad). Su madre no estaba complacida de hablar con su médico de hacía 30 años. Cuando le preguntó por qué nunca había revisado su tiroides, él le contestó: "Siempre has estado saludable y nunca me hablaste sobre alguna inquietud vinculada a tu salud. Hicimos los análisis estándar. ¿Por qué iba a asumir que tenías un problema de la tiroides?" Lección aprendida, necesitamos que un doctor nos guíe, pero ellos no nos leen la mente. Si algo te está molestando, sin importar lo trivial o insignificante que te parezca, debes de hablar de ello con tu médico. La salud es una responsabilidad mutua.

Muchas hormonas

Cuando todo está funcionando de la manera adecuada, la tiroides y la pituitaria trabajan en conjunto para producir justo la cantidad correcta de hormonas. Pero hay momentos en que la tiroides no funciona bien, y produce o muy pocas o muchas hormonas. Cuando la tiroides tiene un exceso de actividad y produce demasiadas hormonas, tienes un padecimiento que se llama hipertiroidismo. Esta condición afecta diez veces más a las mujeres que a los hombres, y por lo común la padecen mujeres menores de 40 años. Algunos de los síntomas del hipertiroidismo son:

- Nerviosismo, cambios en el estado de ánimo, sensación de debilidad o cansancio.
- Ritmo cardiaco acelerado.
- Sudoración excesiva.
- Piel enrojecida y prurito.
- Cabello fino que se cae fácilmente.
- Manos temblorosas.
- Más movimiento intestinal de lo normal.
- Falta de aliento.

La forma más común de este desorden es la enfermedad de Graves, que se hizo famosa cuando se la diagnosticaron a la primera dama, Barbara Bush, en 1989 (por coincidencia, a su esposo, George H. Bush, se le diagnosticó la misma enfermedad más tarde, y también a su perro, Millie). Uno de los síntomas extraños de la enfermedad de Graves se conoce como los "ojos de rana", pues los globos oculares se mueven hacia adelante y sobresalen porque la grasa se acumula detrás de ellos. La enfermedad de Graves puede poner en riesgo tu vida y puede provocar enfermedades cardiacas si no recibes tratamiento. Este tipo de hipertiroidismo es una enfermedad autoinmune y hereditaria. Causa cambios en el cuerpo y en el estado de ánimo cuando el sistema inmune "ataca por error" a la glándula tiroidea, provocando la sobreproducción de las hormonas de la tiroides.

De los archivos de la Dra. Eva

Hace poco, Elsa había dado a luz a su segundo hijo cuando empezó a sentir palpitaciones. No les dio mucha importancia hasta que empezaron a aparecer más frecuentemente. Fue con un cardiólogo que le recetó medicamentos. Desafortunadamente, los fármacos causaron que su presión arterial bajara tanto que no podía levantarse de la cama por la mañana, y una tarde se colapsó con su niño en los brazos. Con dos niños pequeños que cuidar, Elsa se dio cuenta de que las medicinas para la presión arterial no eran la mejor opción para ella.

Elsa empezó a notar otros síntomas. Aunque su esposo siempre la había descrito como un poco inquieta, estaba ansiosa todo el tiempo. Sufría de insomnio e irritabilidad sin motivo. Fue a ver a otros dos cardiólogos porque sus palpitaciones estaban empeorando, pero nada parecía ayudarla.

Se examinó su función tiroidea, pero sus resultados siempre estaban dentro de los parámetros normales. Un día, fue a ver a un nutriólogo. Después de describirle sus síntomas, el nutriólogo le preguntó a Elsa si se había hecho un análisis de la tiroides. Cuando Elsa le dijo que sus resultados siempre habían sido normales, el nutriólogo le dio a Elsa mi número y le dijo que quizá yo le podría ayudar. Después de escuchar la historia de Elsa, decidí hacerle una serie de estudios tiroideos durante la semana en que esperamos a que su expediente llegara a mi consultorio. Como esperaba, sus primeros resultados estaban fuera de los parámetros normales y sospeché que tenía la enfermedad de Graves. Después de que unos análisis más validaran este diagnóstico, le receté a Elsa el tratamiento adecuado. Después de pocas semanas me comentó que se sentía mucho mejor, que podía dormir en la noche, y que ya no tenía palpitaciones. Lo que le pareció interesante fue que una vez que obtuvo su expediente médico de su doctor anterior, no había mención alguna de los exámenes de la tiroides. En retrospectiva, Elsa asumió que el doctor le había hecho estudios de tiroides porque él le había dicho que estos estudios eran completos, y que todo había salido dentro de los parámetros normales. ¿Mi consejo? Cuando se trate de tu doctor (aunque ese doctor sea yo) nunca asumas.

Las personas que tienen hipertiroidismo a menudo se confunden cuando escuchan el diagnóstico. Mis pacientes me dicen: "¡Pensé que, de tener hipertiroidismo, estaría llena de energía, perdería peso y haría muchísimas cosas! ¿Por qué estoy cansada todo el tiempo?" Aunque esta línea de pensamiento es correcta en la mayoría de las situaciones, la respuesta en otras es que la tiroides con exceso de actividad está desgastando tu cuerpo. Está afectando otros órganos (como a la glándula adrenal) y poniéndolos en peligro. Es como un motor, que siempre está girando a muy alta velocidad sin ir a ningún lado. Finalmente, las partes del motor se van a quemar y va a dejar de funcionar (lo que parece haberle sucedido a Oprah).

El hipertiroidismo se trata con fármacos que calman la tiroides, como el propiltiouracilo. Necesitas seguir un tratamiento con yodo radiactivo, o someterte a una cirugía para retirar la glándula tiroides. Algunas personas necesitan combinar más de un tratamiento. Este padecimiento puede entrar en remisión por muchos años. Las recaídas son poco comunes pero sí pueden ocurrir.

Otro tipo de hipertiroidismo es la tiroiditis subaguda, que implica la inflamación de la glándula tiroides. Se piensa que la produce en virus y que es la consecuencia de una infección en el tracto respiratorio superior. Por lo común, se trata con fármacos antiinflamatorios como la aspirina y el ibuprofeno para disminuir la producción y liberación de la hormona tiroidea. Un beta bloqueador (que a menudo se suministra para el tratamiento de las enfermedades cardiacas, hipertensión y ansiedad) también se usa para disminuir el ritmo cardiaco y hacer que la paciente se sienta más cómoda hasta que la situación se resuelva por sí misma espontáneamente. Esta enfermedad por lo general dura unos cuantos meses y se cura naturalmente, pero si no se trata, puede poner en peligro la vida de la paciente.

Los exámenes de la tiroides

Las buenas noticias es que hay unos análisis de sangre sencillos que pueden medir la función tiroidea para determinar si tu producción hormonal es normal o no (el "estándar de oro" es analizar una de las muchas funciones tiroideas, que es la producción de la hormona estimulante de la tiroides). Las malas noticias son que si tienes a cinco doctores en el consultorio, obtendrás cinco opiniones diferentes de lo que es normal y lo que no lo es. En mi práctica, no confío sólo en los exámenes de sangre porque con los años he encontrado que lo que puede ser normal para una persona, y hasta para la población en general, puede ser anormal para alguien más. Uso otros análisis también (como uno que analiza los anticuerpos particulares) y la palpación (examinar con mis manos) de la tiroides para determinar su tamaño, forma, firmeza y ubicación, para así buscar anomalías. Los internistas también pueden hacer estos análisis, pero como no hacen la exploración física de la glándula tan frecuentemente como lo hacen los endocrinólogos, pueden equivocar el diagnóstico. Algunos doctores recomiendan un ultrasonido de la tiroides también.

Aquí es donde viene la parte truculenta. En 2010, en la mayor parte de los laboratorios de los Estados Unidos, el rango de referencia normal oficial para la hormona estimulante de la tiroides en unos análisis de sangre abarca aproximadamente desde 0.5 a 5 (medidos en microgramos de decilitro). El rango de referencia es lo que determina para la gran mayoría de los médicos que confían en los exámenes de sangre casi exclusivamente si la enfermedad de la tiroides se diagnostica o no, y cuál es el tratamiento a seguir. En enero de 2003, la Asociación Americana de Endocrinólogos Clínicos recomendó a los doctores que "consideren dar tratamiento a los pacientes que se salen de un margen más estrecho, basado en un nivel de hormona estimulante de la tiroides de 0.3 a 3". Aunque muchos años han pasado desde que se estableció un nuevo rango, algunos doctores lo usan y otros no. La cuestión es la siguiente: un estudio encontró que al usar el parámetro superior de 5.0 de la hormona estimulante de la tiroides, el 5% de la población es hipotiroidea. Sin embargo, si usas el 3.0 como la cantidad máxima del parámetro normal, el 20% de la población sería hipotiroidea. Esto significa que millones de pacientes con hipotiroidismo tienen un diagnóstico erróneo y no reciben el tratamiento adecuado.

Vamos a tomar el ejemplo de mi paciente *Mary Anne*. Cuando estaba al principio de su cuarentena, fue a consultar a su doctor porque se sentía cansada todo el tiempo, tenía cambios en el estado de ánimo y periodos menstruales irregulares. Su doctor le sugirió que se hiciera unos análisis tiroideos, aunque no pensó que ése fuera el problema. Los resultados de *Mary Anne* señalaron que su nivel de hormona estimulante de la tiroides era de cuatro. De acuerdo con los viejos estándares, estaba dentro de los parámetros de referencia normales. Así que el doctor le dijo que ella estaba bien y que probablemente lo único que necesitaba era descansar bien. Diez años después, aún viviendo con fatiga, *Mary Anne* vino a verme. Sus síntomas habían aumentado de tal manera que ahora interferían con su vida cotidiana. Volví a examinar su tiroides. Su nivel de hormona estimulante de la tiroides se había incrementado a 5.0, y acordamos que debería iniciar el tratamiento correspondiente al hipotiroidismo. Poco después, una *Mary Anne* nueva (o la que ella solía conocer y amar) regresó a consulta. Si su doctor hubiera considerado los criterios más recientes, ella habría recibido tratamiento hace diez años, y habría tenido una calidad de vida mucho mejor. En lugar de eso, había vivido con esos síntomas por una década, creyendo que eran parte del proceso de envejecimiento.

Ahora hay análisis de sangre más efectivos que proporcionan un panorama completo de la eficiencia con que la tiroides produce T4, el cuerpo convierte T4 en T3, cuánta T3 se crea en su forma activa, y si hay una cantidad significativa de anticuerpos antitiroides presentes. Unos estudios completos también incluyen los niveles de T3 y T4 libres. Puedes sugerirle a tu médico que considere el total de T3 y T4 libres, pues el total de T3 y T4 "regulares" puede no ser tan preciso.

Uno de los problemas con los análisis de la tiroides es que no están en las listas típicas de lo que se revisa en unos análisis de sangre estándar, o hasta unos más completos. Justo como la directriz que se ha establecido para detectar el cáncer de colon, que se inicia a los 50 años y no antes, no es hasta que cumples los 65 años que tu doctor va a hacerte exámenes tiroideos de rutina. Como he señalado en otros capítulos, cuando te quejas con tu doctor de que has subido de peso, que el cabello se te está cayendo, que sientes fatiga y pérdida de la libido, la mayoría de las veces recibes esta respuesta: "Bueno, estás envejeciendo, eso es de esperarse." Si tienes alguno de estos síntomas, y tu doctor no te sugiere que te hagas unos análisis, coméntaselo. La mayoría de los doctores, aunque estén escépticos, van a prescribirte los análisis si insistes.

Se me olvida lo que me dice sobre la tiroides...

Aquí hay una idea que asusta: muchos doctores han diagnosticado demencia o Alzheimer a los pacientes, cuando lo que en realidad tienen es un desorden de la tiroides. En 2008 se publicó un estudio en *Archives of Internal Medicine* (Archivos de la medicina interna) que encontró que las mujeres que tenían niveles muy bajos o muy altos de la hormona estimulante de la tiroides tenían más del doble de probabilidad de desarrollar la enfermedad de Alzheimer, en comparación con aquellas con niveles más moderados (el caso de los hombres era diferente). ¡Otra razón por la que hacerte exámenes de la tiroides debe ser parte de tus análisis de rutina a medida que envejeces!

Tus números, tu doctor y tú

Hay algo que debes tener en mente si te haces unos análisis y resulta que tus números no son *normales*. El hipotiroidismo tiene un rango enorme, de muy leve a severo. No sólo es eso, una persona cuyos resultados de la hormona estimulante de la tiroides asciendan a 2.5 puede sentirse muy bien, mientras que otra persona con los mismos niveles puede padecer una gran cantidad de síntomas. Los números y los síntomas no siempre se correlacionan. La mayor parte del tiempo, tomar los medicamentos para tratar los problemas de la tiroides va a curar tus síntomas, vas a sentirte mejor en cuestión de días, y para la sexta semana de tratamiento vas a tener una idea clara de cómo funciona. A menos que le digas a tu doctor cómo te sientes, ya no hará más que monitorear tus resultados. Es necesario que le digas a tu doctor si tus síntomas están mejorando (o empeorando), y que te hagan análisis constantes para ver cómo está trabajando el medicamento. Tus parámetros pueden regresar a la normalidad, pero si no te sientes bien, es tu responsabilidad decirle a tu médico, para que pueda hacerte más análisis o cambiar tu tratamiento hasta encontrar lo que mejor funciona para ti.

Es posible, sin embargo, excederse con los medicamentos para la tiroides. Algunos pacientes tienen la actitud "Si poco es bueno, más es mejor"; pero mucho medicamento para la tiroides puede causar estrés a las glándulas adrenales, lo que se traduce en la sobreproducción de cortisol y el desequilibrio en las proporciones de cortisol, DHEA, epinefrina y norepinefrina. Esto te dejará más cansada de lo que estabas al principio, porque el resto de los sistemas de tu cuerpo no serán capaces de producir la energía necesaria para seguirle el ritmo a tu tiroides renovada.

La deficiencia de yodo y la tiroides

Hace muchos años, estaba viajando por los Himalaya, y veía a muchas personas con bocio. El bocio se refiere al crecimiento anormal de la glándula tiroides. En los Himalaya, vi a personas con un bocio más grande que sus cabezas. Tenían que dormir casi erguidos para no asfixiarse hasta morir a mitad de la noche. Ver a estas personas fue una de las razones que suscitó mi interés en la endocrinología, y en la tiroides en particular.

La razón por la que el bocio era (y aún es) tan prevalente en esta zona rodeada de montañas, es la falta de yodo en su dieta. Como el yodo es necesario para la producción de la hormona tiroidea, y el cuerpo no produce yodo, tenemos que obtenerlo de lo que comemos. Por lo común se encuentra en alimentos como el pescado de agua salada, el alga de mar, los vegetales marinos, los mariscos, el pan, el queso y los multivitamínicos que contengan yodo. En los Himalaya tienen pan y queso, pero las vacas comen pasto, el cual es bajo en yodo; y el pan se hace de granos de soya que carecen de yodo.

La sal yodatada es ahora la fuente principal de yodo en la dieta estadounidense, pero sólo 20% de la sal que se come en los Estados Unidos contiene este micronutriente. Las, cada vez más populares, sales de mesa de diseñador, como la sal de mar, y la sal Kosher, por lo común no tienen mucho yodo. Sin embargo, la mayor parte del consumo de sal en los Estados Unidos proviene de los alimentos procesados. Además de esto, por todos lados están las advertencias contra el consumo excesivo de la sal, al estar asociada a afecciones tales como la hipertensión, la insuficiencia cardiaca congestiva y otras enfermedades de las arterias coronarias, de manera que la deficiencia de yodo se convierte en una amenaza real para las personas de los Estados Unidos. Si consideramos que sólo hasta hace unos años, la FDA (Food and Drug Administration) hacía obligatoria la inclusión de yodo en las sales, ahora la mayoría de los médicos aconsejan que, a causa de la gran variedad de fuentes alimenticias disponibles de todo el mundo, la sal yodatada ya no es necesaria en los Estados Unidos y en otros países occidentales. Agregarle yodo a la sal es voluntario en los Estados Unidos. Parece ser que el consumo de yodo ha disminuido en un 50% en este país en los últimos 30 a 40 años, y el rango anticipado de casos futuros de hipertiroidismo ha crecido de manera dramática.

Antes de la década de 1920, la deficiencia de yodo era común en muchas regiones del noroeste de los Estados Unidos y de Canadá. Sin embargo, la introducción de la sal yodatada virtualmente eliminó el problema en esas áreas. La deficiencia de yodo es más común en las regiones montañosas y tierra adentro del mundo, donde la comida se da en suelos bajos en yodo (por ejemplo, zonas como Bután, el Tíbet y los Himalayas). La deficiencia en yodo puede provocar bocio, hipotiroidismo y hasta retraso mental en niños (el término "cretinismo" se refiere a que el feto no recibe el yodo suficiente mientras está en el vientre de la madre).

Alrededor del mundo, la causa número uno del hipotiroidismo es la deficiencia de yodo, y permanece como un problema de salud pública en 47 países, pues cerca del 38% de la población mundial vive en áreas con deficiencia de yodo. Un artículo en The Lancet señala que "De acuerdo con la OMS, en 2007, cerca de 2.2 mil millones de personas tenían un consumo insuficiente de yodo, y un tercio de ellos están en edad escolar. La deficiencia de yodo, es la primera causa de retraso mental prevenible, y es un importante problema de salud pública."

Hay muchos tipos y marcas de suplementos de yodo en el mostrador. Sin embargo, es importante que te guíe un médico antes de empezar a tomar suplementos de yodo. Si tomas demasiado, puedes desarrollar hipertiroidismo. Nunca debes decidir de manera individual cuánto yodo tomar al creer que esto va a aumentar la producción de la tiroides. Puedes terminar haciéndote más daño que bien.

Tu tiroides y tu bebé

Como toda madre sabe, hay mil y un cosas de qué preocuparte cuando estás embarazada. Bueno, he aquí otra: tu tiroides y la deficiencia de yodo. Durante el embarazo, la producción de la hormona tiroidea aumenta 50%, lo que significa que el cuerpo necesita un consumo mayor de yodo para mantener la función tiroidea y la producción de hormona tiroidea.

En 2007, la Organización Mundial de la Salud (OMS), el Fondo para los Niños de las Naciones Unidas (UNICEF) y el Consejo Internacional para el Control de los Desórdenes por Deficiencia de Yodo (ICCIDD, por sus siglas en inglés) publicaron *Assesment of iodine deficiency disorders and monitoring their elimination* (Evaluación de los desórdenes por deficiencia yódica y el monitoreo de su eliminación), en el que resumieron las consecuencias de la deficiencia de yodo en el embarazo y la lactancia:

- Aborto espontáneo
- Muerte fetal
- Anomalías congénitas
- Mortalidad perinatal
- Cretinismo endémico
- Retraso mental
- Desarrollo físico retardado

Esta publicación de 2007 también señala: "En el mundo, la deficiencia yódica es la causa más importante de daño cerebral prevenible. Las personas que viven en áreas afectadas por una severa falta de yodo, pueden tener un cociente intelectual hasta de 13.5 puntos por debajo de aquellas personas que viven en comunidades donde no hay falta de yodo."

Los problemas de la tiroides pueden acechar a una mujer hasta después de que da a luz. Hasta el diez por ciento de los problemas emocionales y físicos del posparto se deben a desequilibrios en la tiroides. Este tipo de hipotiroidismo por lo general dura varios meses y después se corrige a sí mismo. Sin embargo, en algunos casos puede ser necesario llevar a cabo un tratamiento a largo plazo.

En 2006, la Asociación Norteamericana de la Tiroides publicó la recomendación de que todas las mujeres embarazadas y lactantes tomen vitaminas prenatales que contengan yodo, pero pocas mujeres saben esto. Las mujeres que ya han sido diagnosticadas como hipotiroideas, y están tomando tratamiento para la tiroides, por lo común necesitan aumentar su suplementación tiroidea en un 50% durante el embarazo. Inmediatamente después de dar a luz, deben regresar a su dosis original.

En los Estados Unidos, la cantidad diaria recomendada de yodo para los adultos es de 150 mcg, y 220 mcg para las mujeres embarazadas y 290 mcg para las mujeres lactantes. Con base en esas directrices, muchas vitaminas prenatales no tienen el yodo suficiente que necesita la mujer promedio. Hasta una deficiencia leve en yodo durante el embarazo está asociada con una inteligencia menor en los niños. Ésta es la razón porque monitoreo a las pacientes hipotiroideas cada dos meses, pues considero necesario chequear su tiroides y sus niveles. Si estás embarazada, debes asegurarte de que tu doctor revise tus niveles tiroideos, y de que estás consumiendo el yodo suficiente para mantener sano a tu bebé.

Los tratamientos de la tiroides

Uno de los primeros tratamientos para la tiroides, que estaba disponible comercialmente en los Estados Unidos, era un producto natural hecho de glándulas tiroideas disecadas de cerdo y vaca hechas píldora (*Armour Thyroid*). Actualmente, aún está disponible. Contiene tanto la hormona T3 como la T4. Con el tiempo he dejado de recomendarla porque el control de calidad de este medicamento es complicado. En los años recientes, sin embargo, su producción ha ganado estabilidad y se usa nuevamente. Tu doctor puede prescribírtela si tienes problemas con la terapia sintética, o si tu doctor prefiere los productos naturales.

Esta medicina, o alguna similar, te la debe recetar tu médico. Algunas tiendas de comida saludable y natural venden suplementos alimenticios glandulares; no obstante, no los recomiendo, pues, por lo general, no los regula la *Food and Drug Administration*, y su potencia y pureza no suelen estar garantizados.

El fármaco sintético más recetado para el hipotiroidismo es la levotiroxina, la cual se vende con diferentes nombres comerciales. Un producto adicional y reciente es un fármaco llamado Tirosent, que se hace en Suiza y se distribuye en los Estados Unidos. Tiene menos aditivos y conservadores que los otros medicamentos sintéticos, por lo que puede ser una buena opción si eres alérgica a alguna de las otras marcas.

Otro fármaco popular es el Triyotex, que contiene sólo T3. Otros medicamentos sólo tienen T4, que tu cuerpo debe convertir en T3. Algunas personas responden mejor a los fármacos hechos con T3, porque tienen dificultades para convertir T4 en T3. Aquellas personas tienen mejores resultados con una combinación de T3 y T4, o sólo T3.

El selenio mineral disminuye los anticuerpos que se forman en la tiroiditis de Hashimoto, aminorando la inflamación, por lo que recomiendo el selenio a todo el que padece hipotiroidismo. También es útil como un mensajero cerebral que ayuda a la comunicación entre la tiroides y la glándula adrenal.

Cómo tomar las medicinas de la tiroides

Aunque los problemas de la tiroides suelen tratarse con fármacos, puede ser complicado tomarlos por la manera en que las hormonas tiroideas reaccionan con otras sustancias. Dile a tu doctor acerca de los medicamentos que usas (de prescripción y venta libre), porque hay muchos fármacos que pueden afectar a tus medicamentos para la tiroides. Esto incluye a las vitaminas, los minerales y los productos herbolarios. También hay unas sustancias que impiden la absorción de los medicamentos para la tiroides (por ejemplo, la soya, el calcio, el hierro y algunos medicamentos controlados para cambiar el estado de ánimo), y esa puede ser una de las razones por las que algunos pacientes no ven los resultados que esperaban.

- No tomes tus medicamentos para la tiroides dentro de las primeras dos horas después de comer, pues el consumo de alimentos puede retardar o reducir su absorción.
- No tomes estrógeno, anticonceptivos o terapia de reemplazo hormonal en píldora de manera simultánea a los medicamentos para la tiroides (puedes tomarlos el mismo día, pero no a la misma hora del día). Cualquier forma de estrógeno oral puede causar un problema si se toma al mismo tiempo que el fármaco para la tiroides, porque tanto el estrógeno como la hormona tiroidea comparten la misma globulina fijadora en el hígado. Si las tomas al mismo tiempo, no estás absorbiendo bien ninguna de las dos. Esto no aplica si estás tomando otro tipo de anticonceptivos como el parche o en NuvaRing, el reemplazo hormonal transdérmico (a través de la piel), o el sublingual (que se disuelve directamente en el torrente sanguíneo en forma de gotas o pastillas

orales). Esa es una de las razones por las que trato a mis pacientes con menopausia que padecen hipotiroidismo con una *crema* hormonal, en lugar de la píldora oral estándar.

- El calcio también evita la absorción de los fármacos para la tiroides, así que no deben tomarse juntos. Si estás tomando medicamentos de reemplazo tiroideo, debes tomar una dosis diaria de calcio más alta que si no estuvieras tomando medicamentos para la tiroides. Sin importar tu edad, debes consumir un total de 1500 mg de calcio diario. Desafortunadamente, la mayoría de las marcas te ofrecen productos de los que sólo puedes absorber 500 mg por dosis. De manera que, aunque tu tableta diga 800 mg, sólo estás absorbiendo 500 mg. Esto significa que tienes que tomar tu suplemento tres veces al día, lo cual se complica si también tienes que cumplir con las dosis de las medicinas para la tiroides al mismo tiempo. No te estreses tratando de cumplir esta meta, y asegúrate de monitorear tu densidad ósea de manera rutinaria.

- El hierro, solo, como parte de un multivitamínico, o un suplemento vitamínico prenatal, interfiere con la absorción de la hormona tiroidea. No debes tomar tus suplementos de hierro o tus vitaminas con hierro al mismo tiempo que la hormona tiroidea, y debes dejar pasar por lo menos dos horas (cuatro son el lapso óptimo) para tomarlas.

La tiroides y la menopausia

Aunque muy rara vez se menciona, tu tiroides y tu ciclo reproductivo están estrechamente relacionados. Los problemas en la tiroides pueden causar irregularidades en el ciclo menstrual, y hasta infertilidad en casos extremos. A medida que vas envejeciendo, estos problemas se pueden exacerbar. De hecho, el hipotiroidismo sin tratamiento puede causarle a una mujer una premenopausia y hasta menopausia prematura.

Es importante recordar que la tiroides es parte del sistema endocrino, y cuando cualquiera de las hormonas de este sistema se desequilibra, todas las demás partes lo resienten. De manera que, cuando te enfrentes a un muy probable desequilibrio hormonal como durante el embarazo, la premenopausia y la menopausia, es muy probable que tu tiroides también pierda el balance.

Esa es la razón por la cual las mujeres mayores de 50 años deben hacerse estudios para detectar cualquier problema con la tiroides, cada cierto número de años (más joven si tienes antecedentes familiares), y una mujer mayor de 65 años debe hacerse estudios cada año. Cualquier mujer de cualquier edad se debería chequear en cualquier momento y tan frecuentemente como sea necesario o si tiene síntomas de hipotiroidismo. Así, tu doctor va a poder determinar si necesitas medicamentos de hormona tiroidea, yodo u otro suplemento.

Al enfrentarte con problemas en la tiroides, es importante encontrar a un doctor que esté atento a tus síntomas y esté abierto a las investigaciones más novedosas y a los estudios más completos, y que comprenda que cada paciente va a reaccionar de una manera distinta a los diferentes tratamientos. Quizá necesites ver a un endocrinólogo, alguien preparado para trabajar con las hormonas y que puede ofrecerte los resultados que necesitas y mereces.

Me hace sentir frustrada saber que hay muchas mujeres que sufren innecesariamente por muchos años. Escucho, una y otra vez, cómo el diagnóstico y el tratamiento de los problemas tiroideos ha cambiado la vida de muchas mujeres. Han aceptado la "carga" de la vida de tal manera que casi se olvidaban qué significaba tener energía, concentración y diversión en sus vidas. Estoy aquí para decírtelo: no lo aceptes. Hazte los estudios necesarios. Pide una copia de tus análisis. Ve con un especialista. No te conformes si no estás de acuerdo con ese doctor, ve a otro lado. Tú conoces tu cuerpo mejor que nadie más. Escúchalo y toma las riendas de tu vida y de tu salud.

Chequea tu tiroides. Tips para empezar rápido

1. Toma el problema con tus propias manos, o axilas. Si sospechas que tienes problemas con la tiroides y quieres revisarte en casa, aquí incluyo una manera simple de explorarte que se llama prueba de la temperatura basal. Sigue estos pasos:

- Consigue un termómetro basal (aquel que puedes meter bajo tu lengua). Déjalo toda la noche en tu buró, o sobre cualquier mesa cerca de tu cama.
- A primera hora de la mañana, antes de que salgas de tu cama, coloca el termómetro en tu axila y quédate completamente inmóvil durante diez minutos. Pon una alarma antes de empezar para que no tengas que moverte para ver el reloj.

- Registra tu temperatura de tres a cinco días consecutivos. Si tu temperatura es consistentemente menor a los 36.5 °C, puede ser que tengas un problema en la tiroides y un médico debe evaluarte.

2. El yodo: la prueba casera. Aquí te proporciono una manera sencilla y barata de saber si tienes una deficiencia de yodo:

- Remoja una bolita de algodón en tintura de yodo. Usa el de color anaranjado, no la versión de color claro. Puedes adquirir el yodo en la farmacia y, si no lo encuentras, pregunta al vendedor.
- Pinta un círculo de yodo de cinco a siete centímetros en tu abdomen, en la parte interna del muslo o tu antebrazo.
- Vas a ver una mancha amarilla-anaranjada en tu piel. Si la mancha tarda de cuatro a seis horas para desaparecer, tu nivel de yodo está bien. Si desaparece dentro de las primeras tres horas, puedes tener una deficiencia de yodo. Si es así, el siguiente paso es pedirle a tu médico que te haga unos análisis más precisos que detecten el índice de yodo/yoduro que hay en tu cuerpo.

3. Prueba el yoga. Hay muchos tratamientos alternativos que, cuando se usan en combinación con los medicamentos que tu doctor te receta, son útiles para las personas que tienen problemas en la tiroides. Muchas personas consideran que el yoga puede estimular la glándula tiroides para que funcione de la manera más eficiente. Una postura específica que se considera muy benéfica para la tiroides es Sarvangasana o equilibrio sobre los hombros. Para hacerla, debes recostarte en tu espalda recta, mantener tus piernas juntas, y levantar tus piernas hasta que alcancen un ángulo recto en relación con tus hombros y cuello, de manera que queden perpendiculares al piso. Pega tu barbilla a tu pecho, y apoya el peso de tu cuerpo en tus hombros y codos, usando tus brazos para dar soporte a tus caderas. Practica hasta que puedas hacer esta postura durante dos minutos continuos.

4. Prueba la acupuntura. Como mencioné antes, la acupuntura tiene una gran cantidad de beneficios. La Organización Mundial de la Salud hizo una lista de cerca de 40 enfermedades que la acupuntura puede tratar de manera efectiva, y los padecimientos de la tiroides están en la lista. La acupuntura a menudo se usa para estimular el sistema inmune, lo que la hace una buena opción para tratar la tiroiditis de Hashimoto, un desorden autoinmune. La acupuntura también puede ser de ayuda para tratar los síntomas del hipotiroidismo, aunque la afección en sí misma no sea el motivo del tratamiento. De hecho, la acupuntura aumenta la energía y disminuye el estrés, y ambas cosas son benéficas para las personas con hipotiroidismo. También puede ayudar a aliviar algunas irregularidades menstruales vinculadas al hipotiroidismo. Aunque este puede ser el tratamiento de tu preferencia, debes consultar a tu médico y hacerte chequeos de rutina para asegurarte de que tus hormonas están respondiendo adecuadamente. Recuerda, la enfermedad de la tiroides no sólo se trata de estar cansada; puede afectar tu morbidez y hasta tu mortalidad. Toma el control, pero hazlo con la ayuda de un experto en la materia.

Hablando de irregularidades menstruales... el próximo capítulo es acerca de la manera en que tus hormonas afectan tus ciclos tu ciclo mensual y tu ciclo vital. Te preocupe que te llegue el periodo o no, el Capítulo 8 te dará la información básica que puede ayudarte a sentirte mejor, sin importar en qué ciclo vital te encuentres.

Capítulo 8

Paso 7. Prepárate para esos días del mes (o esa etapa de tu vida)

La mayoría de las mujeres recuerdan el día en que tuvieron su periodo por primera vez. Es un ritual de pasaje: la evidencia física de la transición de niña a mujer. De hecho, hay muchos países donde una vez que la niña tiene su periodo, es probable que la casen o la vendan. Su educación puede quedar suspendida, pueden sacarla de la escuela para ponerla a trabajar, ya sea en el hogar o en otro lugar. Es algo que se teme. En el siglo XXI, muchas mujeres aún tienen la noción de "esos días del mes". Un estudio que se llevó a cabo en Pakistán en 2010, encontró que el 13% de las participantes percibían la menstruación como una enfermedad y una maldición de Dios. En Taiwán, un estudio que se hizo en 2009 reveló que hay una importante correlación entre las actitudes negativas hacia la menstruación y los dolores menstruales. En otras palabras, las mujeres jóvenes que pensaban de la manera más negativa acerca de su periodo, eran las que peor se sentía cuando lo tenían.

Aunque recuerdo bien el día, no puedo recordar mi edad exacta cuando tuve mi periodo por primera vez. Sé que lo tuve ya mayor. También sé que fue un momento emotivo para mí. Recuerdo que me molesté porque eso significaba que ya no era una joven niña. Tenía un sentido de seguridad al ser una niña pequeña que no quería perder. Pensé que la relación con mis padres cambiaría, y me gustaban las cosas justo como eran.

Una muy buena amiga mía cuenta que tuvo que usar lo que ella recuerda como una almohadilla enorme porque no sabía cómo lidiar con su sangrado de ninguna otra forma. Fue a la escuela un día y olvidó su almohadilla del tamaño de un ladrillo, y tuvo "un accidente". Estaba increíblemente avergonzada y temerosa de que los otros niños se enteraran de su condición, de manera que se fue de la escuela en bicicleta (a casi dos kilómetros de distancia), se cambió de ropa y regresó a la escuela en bicicleta. En lugar de abrazar el poder de ser mujer, lo resentía. Se sentía humillada, y se aislaba durante esos días del mes para que este terrible episodio de su vida jamás volviera a repetirse. Demasiada carga para una niña de 13 años. Algunas madres aún dicen a sus hijas que no usen tampón porque "perderán su virginidad". Es posible, aunque improbable, que insertar un tampón rompa el himen, pero eso no afecta la virginidad. La virginidad está vinculada a las relaciones sexuales, y no tiene nada que ver con el uso de tampones. Muchas niñas jóvenes, hasta en los Estados Unidos del siglo XXI, siguen usando pañuelos en lugar de tampones, lo cual limita su participación en los deportes y su estilo de vida en general.

El ciclo empieza

No importa qué edad tengas o en qué lugar del mundo te encuentres, la menarca, el principio del ciclo que implica ser mujer, trae cambios físicos y emocionales a tu vida. Estos cambios los provocan las hormonas.

En el caso de que no lo hayas inferido en los capítulos pasados de este libro, lo pondré de una manera muy sencilla: la vida de una mujer gira alrededor de las hormonas (la de los hombres también, pero sus hormonas son más como un *switch* de encendido/apagado, mientras que las de las mujeres son como un tablero de un avión de combate, cientos de interruptores por todos lados). Vivimos una vida de un equilibrio delicado. Cuando una hormona está activa, otra está menos activa. Muchas de nuestras hormonas naturalmente forman parte de ciclos, de manera que en ciertos momentos del día o del mes tienen niveles más altos y más bajos, dependiendo de lo que el cuerpo necesite en ese momento en particular. Es una máquina que funciona bien, excepto cuando no funciona bien.

Como nuestras hormonas funcionan en un equilibrio sutil, no es raro que una hormona u otra fluctúen hasta llegar al punto de un peligroso desequilibrio. Cuando éste sucede, puede afectar nuestras vidas cotidianas. El equilibrio hormonal se ve afectado por cada cosa que hacemos. Puede alterarse a causa de lo que comemos o no comemos, por la cantidad de ejercicio que haces o lo sedentaria que eres, por el estrés que hay en tu vida y la manera de manejarlo. Aunque a primera vista esto no puede parecer buenas noticias, en realidad lo es, porque se trata de cosas que puedes cambiar y controlar. Puedes ajustar tu dieta, puedes hacer más ejercicio; puedes cambiar tu actitud ante las cosas que te preocupan o modificar tu comportamiento para que puedas enfrentarte de una mejor manera a las situaciones estresantes de la vida. En algunos casos, puedes usar suplementos hormonales, ya sean de prescripción o herbolarios, para que tu cuerpo recupere el equilibrio.

Es importante tener en mente que hay muchas hormonas funcionando en nuestro cuerpo al mismo tiempo. Somos mucho más que sólo nuestras glándulas reproductivas; nuestros cuerpos producen más de 100 tipos de hormonas diferentes. No hay una hormona mágica (un alimento, suplemento, fármaco o vitamina mágica) que pueda mantenernos jóvenes y energéticas, o que pueda protegernos de todas las maneras en que podemos sabotearnos a nosotras mismas. De igual manera, no hay un factor en nuestro estilo de vida que pueda curarnos de todos nuestros males es la combinación de factores, como la dieta, el ejercicio, y los hábitos personales lo que hace una vida balanceada y un sistema endocrino equilibrado.

Las hormonas se originan en varias glándulas del cuerpo. Como aprendimos en el Capítulo 1, circulan en nuestro torrente sanguíneo y se ponen en contacto con todas nuestras células. Sin embargo, sólo las células meta reaccionan porque tienen los receptores para esa hormona específica. Si los receptores se vuelven demasiado sensibles, las células pueden sobrecargarse de una hormona en particular y la reacción de la célula puede ser anormalmente intensa. De manera contraria, si los receptores se desensibilizan, las células no van a obtener la cantidad de hormonas acostumbradas y no podrán reaccionar de la forma en que deberían. Ambas situaciones pueden causar una gran cantidad de problemas.

Las hormonas sexuales. Una breve nota

Hay libros muy extensos que abordan el tema del síndrome premenstrual, la premenopausia y la menopausia. Este libro estaría incompleto si no hablara de esos temas, pero eso no significa por ningún motivo que mi análisis sea exhaustivo, ¡espera el siguiente libro!

En este capítulo, estaremos repasando las diferentes hormonas que están involucradas en los ciclos reproductivos de la mujer. Estas hormonas no sólo son importantes para tener bebés, sino para la mayor parte de la producción de energía y para la salud en general (física y mental) de la vida de una mujer:

Estrógeno

Aunque la mayoría de las mujeres creen que el *estrógeno* es la hormona reproductiva más importante, este término de hecho se aplica a muchos compuestos distintos. Tres de los más importantes son el estradiol, el estriol y estrón.

- El estradiol es la hormona sexual más importante en las mujeres en edad reproductiva. Es la responsable de los caracteres femeninos y el funcionamiento sexual. El estradiol también es importante para la salud ósea de la mujer. Contribuye a la mayor parte de los problemas ginecológicos como la endometriosis, la fibrosis y el cáncer de la mujer.
- El estriol sólo se produce en cantidades significativas durante el embarazo y está hecho de placenta. Los niveles de estriol en mujeres no embarazadas no cambian mucho después de la menopausia, y sus niveles no son significativamente distintos al de los hombres. El estrón y el estradiol estimulan el crecimiento celular necesario para la reproducción. Sin embargo, cuando alcanzan niveles muy altos pueden ser cancerígenos (causante del cáncer). Por otro lado, el estriol protege al cuerpo de los efectos adversos del estrón y el estadiol, y se ha encontrado que el estriol es un anticancerígeno. El estriol se ha usado durante 30 años en forma de crema para tratar la resequedad vaginal y los problemas del tracto urinario en las mujeres europeas que se encuentran en la menopausia. Su seguridad y efectividad están comprobadas.
- El estrón se encuentra en todo el cuerpo. Es el único de los estrógenos que se puede encontrar en una cantidad significativa en las mujeres postmenopáusicas. Esta forma de estrógeno parece funcionar mejor para disminuir los bochornos, pero también es una de las que más se asocian con el riesgo de desarrollar cáncer de seno. De manera que la mejor combinación es tomar el estriol y estradiol, sin el estrón.

Si quieres pensar en una fuente de energía, debes pensar en el estrógeno. Casi todos los tejidos del cuerpo tienen receptores de estrógeno. No obstante, los niveles hormonales decaen y oscilan durante el día. El estrógeno se secreta en explosiones cortas, lo que significa que los niveles varían de una hora a otra y de un minuto a otro. Los niveles hormonales del día difieren a los nocturnos, y de una etapa del ciclo menstrual a otra.

Los niveles de estrógeno empiezan a aumentar en las niñas de aproximadamente 8 años, mucho antes de su primer periodo, que normalmente inicia a la edad de 11 o 12 años. Es en ese momento cuando a las niñas les empiezan a crecer los senos y el vello púbico y axilar. El estrógeno puede empezar a disminuir cuando las mujeres están al principio o la mitad de su treintena, mengua más rápidamente cuando llegan a los 40 años, y es casi nulo cuando las mujeres llegan a los 50 años. Los bajos niveles de estrógeno pueden afectar tu energía física, dejándote agotada sin motivo aparente. Puedes sentir que no te concentras para terminar ningún tipo de tarea, o que necesitas tomar una siesta en la tarde. Cuando llegas a los 50 años y empiezas a enfrentarte con la menopausia, puedes tener dificultades para dormir, despertarte muchas veces por la noche, y sentirte cansada por la mañana. Para muchas mujeres significa que "hay luz en la casa, pero no hay nadie adentro."

Progesterona

El cuerpo lúteo (un grupo de células que se forman en el ovario, en el lugar donde se libera un huevo) secreta la progesterona después de la ovulación. La progesterona tiene el objetivo de preparar el útero para el embarazo, entre otras cosas. Si el embarazo se lleva a cabo, la placenta produce la progesterona. Si el embarazo no ocurre, el cuerpo lúteo se desintegra y te baja el periodo doce o 16 días después.

La progesterona tiene muchas otras funciones importantes en el cuerpo. Ayuda a regular la glándula tiroidea, mejora el sistema inmune, reduce la inflamación y mantiene los niveles de coagulación sanguínea en valores normales. La progesterona contribuye a la producción del colágeno y a estabilizar las funciones nerviosas.

Por lo común, los niveles de estrógeno y progesterona aumentan al empezar la ovulación hasta justo antes de la menstruación. Si hay un bajo nivel de progesterona, eso significa que va a haber una mayor proporción de estrógeno, y eso puede causar una gran variedad de síntomas, como el desarrollo de tumores y fibromas, el aumento de los niveles de colesterol, la disminución del nivel de azúcar en la sangre, la retención de fluidos y la fatiga.

A medida que envejeces, tus niveles de progesterona y estrógeno empiezan a declinar. Esto nos lleva gradualmente a la menopausia. Los niveles bajos de estrógeno también disminuyen la capacidad del cuerpo de crear nuevas células óseas, lo que pone a una mujer en un riesgo mayor de desarrollar osteoporosis. El estrógeno también protege al corazón, lo que significa que protege a las mujeres contra las enfermedades cardiacas. Es la razón por la que las mujeres viven más que los hombres en general. Nos salva de las enfermedades cardiacas y el infarto. Cuando los niveles de estrógeno disminuyen, el riesgo de padecer estas enfermedades aumenta.

Testosterona

La testosterona, la hormona sexual "masculina", también se produce en el cuerpo de las mujeres, aunque en cantidades menores, en los ovarios y en las glándulas adrenales. Los hombres producen 20 veces más testosterona por día que las mujeres. Como sabemos, la testosterona no sólo está vinculada al sexo tiene un papel importante en la salud y en el bienestar de la mujer, sin mencionar la producción de energía. A medida que envejecemos, la mayor parte de las mujeres experimentan una disminución de la testosterona, que reduce la libido, aumenta el riesgo de depresión, contribuye a la pérdida ósea, causa debilidad muscular y provoca la pérdida general de la energía vital.

Secuestrada por las hormonas: síndrome premenstrual

Antes de tu periodo…

- ¿Tienes los sentimientos de ansiedad e irritabilidad característicos de los cambios de estado de ánimo?
- ¿A menudo te sientes triste o letárgica?
- ¿Sientes que tus senos están sensibles antes de tu ciclo menstrual?
- ¿Te sientes inflamada?
- ¿Tienes dolores de cabeza o dolor uterino?
- ¿Tienes antojo de dulces o alimentos salados?

Si contestaste *sí* a dos o más de estas preguntas, sabes bastante acerca de la irritabilidad y las reacciones en torno a estas pequeñas molestias. Te sientes triste antes de tu periodo, tienes antojos extraños y sufres de inflamación y cólico. Todos estos son síntomas cíclicos, físicos y emocionales relacionados con el síndrome premenstrual, causado por un desequilibrio hormonal. De acuerdo con un estudio en *Archives of Internal Medicine* (Archivos de la Medicina Interna), 90% de las mujeres experimentan algún síntoma antes de su periodo. Eso es una cantidad enorme de mujeres. De este grupo, un estimado de cinco a doce por ciento sufre un síndrome premenstrual severo e incapacitante. Aproximadamente diez por ciento de las mujer no tienen ningún síntoma.

Ninguna mujer experimenta la menstruación de la misma forma, y ningún ciclo es igual a otro. Depende de la genética, la dieta, el estilo de vida y el nivel de estrés de la mujer. Sin embargo, la explicación médica del funcionamiento del cuerpo antes, durante y después de la menstruación es la misma para todas las mujeres. Aquí hay un pequeño curso sobre lo que sucede durante esos días del mes cuando nos enfrentamos al síndrome premenstrual:

- La edad promedio del primer periodo son los doce años y medio. La edad promedio para el último periodo es de aproximadamente 51 años.
- El ciclo menstrual inicia en el primer día del periodo de la mujer y termina el día antes de su siguiente periodo.
- Hay dos fases en cada ciclo menstrual: la fase folicular y la fase lútea.
- La fase folicular empieza el día en que tu periodo inicia y dura cerca de 14 días. Cuando esta fase comienza, el estrógeno y la progesterona están en sus niveles más bajos. Los estrógenos aumentan en esta primera mitad del ciclo y llegan a su punto más alto en la ovulación. En esta fase hay un nivel más alto de estrógeno que de progesterona. Es un momento de mucha energía.
- La fase lútea empieza en el día 14, después de la ovulación, y continúa hasta el primer día de tu siguiente periodo. El estrógeno disminuye en esta segunda mitad del ciclo, mientras que la progesterona aumenta y prepara al revestimiento uterino para la implantación de huevo fertilizado, en caso de que se dé la concepción. Durante esta fase, hay un nivel más alto de progesterona que de estrógeno, y es en este momento cuando el síndrome premenstrual inicia. Si no hay embarazo, el revestimiento del útero o el endometrio empieza a desprenderse, lo que provoca la menstruación.

Gráfica de un ciclo menstrual normal

Fase folicular
Ovulación
Fase lútea
-14 -10 -05 5 10 14
Días
Estrógeno
Progesterona

Como muchas otras cosas en la vida, las mujeres asumen que el síndrome premenstrual es una parte natural de la vida y se enfrentan a él tomando analgésicos o reportándose enfermas en el trabajo o a la escuela. Algunas mujeres prácticamente cancelan su vida por una semana, pero en realidad no buscan conquistar su síndrome premenstrual, que puede manifestarse mediante dolores de cabeza, cólicos o hasta la sensación de ser una rana atravesada por un alfiler mientras aún está viva, pero sin poder moverse. Además de estar muy cansada. Por lo común, el síndrome premenstrual se presenta justo antes o al inicio de la menstruación, pero puede darse también durante la ovulación. Algunas mujeres lo tienen durante la ovulación *y* antes de su ciclo menstrual, de manera que su vida entera gira alrededor del síndrome premenstrual.

Si le hablas a cualquier mujer sobre energía (o la falta de ella), el tema de "esos días del mes" surge inevitablemente. Para muchas mujeres, los días antes de tener su periodo están marcados con una serie de síntomas, incluyendo, por lo común, una sensación de profunda letargia. El síndrome premenstrual tiene 150 síntomas. Para la mayoría de las mujeres, los síntomas más difíciles suelen ser la irritabilidad, los cambios en el estado de ánimo, la depresión, la retención de líquidos, la sensibilidad en los senos, y la fatiga. Esto se debe a los cambios hormonales que describí antes, y que causan alteraciones metabólicas al cuerpo.

¿Por qué tenemos síndrome premenstrual?

Ha pasado mucho tiempo desde la época en que los doctores debatían sobre la existencia del síndrome premenstrual. Actualmente, la respuesta más corta

212

es que hay muchas razones por las cuales tenemos este síndrome. Hay muchas teorías:

- **Disminución de los niveles de progesterona**. Los síntomas del síndrome premenstrual se presentan durante la fase lútea del ciclo de la mujer, cuando la progesterona empieza a aumentar (justo después de la ovulación) y luego comienzan a disminuir cerca de siete días después. Cuando estás por tener tu periodo, tus niveles de progesterona disminuyen rápidamente. Eso es lo que causa los problemas. Los niveles hormonales por lo común fluctúan. Si los niveles de progesterona se miden en una escala de uno a diez, por ejemplo, podrían caer de un nivel del 10 a 9.9, 9.8 o 9.7 y tu cuerpo sería capaz de ajustarse al los cambios sin dificultad. Cuando vas a tener tu periodo, sin embargo, los niveles caen dramáticamente de 10 a 5, y quizá hasta 1. Es lo súbito del cambio lo que estimula tus síntomas. Los niveles hormonales de algunas mujeres caen más y más rápido que los de otras, razón por la que sus síntomas son peores.
- **Disminución en los neurotransmisores serotonina y actividad GABA.** La serotonina es la responsable de nuestro bienestar emocional, mientras que GABA (ácido gamma-aminobutírico) nos ayuda a mantener la calma. Los niveles de estrógeno reducidos durante la fase lútea pueden estar asociados a la disminución de serotonina. Un nivel menor de serotonina está relacionado con la irritabilidad, el enojo y el antojo de carbohidratos; todos ellos síntomas del síndrome premenstrual. También parece que los receptores GABA son menos sensibles de lo normal, lo que podría explicar el aumento de los sentimientos de ansiedad.
- **Cambios en los niveles de norepinefrina y epinefrina.** Estos neurotransmisores están involucrados en la respuesta que el cuerpo tiene hacia el estrés. El estrógeno puede afectar los niveles de estos neurotransmisores, lo que afecta a la presión arterial, el ritmo cardiaco, así como el estado de ánimo.

Otras causas posibles son:

- Hipoglucemia (baja azúcar en la sangre)
- Toxicidad por mercurio
- Hipotiroidismo
- Exceso de candida (un hongo)

- Sensibilidad/alergia alimenticia
- Deficiencias en la vitamina B$_6$, el calcio o el magnesio
- Consumo inadecuado de proteína las enzimas del hígado que convierten las hormonas femeninas dependen del hígado
- Mal funcionamiento del hígado el hígado metaboliza una forma de estrógeno en otras formas de estrógeno
- Mal funcionamiento de la glándula adrenal

Nadie sabe con certeza qué causa el síndrome premenstrual. Algunas personas le atribuyen síntomas particulares al aumento en los niveles de estrógeno y/o progesterona. Otras personas dicen que el mismo síntoma se debe a la disminución de estas hormonas. Los estudios por lo común arrojan resultados en conflicto. Considero que la clave para eliminar o reducir de manera importante los síntomas del Síndrome premenstrual gira alrededor del equilibrio de estas dos hormonas durante el ciclo menstrual.

El síndrome premenstrual y la fatiga

Aunque los síntomas del síndrome premenstrual varían de una mujer a otra, la fatiga es una de las quejas principales (las otras dos son la irritabilidad muchas de mis pacientes usan el término "loca de atar" y la inflamación). Como debes saber bien, los niveles de estrógeno fluctúan bastante en ambas fases del ciclo menstrual. La disminución del estrógeno afecta a la glándula adrenal (gran parte del estrógeno se produce en los ovarios; no obstante, la glándula adrenal produce pequeñas catidades de esta hormona), así como a la transmisión de neuropéptidos, unas moléculas parecidas a las proteínas que las neuronas emplean para comunicarse entre ellas. Todo lo anterior agota tu energía. Cuando los niveles de estrógeno disminuyen, esto tiene un efecto negativo en la hormonal de estrés, el cortisol. La combinación de un bajo nivel de estrógeno y una cantidad anormal de cortisol puede provocar un estado de cansancio profundo y crónico.

La fatiga relacionada con el síndrome premenstrual también se ha asociado con la deficiencia de magnesio. El estrógeno incrementa el uso del magnesio. Sin embargo, si los niveles de estrógeno son bajos, que por lo común es el caso durante el síndrome premenstrual, el cuerpo no puede usar el magnesio de la manera adecuada. Los estudios han demostrado que las mujeres que tienen síndrome premenstrual presentan concentraciones de magnesio significativamente menores en comparación con las mujeres que están controladas en ese aspecto. Los alimentos altos en magnesio ayudan a relajar los músculos y a mitigar los cólicos asociados al síndrome premenstrual. Estos alimentos son:

- Calabaza, ajonjolí y semillas de girasol.
- Alimentos verdes como la espinaca, el brócoli, quimbombó, acelga y alcachofa.
- Mero y atún.
- Almendras, nuez de Brasil y piñón.
- Frijoles negros y judías blancas.

Las buenas noticias son que hay muchas cosas que puedes hacer para contrarrestar el síndrome premenstrual. La fatiga asociada al síndrome premenstrual es parte de la respuesta normal del cuerpo a los cambios que se presentan durante tu ciclo mensual. Es una señal de que se están llevando a cabo ciertos cambios dentro de tu cuerpo. Como cualquier otra señal que tu cuerpo puede darte, tienes la oportunidad de escucharlo y responder de una manera adecuada. Aquí agrego algunos consejos para enfrentar el síndrome premenstrual y al cansancio que puede acompañarlo:

- **Dieta**: si sufres de cualquiera de los síntomas del síndrome premenstrual, no sólo la fatiga, puedes ayudar a mitigar sus efectos mediante lo que comes y cuándo lo comes. Lo mejor que puedes hacer en relación con tu síndrome premenstrual es mantener tus hormonas en equilibrio tanto como sea posible. Esto significa comer cada tres o cuatro horas y seguir la filosofía del Programa contra la fatiga, que consiste en consumir proteína en cada comida, así como carbohidratos complejos y grasas insaturadas. También:

  1. Come alimentos diversos todos los días, incluyendo los alimentos altos en hierro como la carne roja, la yema de huevo, la espinaca, el brócoli, los vegetales de hoja verde, la ciruela, la pasa, el frijol, el betabel, el calabacín y la batata. Si consumes alimentos ricos en hierro, así como en vitamina C, tu cuerpo puede absorber mejor el hierro.

2. Come más frutas y vegetales para incrementar los minerales esenciales y el consumo vitamínico.

3. Aumenta el consumo de fibra para reducir la tasa de absorción de la glucosa en el torrente sanguíneo, y para moderar las altas y bajas de los niveles de azúcar en la sangre.

4. Incrementa el consumo de carbohidratos complejos (por ejemplo, vegetales y cereales integrales) en tu dieta. Esto puede ayudar a aumentar los niveles de serotonina. Los niveles bajos de serotonina se han relacionado con la depresión y los cambios de estado de ánimo asociados al síndrome premenstrual.

5. Reduce la sal para prevenir la inflamación y la retención de líquidos. Esto también te ayudará a disminuir la presión arterial alta. Algunas de mis pacientes usan diuréticos (fármacos que tienden a aumentar el flujo de orina, lo que causa que el cuerpo se deshaga del exceso de agua) para aminorar la inflamación. Los toman justo antes de su periodo y durante los primeros días de su menstruación. Usar un diurético de una dosis baja, de manera poco frecuente, es relativamente seguro, pero es un medicamento de prescripción que no se puede usar con exceso, de manera que siempre debes consultar con tu médico si es bueno para ti o no.

6. Reduce tu consumo de alimentos procesados y azúcar refinada, pues se convierten en azúcar rápidamente y pueden causar fluctuaciones intensas en los niveles de azúcar en la sangre. El azúcar hace que el cuerpo tenga dificultades para procesar el estrógeno, y causa que el azúcar aumente muy rápidamente en la sangre.

7. Evita las bebidas con cafeína, pues exacerban los problemas para dormir y la consecuente fatiga. La cafeína también puede causar deshidratación y reducir la absorción del hierro. Reducir la cafeína también puede ayudar a aliviar la sensibilidad en los senos.

- **El ejercicio.** El ejercicio es, por lo común, lo último que deseas hacer cuando te estás enfrentando al síndrome premenstrual. No obstante, el ejercicio aumenta la serotonina y la endorfina, lo que se traduce en sensaciones de bienestar. Esto puede ser la razón por la que las mujeres que hacen ejercicio tienen menos síntomas premenstruales. Quizá tendrás que hacer menos ejercicio y de menor dificultad, pero de todos modos debes intentar hacer un ejercicio moderado durante tu síndrome premenstrual y tu periodo. Aquí hay unos consejos para ello:

1. **Sumérgete en la alberca.** Unos ejercicios de baja resistencia en el agua pueden ser justo lo que necesitas para darles a tus músculos un poco de entrenamiento e incrementar tu bienestar general.
2. **Prueba el yoga.** Los estiramientos del yoga pueden ayudarte a mitigar los cólicos. La meditación puede hacer que te sientas menos irritable y más en calma.
3. **Experimenta con los Pilates.** ¿Te duelen las articulaciones y los músculos antes de tu periodo? Los Pilates te ayudan a estirar tu cuerpo con movimientos delicados y no aeróbicos, que pueden ayudarte a aliviar esos dolores.
4. **Elimina tus frustraciones.** Mientras algunas mujeres se benefician más de los estiramientos leves, hay otras que sienten que una sesión de *kick boxing*, el cual se caracteriza por ser altamente activo y hacerte sudar, es lo que necesitan para deshacerse de los sentimientos de enojo e irritabilidad que suelen acompañar al síndrome premenstrual.
5. **Contrata a un entrenador personal.** Este puede ser el mejor momento para tener a tu lado a alguien que te motive y te haga seguir justo cuando casi no tienes probabilidades de levantarte del sillón. Ya sea por un día al mes (durante la semana antes de tu periodo), saber que tendrás que darle cuentas a tu entrenador sin mencionar el hecho de que le estás pagando una buena suma de dinero impedirá que te sabotees al hacer muy poco ejercicio o al comer muchas golosinas.

Los tratamientos hormonales y el síndrome premenstrual

En mi práctica, a menudo vienen a consulta mujeres jóvenes que no sólo se quejan de que se sienten cansadas cuando se presenta su síndrome premenstrual, sino tan exhaustas que no pueden funcionar por lo menos una semana al mes. Para estas pacientes en especial, recomiendo unos análisis de saliva que nos pueden ayudar a definir lo que pasa durante su ciclo a nivel hormonal (ve el Capítulo 9 para saber más de estos análisis). Nos va a ayudar a determinar si tienes un problema de progesterona, de estrógeno, testosterona o DHEA, así como el momento del ciclo (en qué periodo del mes) es necesario reemplazar estas hormonas. Esto puede manejarse al incorporar alternadamente hormonas bioidénticas (que son compuestos diferentes en comparación a los que se usan en la terapia de reemplazo hormonal en la menopausia). Por lo común, cuando una mujer se queja un síntoma extremo, sus hormonas necesitan equilibrio desesperadamente. En ese caso, el tratamiento más rápido, fácil y efectivo es el uso de anticonceptivos para nivelar las fluctuaciones de las hormonas ováricas.

A algunos médicos de medicina alternativa no les gusta la idea de recetar a sus pacientes la píldora anticonceptiva. Aunque no todos los doctores estén de acuerdo, en general es aún la manera más sencilla, económica y benigna de tratar el síndrome premenstrual. Pueden haber ciertos efectos secundarios por tomar la píldora, como la disminución de la libido, pero eso se puede resolver (ve el Capítulo 5). De otra forma, no considero necesario que una mujer sufra de estos síntomas debilitantes. Generalmente, sugiero un anticonceptivo con una dosis baja de estrógeno, pues los estudios han demostrado que tiene un impacto significativo en los síntomas físicos y del estado de ánimo. También recomiendo aquellos que extienden el ciclo, de manera que la mujer que los toma, sangra cada 12 semanas en vez de cada cuatro. Los anticonceptivos, sin embargo, no resuelven los desequilibrios de fondo que subyacen a esos problemas. Eso significa que estas píldoras te proporcionan un alivio temporal de los síntomas extremos, pero debes trabajar en los desequilibrios al mismo tiempo, mediante los cambios a tu estilo de vida, el manejo adecuado de estrés y el ejercicio.

Terapias alternativas para el síndrome premenstrual

Un nuevo tratamiento para el síndrome premenstrual es la terapia con base en luz. Esta terapia consiste en la exposición a una luz de alta intensidad hasta por una hora. Esta luz se emite desde una caja que se hizo específicamente para este propósito. La paciente se sienta de 30 a 80 centímetros de distancia de la fuente de luz. Quienes padecen el síndrome premenstrual van al tratamiento de luz durante la fase lútea, que precede a la menstruación. La terapia de luz que se usa de esta manera alivia de manera significativa la depresión asociada al síndrome premenstrual y reduce los síntomas de tensión premenstrual.

Otro aspecto que se debe considerar es que las hormonas tienen que viajar a través del hígado, el cual las descompone en sus componentes más efectivas, y tener un hígado "limpio" ayuda a mitigar el síndrome premenstrual. Las hierbas que pueden ayudar a limpiar el hígado son: el cardo mariano (que puede ayudar al hígado a metabolizar el estrógeno, reduciendo los síntomas del síndrome premenstrual), el diente de león y raíz de bardana.

La siguiente fase: la premenopausia

Cuando una amiga mía soltera estaba a la mitad de su cuarentena, no tuvo su periodo. Sabía que no podía estar embarazada porque no había salido con nadie durante meses. Tuvo un bochorno. Se puso histérica porque estaba segura que iba a tener una menopausia temprana. De hecho fue a ver a cuatro doctores (incluyéndome a mí). Todos los doctores (incluyéndome a mí) le aseguramos que lo que estaba pasando era absolutamente normal. No estaba menopáusica, pero su cuerpo había empezado el camino hacia ella y en algún momento, de los siguientes dos a diez años, entraría a la zona de "no más periodos". Pero no ahora.

Mi amiga se encontraba en la premenopausia, lo que significa que en unos años ya la tendría. En esta etapa las hormonas de la mujer fluctúan más de lo normal de un mes a otro, pues la producción de hormonas disminuye gradualmente y hay periodos en que es irregular. Una inquietud que las mujeres tienen, una vez que han llegado a los 40 años, es que piensan que tendrán una menopausia prematura al notar que sus ciclos se acortan y cambian de 28 a 21 días. Me dicen que sangran menos y que su periodo es más corto de lo que solía ser, o que sangran mucho un mes y poco el siguiente, y el mes que sigue vuelven a sangrar mucho. Todos estos cambios están vinculados a la premenopausia:

El cuestionario de la premenopausia

Te ha pasado...

- ¿No has tenido tu periodo en los últimos ciclos?
- ¿Has tenido varios periodos en que sangras más o menos de lo normal?
- ¿Has notado que tu piel está más seca o grasosa de lo normal?
- ¿Te levantas sudorosa y con mucho calor a mitad de la noche?
- ¿Has perdido el entusiasmo por el sexo últimamente?
- ¿Has sentido palpitaciones?
- ¿Has estado más irritable, deprimida o con más cambios en el estado de ánimo de lo normal?
- ¿Te sientes exhausta sin importar cuánto duermas?

Si contestaste *sí* a dos o más de estas preguntas, puede ser que estés experimentando la premenopausia. Algunas mujeres no caen en cuenta de que están en la premenopausia, pues no tienen otro síntoma más allá de las irregularidades en el periodo. Cerca de 80% de las mujeres dejan de tener el periodo por completo. Lo interesante es que diez por ciento de las mujeres van de tener un periodo completamente normal a dejar de menstruar del todo. Pero nadie puede decirte qué esperar de los años de la premenopausia sólo puedes esperar para saber cómo vas a reaccionar.

Una paciente premenopáusica me dijo "Siento que estoy cavando un hoyo y me meto a él"; otra comentó "Siento que vivo fuera de mi cabeza". Una paciente más afirmó que, aunque estaba calmada por fuera, en sus adentros estaba muy inquieta. Se sentía muy ansiosa y deprimida aunque no tenía razones para ser infeliz. Tenía un esposo encantador y adinerado, era una madre que se dedicaba a su hogar con unos hijos maravillosos. No tenía una hipoteca que pagar, y tenía asistentes domésticas que cocinaban y limpiaban por ella. Sin embargo, su interior estaba en pleno desasosiego y generándole una profunda ansiedad. Las hormonas estaban sembrando el caos en estas mujeres, de maneras muy diferentes.

Piensa en estos cambios hormonales como una oportunidad para reevaluar tu vida. Comprende que los cambios que hagas durante este periodo de tu vida te ayudarán a enfrentar los cambios que quizá tengas que hacer cuando llegues a la menopausia.

La edad no importa

Hace poco tuve a una paciente de 42 años que se encontraba en la premenopausia. También tuve a una paciente de 49 años que padecía de síndrome premenstrual. Tuve una paciente de 38 años que ya había pasado la menopausia. El doctor al que había estado viendo escuchó sus síntomas y le dijo: "Estás demasiado joven para ser menopáusica". No puedo ser lo suficientemente enfática en el hecho de que cada mujer es diferente. No hay una definición basada en la edad que señale cuándo llegarás a la menopausia o cuándo dejarás de menstruar. Un buen doctor va a escuchar tus síntomas y va a sugerir que te hagas unos estudios hormonales, que te dirán qué está sucediendo en tu cuerpo. No es válido decir "Eres muy joven para esto" o "Muy mayor para lo otro". Tu diagnóstico se debe basar en tus síntomas y no en tu edad.

Cuando llegas a la premenopausia, tu ciclo va a cambiar. El número de días entre periodos puede acortarse; puedes empezar a tener tu periodo cada tres semanas en vez de cada cuatro. El cerebro se vuelve menos sensible al estrógeno; así, la hormona folículoestimulante tiene que trabajar más para mantener el nivel de estrógeno. La cantidad de estrógeno permanece igual, pero el cerebro está trabajando mucho más para producirlas. Ésa es también una de las maneras en que podemos determinar si una mujer es fértil o no, al mirar su nivel de hormona folículoestimulante. Entre más alto sea, menor fertilidad.

Al mismo tiempo, tus niveles de progesterona empiezan a disminuir durante la premenopausia. Lo que causa tus síntomas no sólo se debe a que tu nivel progesterona es menor, sino que el nivel de otras hormonas está creciendo en relación a la progesterona. De esta manera, puedes tener el mismo nivel de estrógeno que antes, pero en una posición de dominancia con relación a otras hormonas cuyos niveles han disminuido. Muchas veces, las mujeres buscan terapia de estrógeno; van con un médico herbolario que les sugiere productos de soya porque interpretan la premenopausia como una deficiencia de estrógeno. Lo que terminan haciendo, sin embargo, es agravar una situación que ya era desfavorable. Recuerda, la soya actúa como un estrógeno, así que si la agregas a tu dieta es como si estuvieras dándole más leña al fuego.

En realidad la premenopausia se trata de cambios hormonales repentinos. Un día tu estrógeno puede tener un nivel alto y al otro puede estar bajo. Estos cambios pueden provocar alteraciones en el estado de ánimo, más apetito y pocas ganas de hacer ejercicio, lo que se traduce en un aumento en el peso "inexplicable".

Los cambios hormonales también son los responsables de que nuestras emociones se desborden. Tus hormonas están erráticas, por decir lo menos. En el pasado, tus hormonas se quedaban en un nivel en particular por varios días; ahora permanecen así sólo por unas horas.

Esto nos lleva a situaciones extremas. Maryellen vino a verme hace poco para pedir una segunda opinión. Tenía 43 años, y quería hacerse una histerectomía completa, lo que significa que quería que se le extirparan tanto los ovarios como el útero. Parecía que durante los últimos cinco años, había perdido unas cantidades de sangre anormales durante su periodo, sufría de depresión y de cambios terribles en el estado de ánimo. Había tratado con varios tipos de anticonceptivos, con el DIU, y nada pudo controlar sus sangrados. Su ginecobstetra le decía que sus cambios en el estado de ánimo se debían a la depresión, y le prescribió Prozac, que sólo la hizo sentirse peor. Fue la paciente quien sugirió al doctor la histerectomía total, ¡y el doctor estaba de acuerdo!

Quería la histerectomía porque ya no podía soportar los sangrados excesivos. No sólo tenía que usar toallas femeninas durante periodo sino pañales para adulto también. Tenía que saber la ubicación del baño a donde quiera que fuera. Sólo podía comprar en tiendas que contaran con sanitario, para usarlo al llegar y al marcharse. Tenía que detenerse en las gasolineras durante su trayecto a donde quiera que fuera. Su estilo de vida era caótico y siempre estaba triste. Finalmente, se dio cuenta de que no podía seguir viviendo así y sugirió la histerectomía.

Cuando le hice más preguntas a Maryellen, me dijo que había estado en un tratamiento de progesterona durante cinco años. Empezó a usarlo para evitar el nacimiento prematuro de su segundo hijo, pues dicha hormona detiene las contracciones uterinas. Después continuó usándolo como su método de control natal. Cuando le informé que la progesterona estaba asociada con la depresión, se sorprendió mucho y me dijo: "Ninguno de mis doctores me lo había dicho." Cuando receto progesterona a una paciente, para tratar la premenopausia y la menopausia, siempre la informo que puede causarle somnolencia. Les pido que me hagan saber si pierden energía en vez de ganarla, para así alterar la fórmula, la dosis o el momento del día en que la toman, de ser necesario. Le administré a Maryellen una prueba de saliva de 20 días (ve el Capítulo 9), que se llevó a casa y se hizo a sí misma. La prueba mostró enormes altas y bajas en su ciclo. Lo corregí al prescribirle dósis variables de estrógeno durante el mes (y pequeñas cantidades tanto de progesterona como de testosterona) y un suplemento diseñado para reducir su sangrado excesivo. En un mes, ella ya no experimentaba el síndrome premenstrual, el cansancio (que había provocado la anemia que desarrolló a causa de la pérdida excesiva de sangre) o la depresión. Lo mejor es que pudo conservar su útero y sus ovarios.

De la misma manera en que como padres nos preparamos para la adolescencia de nuestros hijos por sus cambios hormonales, es necesario que comprendamos que la premenopausia es lo contrario de eso. Es la transición hacia el descenso de nuestras hormonas. Afortunadamente, gracias a toda la atención que se le ha dado a la terapia de reemplazo hormonal y a la terapia bioidéntica, las mujeres están buscando ayuda durante ese pequeño periodo de sus vidas que precede a la menopausia.

La premenopausia y la fatiga

Cuando hablo de la fatiga en relación con la premenopausia, me refiero a mucho más que estar cansada. Hablo de una sensación de estar agotada de manera sostenida y agobiante; una fatiga que disminuye tu capacidad de funcionamiento a nivel físico y mental; un agotamiento que parece estar desvinculado a la cantidad de horas que duermes por la noche. Es una falta de energía y motivación generalizada que es lo suficientemente importante para interferir en tu vida.

Algunas de las manifestaciones de este tipo de fatiga son:

- Te sientes estresada y deteriorada.
- Tienes dificultades para despertarte por la mañana.
- Dependes del café, del té o de bebidas energéticas para tener vitalidad.
- Sientes que cumplir con las actividades cotidianas es una batalla.
- No eres capaz de recuperarte de tus enfermedades o estrés.
- Tienes una falta de interés en las actividades sexuales.
- Tienes un sentimiento generalizado de agotamiento e insatisfacción hacia la vida.

De los archivos de la Dra. Eva

Jennifer es una rubia atractiva, de casi 44 años. Tiene dos hijos, de dos y cinco años respectivamente. Vino a consulta porque tenía muchos síntomas de la premenopausia, que describió como "tener un horrible síndrome premenstrual todo el tiempo". Sus periodos, que ahora los tenía cada tres semanas, eran muy dolorosos y con más sangrado. Tenía cambios repentinos en el estado de ánimo, había aumentado de peso y siempre estaba cansada. "Mi esposo me preguntó qué pasaba conmigo, a lo que respondí que podía ser la premenopausia. Me preguntó: "¿Cuánto tiempo te va a durar?" "Pueden ser cinco años", le comenté. Suspiró y dijo "Oh, Dios, cinco años…" "Parte del problema es que tengo dos hijos pequeños, y no puedo seguirles el ritmo. Estoy bien por la mañana, pero hacia la mitad del día siento que ya no puedo funcionar. Tengo que ir por mi hijo a la escuela a las 2:00, y si no tomé una siesta, siento que no puedo mantener los ojos abiertos. Esto me pasa todos los días. Me voy a dormir a las 20:30 de la noche, tan pronto como pongo a mis hijos a dormir. No puedo ir a cenar ni a ningún otro lado; simplemente no tengo la energía. He subido cuatro kilos en seis meses, aunque mis hábitos alimenticios no han cambiado en el último año." "Mi pobre esposo se siente increíblemente abandonado. Los niños son mi prioridad. Trato de cuidarme, algo que claramente no estoy haciendo muy bien, y el tiempo que me sobra se lo dedico a él… Prácticamente nada. Si no me alivio pronto mi matrimonio va a terminarse." Revisé sus niveles hormonales y tenía una disminución en la progesterona típica de la de premenopausia. Le receté progesterona tópica para que la empezara a usar a partir del día 14 de su ciclo hasta el día 28. Debía aplicarla dos veces al día. Combiné este tratamiento con suplementos que incluían vitaminas B, carnitina, EGCG (epigalocatequina galato), magnesio y 5HTP (5 hidroxitriptófano) para mejorar su descanso al dormir. Los primeros meses después del tratamiento ya se sentía ella misma nuevamente. Continuó con ese régimen en toda su transición a la menopausia.

Cuando se trata de la menopausia, la fatiga se origina en el desequilibrio hormonal, que puede ser una consecuencia de una mala alimentación, especialmente en el caso de aquellas mujeres que siguen un plan alimenticio bajo en grasa y alto en carbohidratos. Estas mujeres por lo común sufren de resistencia a la insulina, que afecta el metabolismo de la glucosa/energía en el cuerpo. Sienten una explosión de vitalidad después de comer dulces procesados y hechos de azúcar refinada, pero en seguida se cansan, y necesitan empezar el ciclo completo nuevamente. La insuficiencia adrenal a causa del estrés, la mala alimentación, o los efectos de la premenopausia en la función tiroidea, pueden llevarte directamente a la fatiga.

Los desequilibrios hormonales también pueden afectar el sueño, que a menudo se traduce en el cansancio durante el día, cuando te levantas a mitad de la noche bañada en sudor, casi siempre es difícil volverte a dormir. Las emisiones erráticas de estrógeno pueden afectar tu ciclo del sueño y te dificultan tener el sueño profundo que todos necesitamos para sentirnos descansados.

Las altas y bajas en los niveles de estrógeno también pueden causar la depresión (una causa de la fatiga muy bien conocida). El *Study of Women's Health Across the Nation* (Estudio de la Salud de la Mujer de la Nación) evaluó a tres mil 303 mujeres estadounidenses de diferentes grupos étnicos (afroamericanas, caucásicas, latinas, japonesas y chinas) en diferentes lugares de los Estados Unidos. Se evaluaron cada año desde su inscripción, de 1996-1997. Su rango de edad era de los 42 a los 52 años, y participaron mujeres sin ningún historial de depresión. De acuerdo con este estudio, el riesgo de que las mujeres sufran de síntomas clínicos significativos de depresión durante la premenopausia se incrementa dramáticamente. Esto puede estar relacionado con los bajos niveles de estrógeno en el cerebro, que disminuye los neuroquímicos como la serotonina, la norepinefrina y la dopamina. Para muchas mujeres que atraviesan esta etapa con depresión, los medicamentos antidepresivos o los inhibidores selectivos de la recaptación de serotonina (ISRS), pueden ser de gran utilidad porque aumentan la cantidad de serotonina a disposición del cerebro.

¿Hace calor aquí?

Estás sentada viendo la televisión, platicando con tus amigas o quizá sólo mirando por la ventana. No estás haciendo nada en especial; estás en lo tuyo. De pronto, la temperatura de tu cuarto está insoportablemente caliente. Puedes sentir cómo tu cuello se enrojece. Empiezas a sudar. Lo único que quieres hacer es desplomarte en una silla y poner frente a tu cara un abanico. Unos minutos después, desaparece.

¿Qué fue eso? Un bochorno. Aunque muchas mujeres asocian los bochornos con la menopausia, la verdad es que son uno de los síntomas más comunes de la premenopausia. Para muchas mujeres, el primer síntoma de la menopausia experimentado es el bochorno, el cual, técnicamente hablando, es un reflejo vasomotor (que afecta la manera en que se ensancha y angostan los vasos sanguíneos) que empieza en el hipotálamo. En otras palabras, el hipotálamo, al que a veces se le llama el "termostato" del cuerpo, se confunde con la disminución de estrógeno. Esto provoca que el termostato se altere. El cerebro detecta el aumento en la temperatura y de inmediato trata de disminuirla. Tu corazón late más rápido, los vasos sanguíneos de su piel se ensanchan para que pueda circular más sangre e irradiar el calor, y empiezas a sudar para enfriarte un poco más lo que te puede hacer sentir muy incómoda, especialmente si te sucede cuando sales a cenar, en una junta de negocios, pues el calor, el fuerte rubor y el sudor tienen un componente de vergüenza importante.

Algunas mujeres afortunadas nunca padecen los bochornos. Desafortunadamente, el diez por ciento de las mujeres tienen bochornos por diez años o más.

Otro síntoma común de la menopausia es la sudoración nocturna, que puede estar relacionada al hecho de que nuestros cuerpos siguen un ritmo circadiano. En el curso de un día de veinticuatro horas, algunas hormonas llegan a su máximo nivel en algunos momentos del día. Las hormonas tiroideas y el cortisol, por ejemplo, tienden a aumentar por la mañana. La sudoración nocturna quizá está relacionada con los cambios hormonales normales que se llevan a cabo mientras estamos durmiendo, lo que crea un ambiente en que los bochornos se pueden presentar.

Las hormonas y el tratamiento de la premenopausia

Tratar la premenopausia con hormonas es muy parecido a tratar el síndrome premenstrual con hormonas. El primer paso es hacerte un perfil hormonal (ve el Capítulo 9) para determinar qué tanto estrógeno y progesterona tienes o no. Si tus síntomas son severos y está interfiriendo con tu vida cotidiana, quizá debas considerar tomar píldoras anticonceptivas. Estos anticonceptivos orales no sólo te protegen de un embarazo no deseado, si no que pueden aliviar varios síntomas de la premenopausia, incluyendo el síndrome premenstrual (que puede empeorar durante la premenopausia) y las irregularidades del ciclo menstrual. Los anticonceptivos pueden reducir o eliminar los bochornos, mitigar los problemas para dormir y la depresión en gran parte de las mujeres premenopáusicas. Los estudios han demostrado que de 65 a 100% de las mujeres se alivian, al menos parcialmente, de los bochornos cuando se tratan con anticonceptivos. Sin embargo, no son para todas. Algunas mujeres de hecho se sienten peor si toman la píldora; padecen de dolor de cabeza y náusea, o sus hormonas se desequilibran aún más.

También, las mujeres mayores de 40 años que toman anticonceptivos tienen un mayor riesgo de tener efectos secundarios como la embolia pulmonar y la trombosis de la vena profunda (especialmente si la mujer fuma).

A causa de la disminución severa de progesterona, por lo común recomiendo el uso de la progesterona tópica durante la premenopausia. En ese momento, también agrego la testosterona porque aumenta la energía y se convierte en estrógeno. Algunas personas sólo necesitan la progesterona, o alternar el estrógeno con la progesterona para mantener las hormonas en un nivel mayor, permitiendo, al mismo tiempo, que tengan su ciclo menstrual.

La tercera fase: la menopausia

- ¿Tienes bochornos o sudoración nocturna?
- ¿Tienes pérdida de la memoria a corto plazo?
- ¿Tienes problemas para concentrarte?
- ¿Tienes sequedad vaginal o dolor cuando tienes relaciones sexuales?
- ¿Tienes relaciones sexuales?
- ¿Padeces de insomnio?
- ¿Has notado alteraciones en la piel como el acné o el vello facial?
- ¿Se te está cayendo el cabello o su grosor está disminuyendo?

Ya sabes la dinámica. Si contestaste *sí* a dos o más de estas preguntas, probablemente estás experimentando un evento natural que se conoce como menopausia.

Cuando la actividad ovárica cesa, la menstruación termina permanentemente. Una mujer ha llegado a la menopausia cuando no ha tenido un ciclo menstrual por 12 meses consecutivos. Como resultado de un descenso en los niveles hormonales, como el estradiol, la progesterona y la testosterona, la transición a la menopausia a menudo viene acompañada de una serie de incómodos cambios físicos, mentales y emocionales como los que se mencionaron antes.

Es importante que las mujeres tengan en mente que los niveles hormonales se pueden modificar. No tienes que seguir padeciendo el síndrome premenstrual, la premenopausia o la menopausia sólo porque son sucesos naturales. Nuestras hormonas cambian en nuestro cuerpo de un día para otro. Actualmente hay muchos análisis caseros disponibles que nos permiten medir los niveles hormonales por todo un mes para saber qué deficiencias tenemos. Me sorprende cuando escucho a las mujeres decir: "Mi madre enfrentó la menopausia y la superó, así que creo que yo también puedo con ella. Algún día terminará." Sí, terminará. Al igual que tu vida social, la relación con tus hijos y tu matrimonio. Porque será terrible estar cerca de ti. En realidad no tienes que vivir con ella, enfrentarte a ella, hacer lo mejor de ella, o cualquier otra cosa que hayas escuchado. Somos afortunadas de vivir en una época en que hay muchas soluciones a los desafíos que implica llegar a la menopausia.

Éste es un campo relativamente nuevo en la medicina. La razón principal de esto es que, hasta el siglo XX, la esperanza de vida de las mujeres no solía superar los 49 años. De esta manera, la menopausia era algo raro. Ahora, claro, las mujeres viven 20, 30 y hasta 40 años después de su último periodo. Así que las mujeres, junto con los doctores, aún están tratando de descubrir cómo vivir los años tardíos de la vida con mucha salud y energía.

La menopausia alrededor del mundo

En 2005, *American Journal of Medicine* (Revista Médica de los Estados Unidos) publicó el artículo "El síndrome universal de la menopausia". La conclusión es que no hay tal cosa, en tanto que había demasiadas variables a considerar. Esto simplemente comprueba una vez más que la menopausia de cada mujer es individual y diferente.

La menopausia no sólo es distinta a nivel individual, sino que varía en sus connotaciones. Las mujeres en occidente parecen tener más síntomas asociados a la menopausia que las mujeres de otras partes del mundo. En Japón, por ejemplo, hasta hace poco no tenían una expresión en su idioma para referirse al bochorno. Su palabra para referirse a la menopausia es *konenki*, que definen como una etapa que empieza de los 40 a los 60 años. El fin del periodo es sólo un aspecto de estos años de transición. No hay una explicación clara que abunde en las razones por las que las mujeres japonesas reportan tan pocos síntomas de la menopausia. Algunos investigadores consideran que su alto consumo de fitoestrógenos (químicos que producen las plantas y actúan como los estrógenos en las células animales) disminuye el desequilibrio hormonal, aunque no se han encontrado respuestas definitivas. Muchas culturas tienen una actitud totalmente diferente a la que tenemos en los países occidentales. Tanto en la medicina china como en la ayurvédica, la idea no es tratar los síntomas de la menopausia que presenta una mujer, sino restaurar su equilibro individual. Más que perturbarse por la falta de libido que causa la menopausia, las mujeres de Bengala consideran que tener relaciones sexuales cuando se es mayor es completamente ilógico. Muchas personas indígenas, como los mayas de que viven en las áreas rurales de Yucatán, los maorí de Nueva Guinea, y los indios americanos del grupo iroqués, creen que las mujeres posmenopáusicas son ancianas espirituales que tienen un poder y estatus considerables.

Las actitudes están cambiando en muchos países, puesto que cada vez sabemos más sobre la menopausia y su tratamiento. Ahora sabemos mucho más sobre cómo enfrentarnos a los cambios que sufre nuestro cuerpo y ante cualquier malestar que acompañe al envejecimiento. Eso nos diferencia de las generaciones anteriores de mujeres, y nos da la oportunidad de crear nuevas actitudes en torno a nuestros años tardíos.

Los síntomas de la menopausia

Al igual que el síndrome premenstrual y la menopausia, los síntomas de la menopausia son muy personales. Cada mujer experimenta esta fase de su vida de una manera única. Unas mujeres básicamente viven la etapa sin mayores dificultades. La mayoría de las mujeres tienen bochornos (aproximadamente 80% de las mujeres en los países occidentales). Muchas mujeres tienen trastornos en su ciclo del sueño. Una gran cantidad de mujeres posmenopáusicas padecen de fatiga física y mental.

Sabemos que mucho de lo que sucede durante los años de la postmenopausia se debe a la pérdida del estrógeno (no desaparece por completo, pero el estrógeno ovárico puede disminuir hasta en 90%). Muchos elementos de nuestro cuerpo dependen del estrógeno para su buen funcionamiento, y eso incluye a las mitocondrias, esos pequeños centros de energía que tienen las células. Esto parece ser particularmente cierto para la mitocondria que se encuentra en los vasos sanguíneos del cerebro.

Muchas mujeres se quejan de que la menopausia les ha hecho perder la claridad mental sufren de olvidos y una disminución en su fluidez verbal (ej. "Sé que puse esa cosa que traje ayer en, ah, como se llame, y ahora no está ahí. No puedo encontrar, eh, eh, esa cosa que te dice cuánto costó"). También hay datos suficientes que vinculan al estrógeno con una serie de disfunciones cognitivas y enfermedades neurodegenerativas como el Alzheimer y otras formas de demencia. El cerebro se desarrolla de una manera bajo la influencia del estrógeno y de otra si no hay la misma cantidad de estrógeno presente. Si miras algunos de los análisis estándar, aplicados a niños pequeños, podrás observar que los niños y las niñas tienen resultados diferentes, lo que se considera una consecuencia de la influencia de los esteroides sexuales. De esta manera, es plausible que, durante la menopausia, cuando el estrógeno disminuye, se den cambios neurológicos, psiquiátricos y cognitivos que serán más notorios en algunas mujeres que en otras, a causa de las diferencias genéticas, entre otros factores.

La menopausia y la fatiga

En muchos casos, la vida es más difícil a medida que envejecemos. Tenemos mucho más de qué preocuparnos si nuestros padres aún viven, podemos considerarnos responsables de su bienestar. Ahora las mujeres tienen hijos más tarde en su vida; muchas de ellas son parte de una generación sándwich, y tienen que cuidar tanto a sus hijos como a sus padres. En una economía inestable, todos tenemos momentos difíciles. A eso debemos agregarle el hecho de que nuestros cuerpos deben trabajar mucho más para tratar de ajustarse a todo tipo de cambios químicos. De esta manera, es fácil entender por qué las mujeres se sienten tan cansadas cuando la menopausia finalmente llega.

El gran problema con la fatiga es que puede evitar que tomes las medidas necesarias ¡para prevenir la fatiga! De hecho, el ejercicio es una herramienta especialmente efectiva para combatir la fatiga. Sin embargo, cuando estás muy cansada, el ejercicio es la última cosa que pasa por tu mente.

La fatiga asociada a la menopausia es distinta a la somnolencia. Cuando sientes este tipo de fatiga, no necesariamente quieres irte a tomar una siesta está más cercana a la sensación de no querer hacer nada. Puede ser que te sientas letárgica y apagada durante todo el día, o en momentos intermitentes. Esto afecta tu cuerpo y tu mente. A menudo puedes sentirte demasiado cansada como para pensar con claridad, o para pensar en sí.

Una vez más, podemos culpar de todo esto a los cambios en los niveles hormonales. Las hormonas controlan a la energía a nivel celular, de manera que cuando las hormonas disminuyen de manera dramática (como sucede en la menopausia), tu energía también lo hace. Claro, tienes que agregarle a esta ecuación el hecho de que los bochornos y la sudoración nocturna durante la menopausia, a menudo interrumpen tu sueño REM, privándote de una buena noche de sueño.

La menopausia y el tratamiento hormonal

Sé que los bochornos y la sudoración nocturna son incómodos. Yo le digo a mis pacientes que abracen estos síntomas (lo que no significa seguir padeciéndolos) como la señal del inicio de una nueva etapa en su vida. Estos síntomas nos obligan a considerar nuestro futuro desde un punto de vista físico y emocional. Es una llamada de aviso. Significa que es momento de darnos un tiempo en el día, no sólo para pensar en nosotras mismas en relación a la vejez, sino para hacer algo al respecto de una forma razonada. De otra forma, nos pueden arrestar por arrancar nuestra blusa en la vía pública antes de que sudemos hasta morir; o nos pueden despedir del trabajo por ponerte a llorar cada media hora. Creo que el reemplazo hormonal cuando es necesario, pues no sólo alivia gran parte de las incomodidades asociadas a la menopausia, sino que también previene el envejecimiento acelerado.

Como ya sabemos que la producción de cierta hormona disminuye cuando llegamos a la menopausia, podemos concluir fácilmente que es una etapa en que las hormonas están en desequilibrio. Ésta es la causa por la que la terapia de reemplazo hormonal se empezó a practicar. Así, en 2002, un reporte de *Women's Health Initiative* (Iniciativa para la Salud de las Mujeres) salió a la luz. Se encontró que las mujeres que tomaban el reemplazo hormonal tienen un pequeño aumento en el riesgo de desarrollar cáncer de mama, infarto o demencia. Esto provocó una reacción negativa hacia la terapia de reemplazo hormonal.

Sin embargo, este estudio se llevó en mujeres mayores de 64 años que no habían tomado hormonas previamente. Ésta no es una sección representativa de las mujeres que necesitan o eligen la terapia de reemplazo hormonal. Además, se les administró Premarín con progestina a las mujeres que participaron en ese estudio, un agresivo coctel hecho con la orina de yeguas embarazadas.

Desde 2002, hemos aprendido mucho. Ahora, las mujeres que optan por la terapia de reemplazo hormonal por lo general reciben una combinación de estrógeno y progesterona en vez de progestina. Esto es porque el estrógeno sin oposición (el estrógeno sin progesterona) puede aumentar el riesgo de cáncer de útero. En mi práctica, nunca uso la progestina. Uso la progesterona tanto en su forma sintética como en compuesto bioidéntico. Muchos doctores ya no prescriben la terapia hormonal a largo plazo para la prevención de padecimientos vinculados a la postmenopausia. Para algunas mujeres, la terapia de reemplazo hormonal a corto plazo es exactamente lo que necesitan para mitigar los bochornos, la sudoración nocturna y los síntomas vaginales de la menopausia, como la sequedad, el prurito, el dolor y la incomodidad cuando se tienen relaciones sexuales. Pero ¿qué sucede una vez que dejas de usar estas hormonas? Una cosa es segura, las relaciones sexuales vuelven a ser dolorosas, la elasticidad de tu piel disminuye, tu cerebro no funciona con la misma eficiencia, por nombrar algunas de las consecuencias de estar sin tus hormonas naturales. Algunos doctores dicen que debes tomar menor dosis posible por la menor cantidad de tiempo. Por otro lado, yo recomiendo a mis pacientes que usen la terapia de reemplazo hormonal por el resto de sus vidas. En verdad creo que dicha terapia es muy beneficiosa para propósitos de antienvejecimiento y para el bienestar en general. Yo recomiendo a mis pacientes la terapia de reemplazo hormonal por un tiempo indefinido. Le ayuda a las mujeres aquí y ahora, y en el futuro.

El riesgo de desarrollar cáncer al estar en tratamiento de reemplazo hormonal de hecho es menor al riesgo de desarrollar Alzheimer o demencia por no estar en un tratamiento hormonal (un nuevo estudio que llevó a cabo Kaiser Permanente en 2010, mostró que las mujeres que empezaban a tomar la terapia de reemplazo hormonal de manera tardía, tenían una probabilidad de 48% de desarrollar demencia. Por otro lado, las mujeres que empezaban la terapia de reemplazo hormonal en una edad media alrededor de 48 años reducían la probabilidad de desarrollar demencia en 26%). Ahora mismo, mientras podemos curar a muchas mujeres con cáncer de mama, no hay cura para el Alzheimer o la demencia, de manera que esta terapia es el camino más conveniente. Al elegir la terapia de reemplazo hormonal sintética, los factores a considerar son: tu historial de cáncer (las mujeres que tienen antecedentes de cáncer de mama no deben tomar la terapia de reemplazo hormonal), tu edad (antes de los 60 años y dentro de los 10 años de la menopausia es mejor), la intensidad y frecuencia de tus síntomas (20 bochornos al día o dos), y qué tanto interfieren tus síntomas en tu calidad de vida. Debemos decidir si reemplazar tus hormonas o no con base en la estratificación de los factores de riesgo de tomar hormonas o de no (pues puede ser igual de peligroso por diferentes razones). Casi todas las mujeres que tienen una madre con Alzheimer y han hecho su tarea, insisten en tomar hormonas por el resto de sus vidas.

Recuerda que el estrógeno también previene la osteoporosis, reduce los niveles de colesterol, aumenta la elasticidad de la piel, ayuda a prevenir la caída del cabello, la gingivitis y otras enfermedades dentales, las enfermedades del tracto urinario, la vaginitis, y ayuda a que permanezcas lubricada durante las relaciones sexuales (para mencionar sólo unos efectos positivos).

Otra inquietud que muchas mujeres tienen en relación con la terapia de reemplazo hormonal es el aumento de peso. Mis pacientes están convencidas de que una vez que iniciaron la terapia de reemplazo hormonal subieron de peso. Trato de educar a mis pacientes antes de tiempo, durante la premenopausia, para explicarles que el sólo hecho de que lleguen a la menopausia, va a causarles el aumento de peso en sí. El aumento de peso puede incrementarse a causa de los estrógenos y la progesterona que se recibe. Es raro que una persona suba de peso cuando está en la terapia de reemplazo hormonal bioidéntica apropiada. Es un tema complejo y desafortunadamente tengo un límite de extensión.

Hormonas bioidénticas

Así como toda mujer tiene una experiencia única en cuando al síndrome premenstrual, la premenopausia y la postmenopausia, cada mujer reacciona diferente a la terapia de reemplazo hormonal. Una de mis pacientes vino a verme muy agitada y me dijo: "Doctora, tiene que ayudarme. Hace poco, mi internista me recetó una terapia de reemplazo hormonal farmacéutica y, desde entonces, mi apetito está fuera de control. Me como todo lo que veo. Si veo una mujer al otro lado de la calle, con un bebé en una carriola, literalmente quiero correr hacía ella y comerme a su bebé. Dígame, ¿es necesario que suspenda la terapia de reemplazo hormonal?" Le pedí que se calmara y le dije que no, que no era necesario que dejara de tomar hormonas. Le receté hormonas bioindénticas en vez de las que había estado tomando, y en cuestión de días ya no estaba agitada; se sentía muy bien y sus antojos estaban bajo control (no más fantasías caníbales).

Las buenas noticias son que ahora hay alternativas a la terapia de reemplazo hormonal sintética se llaman hormonas naturales o "bioidénticas", lo que significa que son biológicamente idénticas a las hormonas humanas. Son duplicaciones exactas de los estrógenos y la progesterona que produce el aparato reproductor femenino. La estructura molecular de estas hormonas que por lo general se hacen de plantas como la batata y algunas nueces es igual a la de las hormonas naturales que produce el cuerpo humano. Como el cuerpo las "ve" exactamente como las hormonas que ya tiene, la probabilidad de que tengan efectos adversos es menor.

Al contrario de las hormonas sintéticas, las hormonas bioidénticas personalizan con base en tu fisiología y necesidades individuales, y las prescribe tu doctor. Cuando ya sabemos tu reacción, la fórmula se puede ajustar hasta que obtengas el alivio óptimo. En mi práctica, recomiendo las hormonas bioidénticas de manera frecuente.

Las hormonas bioidénticas vienen en varias presentaciones: crema, gel, parche, sublingual (que se disuelve bajo la lengua), cápsulas y aplicaciones vaginales. Yo recomiendo especialmente la aplicación transdérmica (crema), pues la crema se va directamente al torrente sanguíneo y no pasa por el hígado, lo que podría tener efectos negativos potenciales.

Algunas mujeres no confían en las hormonas bioidénticas porque no hay estudios que aborden su eficacia a largo plazo. Las compañías farmacéuticas no están interesadas en estudiarlas porque no pueden patentarlas. Esto significa que las grandes compañías farmacéuticas no pueden obtener grandes ganancias de ellas, por lo que no tienen interés en producirlas, y en algunos casos hasta luchan activamente para que no las apruebe la *Food and Drug Administration*. Para mí, lo más importante es estar segura de que la fuente de la cual se obtienen mantenga su control de calidad, lo que significa que deben hacer pruebas de manera más frecuente para que la calidad permanezca igual de un lote a otro. Desafortunadamente, esto puede aumentar el precio de la hormona bioidéntica, pero, después de todo, se trata de tu cuerpo.

Ten en mente también que las compañías farmacéuticas ponen a sus productos una gran cantidad de aditivos para extender su vida de anaquel. Muchos de esos aditivos son metales pesados, que posiblemente tienen un efecto negativo en el cuerpo a largo plazo. Por el contrario, las hormonas bioidénticas tienen una vida de anaquel de tan sólo unos meses, porque son naturales y no tienen aditivos ni conservadores.

En los Estados Unidos, las hormonas bioidénticas se hacen en farmacias especiales llamadas farmacias de compuestos. Tu doctor es quien debe recomendarte una farmacia especializada (de compuestos) a cual ir. Para encontrar una acreditada por el Consejo de Acreditación de Farmacias de Compuestos en los Estados Unidos, visita la página www.pcab.info.

De los archivos de la Dra. Eva

Myra es una de mis pacientes que empezó a sufrir bochornos a los 53 años: "No era sólo un bochorno, sentía como si mis órganos se estuvieran quemando por dentro. Sentía que esto debía estar dañando mi cuerpo de manera permanente. También sentía que con este tipo de combustión interna debería estar quemando miles de calorías y quedaría muy delgada... Bueno, no sucedió el daño ni la pérdida de peso... Me levantaba por lo menos ocho veces por la noche y tenía hasta 30 bochornos severos e intensos. Esto era la regla, y era muy vergonzoso en un mundo laboral y vida social muy activos. Por dos años y medio probé con varios métodos y promesas de alivio. Vine a verla porque mi hija me recomendó con usted. Usted me dio una prescripción de hormonas compuestas. También me devolvió mi dignidad y un sueño pacífico. Han sido casi dos meses y medio, y ya no tengo esos horribles bochornos. La combinación especial de exactamente lo que necesitaba fue la respuesta. Los medicamentos manufacturados simplemente no estaban funcionando para mí."

El síndrome premenstrual, la premenopausia y la menopausia. Tips rápidos para empezar

Los tratamientos naturales para el síndrome premenstrual

Hay muchas terapias naturales disponibles para aliviar los síntomas asociados al síndrome premenstrual. Porque cada síndrome premenstrual es diferente, algunos van a funcionar mejor que otros para ti. Puedes probar con varios suplementos hasta que encuentres el o los que te funcionen mejor. Estas terapias naturales son efectivas para la mayoría de las mujeres porque se enfocan en factores tales como los niveles fluctuantes de serotonina, baja desintoxicación del hígado, antojos, y la síntesis de sustancias parecidas a las hormonas llamadas prostaglandinas, que causan inflamación. Todos estos factores influyen en la posibilidad y la duración de los síntomas del desequilibrio hormonal. Los suplementos sugeridos son:

- **Aceite de kril**: Este aceite es una poderosa fuente de ácidos grasos omega 3. Los estudios han demostrado que después de 45 días de tomar aceite de kril, había una diferencia estadísticamente significativa en los síntomas emocionales y físicos asociados con el síndrome premenstrual, incluyendo la sensibilidad en los senos, el dolor en las articulaciones y dismenorrea (cólicos menstruales dolorosos). El kril es un crustáceo pequeño, que en Japón llevan el nombre de *okiami*, y se considera una delicadeza. En Corea y en Taiwán también es parte de la comida tradicional. Rusia y Ucrania también son grandes mercados para el consumo del kril. Al contrario a los aceites de pescado, el aceite puro de kril contiene ácidos grasos omega 3 en la forma de fosfolípidos liposomas o paquetes pequeños que llevan los ácidos grasos directamente a las células de nuestro cuerpo.
- **Magnesio**: como se señaló antes, las deficiencias de magnesio pueden exacerbar varios síntomas del Síndrome premenstrual. De esta manera, tomar suplementos de magnesio puede mitigar síntomas como los cambios en el estado de ánimo, aumento de peso, hinchazón de las manos y los pies, sensibilidad en los senos, inflamación y fatiga.
- **Vitex agnus-castus**: esta hierba, de origen mediterráneo, se ha usado durante siglos para el alivio de los malestares ginecológicos, y aún es un remedio popular de los síntomas del síndrome premenstrual, como los cólicos abdominales, los cambios en el estado de ánimo, la depresión y la fatiga.
- **5-HTP (5-hidroxitriptofano)**: la teoría detrás del uso de esta hierba, que se deriva de la semilla de la planta africana *Griffonia Simplicifolia*, es que mejora los niveles de serotonina, que ayuda a mitigar la depresión, la ansiedad y el apetito.
- **Vitamina B$_6$**: una deficiencia en esta vitamina se ha asociado con niveles menores de los neurotransmisores que controlan la tristeza y la ansiedad. La vitamina B$_6$ mitiga algunos síntomas del síndrome premenstrual como la depresión, la irritabilidad y la fatiga.
- **Dong quai**: esta hierba, también conocida como *Angelica sinensis* crece el Corea, en China y en Japón, y tradicionalmente se ha utilizado para aliviar los cólicos y la irregularidad menstrual. Dong quai es particularmente útil para ayudar a eliminar los bochornos y los cólicos menstruales. Nota: dong quai contiene derivados de cumarina, de manera que si estás tomando un anticoagulante por prescripción (una

medicina que evita o retarda la coagulación de la sangre) con warfarín, que también es un derivado de la cumarina, no debes tomar dong quai sin supervisión médica.

- **Aceite de prímula:** este aceite contienen ácido gamma-linolénico, un ácido graso esencial omega 6. Se ha encontrado que muchas mujeres que padecen el síndrome premenstrual tiene un nivel bajo de ácido gamma-linolénico en sus sistemas, por lo que este suplemento les puede dar alivio. Al interferir con la producción de prostaglandinas inflamatorias que se liberan durante la menstruación (las prostaglandinas son hormonas que nos dan señales, como el dolor y la inflamación, de que algo anda mal), el ácido gamma-linolénico en el aceite de prímula puede ayudar a aminorar los cólicos menstruales.
- **Regaliz (Glycyrrhiza glabra):** el regaliz aumenta los niveles de progesterona y también mitiga algunos síntomas del síndrome premenstrual, como la irritabilidad, la inflamación y la sensibilidad en los senos.
- **Diburmum opulus:** esta planta relaja la tensión muscular y los espasmos del útero, aliviando los cólicos menstruales.

Tratamientos naturales para la premenopausia

Muchas de las terapias naturales que funcionan para mitigar el síndrome premenstrual pueden funcionar también para la premenopausia, incluyendo las recomendaciones de ejercicio y nutrición. Además, puedes probar:

- **La hierba de San Juan:** se ha usado durante cientos de años como un remedio herbolario para mejorar el estado de ánimo. Un poco de ella puede equilibrar tu estado de ánimo y ayudarte a volver a la normalidad.
- **Cohosh negro:** esta hierba puede imitar lo que el estrógeno hace en el cuerpo y reducir la incidencia de la sudoración nocturna y los bochornos, que pueden ser muy intensos.
- **Trébol rojo:** esta planta también ayuda a mitigar la sudoración nocturna y los bochornos. A un menor grado, los estudios indican que esta planta puede mejorar la salud ósea.
- **Aceite de prímula:** este suplemento puede ser fundamental para reducir la sensibilidad en los senos. El aceite de semilla de lino y el de grosella negra también se encuentran en esta categoría.

- **Raíz de valeriana:** esta hierba tiene un efecto sedante, y la pueden usar aquellas mujeres que tienen dificultad para dormir. La valeriana ayuda a elevar la cantidad de GABA (ácido gamma-aminobutírico) en el cerebro, calmando a la mente y al cuerpo.
- **Ginseng:** aumenta los niveles de energía cuando se sufre de fatiga. Muchas mujeres se sienten revitalizadas al tomar ginseng.

Los tratamientos naturales para la menopausia

Una vez más, gran parte de las terapias naturales que funcionan tanto para tratar el Síndrome premenstrual como la premenopausia, incluyendo las recomendaciones de ejercicio y nutrición, pueden funcionar para tratar la menopausia. Además, puedes probar:

- **Raíz de ruibarbo de Siberia:** esta raíz se recomienda en Alemania desde 1993. Clínicamente, se ha comprobado que reduce los bochornos asociados a la menopausia en 72%. También alivia, de manera significativa, otros síntomas comunes como las alteraciones de sueño, el mal estado de ánimo y la ansiedad.
- **Vitamina E:** algunas mujeres sienten una disminución de los bochornos cuando toman vitamina E. Lo mejor es tomar tres píldoras al día, con cada comida. Busca el a-tocoferol, la vitamina E natural, y no tomes más de 200 UI por dosis y nunca te excedas de los 800 UI por día.
- **Ejercicio:** no puedo ser lo suficientemente enfática, el ejercicio es un imperativo a medida que envejeces, y especialmente después de la menopausia. Las investigaciones demuestran que el solo hecho de hacer ejercicio puede aliviar los bochornos. En un estudio, se encontró que el ejercicio aeróbico redujo la severidad de los bochornos de 55% de las mujeres posmenopáusicas. El ejercicio regular con pesas y el entrenamiento de fuerza puede ayudar a mantener tus huesos fuertes, especialmente para aquellas mujeres que eligen no tomar terapia de reemplazo hormonal.
- **Prueba la acupuntura:** este arte medicinal antiguo puede ser útil para el tratamiento de la menopausia, pues libera endorfinas en el cuerpo, mejorando el estado de ánimo de las mujeres menopáusicas. También puede ayudar a equilibrar las hormonas y a aliviar los bochornos.

- Date un masaje: el masaje también es de utilidad, pues ayuda a reducir la cantidad de estrés que las mujeres menopáusicas sufren, y ayuda a mejorar la circulación. Mejor aún, haz un masaje dual con tu esposo o tu pareja para mejorar su energía sexual y su salud en todos los aspectos.

Ahora que has leído casi todos los aspectos esenciales para luchar contra la fatiga y estás siguiendo el Programa contra la fatiga, debes sentirte revitalizada y llena de energía. Si por alguna razón no has obtenido los resultados que quieres, continúa con el siguiente capítulo y aprende sobre algunos análisis y estudios que puedes hacerte para saber si hay problemas más profundos que es necesario explorar a detalle.

Capítulo 9

Paso 8. Hazte un chequeo

¿Cómo puedes saber qué es lo que te está haciendo sentir tan cansada? Especialmente si ya has ido con un médico, y te han dicho que todo está bien, la única manera de saber qué sucede contigo a ciencia cierta es someterte a un proceso de análisis para llegar a un diagnóstico más preciso.

Esos análisis por lo común se hacen después de que ya has recorrido otros caminos. La mayoría de las personas, en primera instancia, intentan hacer cambios en su estilo de vida, haciendo más ejercicio y comiendo más saludablemente. No sólo no se sienten aliviadas, sino que por lo común todo queda en buenas intenciones. Después consultan a uno o más doctores, pero no obtienen respuestas que expliquen su fatiga continua. En ese momento, les dicen que lo que sienten es una parte inevitable del proceso de envejecimiento, y que simplemente deben aceptar la manera en que se siente, pues es natural.

Los análisis que se describen en este capítulo son para las personas que no quieren escuchar ese "consejo". Hay estudios que no podrá hacerte un médico general, pero están diseñados para revelar deficiencias en la química corporal que están evitando que te desempeñes a un nivel óptimo y sentirte al máximo cada día.

Quizá quieras preguntarle a tu médico sobre los análisis específicos que te gustaría hacerte. No tengas miedo de hacerle preguntas a tu doctor, o de sugerir unos estudios. Cuando mis pacientes hacen eso, siempre los digo "Gracias por hacerme notar eso". Considero que entre más educado esté el paciente, es mejor el trabajo que podemos hacer como doctores.

Estos análisis van ayudar a tu doctor a diagnosticar tu problema y a encontrar el mejor tratamiento para regresarte al buen camino. No todos los doctores están familiarizados con los análisis y estudios de tecnología de punta que existen

241

actualmente. Desafortunadamente, las organizaciones para mantener la salud (las aseguradoras) no permiten que los doctores ordenen estos estudios libremente. Sin embargo, es importante que tu doctor los conozca para que pueda darte una orden médica si es posible, o que al menos entienda de qué se tratan para que ambos puedan hablar de los resultados (algunos de estos estudios los puedes pedir a domicilio). Entre mejor sea tu doctor, más abierto estará a tus sugerencias. Los doctores son seres humanos; no podemos saberlo todo, y podemos estar abiertos a aprender cada vez más.

Tu doctor puede tener la disposición de hacerte una orden médica para que te hagas un estudio en particular, o puede considerar que no es necesario. Si de todas formas quieres hacértelos, algún otro médico puede darte la orden médica o hacértelos. Sin embargo, es necesario que tomes en cuenta que muchos de estos estudios no los cubren los seguros médicos, aunque algunos quizá estén cubiertos bajo el concepto de "fuera de la red" (servicios que se cubren en un rango distinto). Puedes pagar otros de tu propio bolsillo. Esto depende de la cobertura de tu seguro, y tendrás que confirmar con tu compañía aseguradora y tu póliza. Siempre debes platicar con tu doctor y tu aseguradora antes de hacerte unos estudios clínicos, para que no tengas gastos inesperados.

He hecho una lista breve que contiene ocho estudios diferentes. Incluí las razones por las que podrías estar interesada en hacértelos y los resultados que obtendrás. Si consideras que alguno de ellos puede serte de ayuda, platícalo con tu médico.

Hay diferentes tipos de laboratorios que recomiendo para hacer estos estudios. Para más información sobre ellos y una guía más detallada de los laboratorios que pueden ser la mejor opción para ti, si te encuentras en los Estados Unidos, debes ir a la Guía de recursos en el Apéndice II o visita el sitio www. thefatiguesolution.com.

Estudio de alergias alimenticias

¿Por qué hacerte esta prueba?: reacciones anormales a los alimentos, como sarpullido, urticaria, asma, eczema, prurito, diarrea y fatiga.

Las alergias alimenticias a menudo pueden provocar una disminución de la energía. Es importante descartar estas alergias como las causantes de la fatiga e identificar los alimentos que te pueden estar causando problemas de salud. Las reacciones alimenticias retardadas pueden causar una serie de problemas de salud aparentemente sin relación, como el síndrome de intestino irritable, fatiga, problemas en la piel, dolor en las articulaciones, trastorno de déficit de atención, hiperactividad, y más. Este estudio de sangre se llama RAST (estudio de alergia mediante el suero) y mide los niveles anticuerpos de inmunoglobulina G y su reacción con alimentos específicos. Los alimentos más comunes que pueden estar haciéndote daño son la leche, el maíz, el trigo y otros alimentos que contienen gluten. Sin embargo, las personas a menudo se sorprenden de que no es la leche lo que les produce la alergia, sino algo más que ha estado comiendo durante toda su vida. Las personas pueden descubrir que son alérgicas a los plátanos, al pollo, a la canela o a otros alimentos muy comunes.

Mucha gente se hace pruebas cutáneas para determinar las alergias alimenticias. En este estudio, se pica o se rasguña la superficie de la piel, y se coloca una gota del alergeno en cuestión en la piel lesionada. Las pruebas cutáneas pueden dar una idea, con base en el tamaño de la reacción, si una persona en verdad es alérgica a un alimento. El RAST, por otra parte, mide la cantidad de anticuerpos asociados a la alergia a este alimento (u otra sustancia, como el pelo de perro o gato, o el polen). Las pruebas cutáneas no siempre detectan las alergias que pueden detectar unos análisis de sangre. Además, los análisis de sangre pueden medir de 40 a 90 alergenos por prueba, lo que no es posible en el caso de las pruebas cutáneas, ¡imagina que te piquen 90 veces en una sesión! Si una prueba cutánea y un RAST presentan resultados compatibles, le puedes dar a tus resultados más peso.

Perfil de función gastrointestinal (prueba de heces fecales)

¿Por qué hacerte esta prueba?: dolor abdominal injustificado, diarrea, estreñimiento, gases, inflamación, eructos, entre otros trastornos intestinales.

Como vimos en el Capítulo 3, la salud del sistema digestivo es de vital importancia para el bienestar en general. Es necesario asegurarnos el equilibrio adecuado en las bacterias del sistema digestivo para que podamos digerir fácilmente nuestra comida, aprovechar los nutrientes de manera óptima y deshacernos de los desechos y los patógenos. Un desequilibrio puede provocar sensibilidades, alergias alimenticias y trastornos en el sistema inmune, insuficiencias emocionales, desórdenes emocionales y mentales, enfermedades autoinmunes que a su vez pueden provocar fatiga y a pérdida de energía.

Cada vez que comemos, quedamos expuestas a una serie de organismos. Algunos de ellos beneficiosos y otros dañinos. Algunos no son lo suficientemente dañinos para causar síntomas de importancia, sin embargo, pueden interferir con nuestra calidad de vida. El perfil de función gastrointestinal puede detectar una gran variedad de afecciones y trastornos, incluyendo la inflamación, la función inmune, la sensibilidad al gluten, levaduras, patógenos, función pancreática, y la eficiencia de la digestión. También detecta bacterias y parásitos, así como ciertos tipos de cáncer. La prueba revisa el equilibrio del PH en el sistema digestivo para ver si estás absorbiendo los nutrientes que tu cuerpo necesita de manera efectiva. Busca los parásitos animales o protozoarios (organismos unicelulares) que crecen en tu sistema digestivo (un perro o un gato te pueden transmitir los protozoarios no ponen en riesgo la vida, pero pueden causar malestar y lo mejor es deshacerse de ellos). Ésta es una prueba mucho más variada y específica que el estudio estándar de heces fecales que te harías con tu gastroenterólogo.

Índice de estrés adrenal

¿Por qué hacerte esta prueba?: fatiga y cansancio excesivo, incapacidad para manejar el estrés, poca resistencia, dificultad para concentrarte, mala digestión, baja presión arterial constante.

El índice de estrés adrenal es una prueba que se lleva a cabo con saliva, y mide la respuesta individual al estrés. El test busca el DHEA-S y el cortisol. El DHEA-S se analiza dos veces al día y se promedia. El cortisol se analiza cuatro veces al día y se determina su ritmo. También busca el nivel de DHEA-S para determinar tu grado de estrés adrenal. Cuando tus niveles de cortisol son altos, por lo general significa que hay inflamación crónica en tu cuerpo, o que los mecanismos que usa el cuerpo para disminuir el cortisol no están funcionado bien. Cuando los niveles de cortisol están muy bajos, es una señal agotamiento adrenal.

Hay fases en la respuesta al estrés crónico y cada una de ellas tiene un impacto diferente en tu salud y en tus hormonas. La prueba de estrés adrenal te permite identificar en qué fase de la fatiga adrenal estás, para que puedas seguir las recomendaciones de estilo de vida y nutrientes, curarte rápidamente y recuperar tu energía. Una vez que tu doctor interpreta tus resultados, puedes cambiar tus niveles de respuesta en varios meses, así como saber qué suplementos tomar y cuándo hacerlo, y qué ejercicios y técnica de relajación hacer.

Perfil HPA

¿Por qué hacerte esta prueba?: fatiga y cansancio excesivo, trastornos en el estado de ánimo, depresión, ansiedad, incapacidad de concentrarse, insomnio.

Las deficiencias o los desequilibrios en los procesos químicos del sistema nervioso del cuerpo pueden provocar una serie de disfunciones asociadas al estado de ánimo. Si tienes problemas con los cambios súbitos en tu estado de ánimo, tus niveles de energía y tus funciones cognitivas, no tienes Síndrome premenstrual, no estás premenopáusica, tu tiroides está bien, pero no te puedes levantar en la mañana puedes tener problemas vinculados los neurotransmisores principales del eje hipotalámico-pituitario-adrenal (eje HPA). En otras palabras, tu química cerebral no está equilibrada. Esta prueba sencilla de neurotransmisores se lleva a cabo con una muestra de orina y saliva. Mide los niveles de serotonina, dopamina, GABA y epinefrina (por mencionar algunos) y posibilita el tratamiento de los desequilibrios en el estado de ánimo (lo cual tiene una influencia enorme en los niveles de energía) a través de medicamentos de prescripción o a través de nutraceúticos y suplementos. En otras palabras, esta prueba puede decirte (o a tu médico) el tratamiento exacto que necesitas para que tus neurotransmisores recuperen el equilibrio. Esto tiene el potencial de cambiar dramáticamente la manera en que los médicos diagnostican y tratan trastornos del estado de ánimo como la depresión, la ansiedad, la irritabilidad y el insomnio (por nombrar algunas), y una gama de desórdenes relacionados con los neurotransmisores.

Perfil genético personalizado FIT

¿Por qué hacerte esta prueba?: incapacidad para perder peso.

Si sigues la filosofía del "Remedio contra la fatiga" y usas el plan alimenticio diario de la matriz de energía que se encuentra en el Apéndice I como guía, vas a bajar de peso. Pero si tienes un peso meta, y te falta mucho, puedes sentirte frustrada. En ese momento quizá puedas considerar hacerte un perfil genético para personalizar tu dieta y tu programa de ejercicio de acuerdo a tu genotipo específico (tu composición genética). De acuerdo con el experto en nutrición y ejercicio J. J. Virgin: "40 a 70% del aumento de peso está vinculado a nuestros genes, y cuando dejas de luchar contra ellos y empiezas a trabajar con ellos, las cosas son mucho más sencillas". FIT es una prueba casera que funciona con una muestra de saliva. Considera 140 genes diferentes para crear tu plan personalizado para bajar de peso. Según Virgin, tus genes juegan un papel en tu grado de apetito, qué tan llena quedas después de comer, tu necesidad de buscar los alimentos que quieres, tu habilidad para no comer con demasía en el caso de estrés u otros estimulantes, tu antojo de dulces, tu necesidad de bocadillos. La prueba FIT sugiere el tipo de dieta y ejercicio en el que debes enfocarte para perder esos últimos kilos, que suelen ser los más difíciles de bajar.

Prueba metabólica completa

¿Por qué hacerte esta prueba?: fatiga y falta de energía.

Hay muchas versiones de pruebas metabólicas completas, pero básicamente todas miden los niveles de deficiencias vitamínicas, los aminoácidos, el estrés oxidativo y las necesidades nutricionales. Usé este tipo de prueba cuando estuve trabajando con un equipo del *Tour de France*. Quería encontrar las proteínas que cada integrante del equipo necesitaba para maximizar su energía y sus capacidades como atleta. Antes de hacer la prueba, todos estaban usando el mismo polvo de aminoácidos en su dieta. Con la ayuda de la prueba metabólica completa, los integrantes del equipo pudieron personalizar sus dietas con base en sus necesidades individuales, y fueron a ganar el *Tour*.

Esta prueba es importante para todos nosotros, porque tomar el tipo incorrecto de aminoácidos puede causarle daño al hígado y a los riñones si se usan con exceso. Tu doctor, o un nutriólogo, puede darte una orden médica para que te hagas una prueba metabólica completa.

Perfil hormonal femenino de 30 días

¿Por qué hacerte esta prueba?: cambios en el estado de ánimo, irritabilidad, periodos irregulares, periodos dolorosos, dolor uterino, antojos de alimentos salados o dulces, sudoración nocturna, bochornos, palpitaciones.

Si padeces de Síndrome premenstrual o sientes que tienes un desequilibrio general de tus hormonas femeninas, tal vez quieras considerar hacerte un perfil hormonal femenino de 30 días. Es una prueba casera que puedes pedir por Internet. Muchas compañías diferentes la ofrecen. La prueba está diseñada para proporcionarte una evaluación de tus hormonas sexuales: la testosterona, la progesterona y el estradiol. Cuando el *kit* llega a tu casa, debes reunir de once a 13 muestras de saliva en días específicos (el kit va indicarte qué días) en la comodidad de tu hogar durante un mes. Esta prueba de saliva es sencilla y no invasiva. Determina tus niveles y proporciones de estradiol, progesterona y testosterona. La razón por la que esta prueba se hace durante 30 días es que las hormonas de la mujer varían a diario. Por lo contrario, si estás evaluando tus hormonas tiroideas, por ejemplo, no hay gran variación de un día a otro, o de la mañana a la noche. Si estás estudiando tus niveles de cortisol, hay variaciones de la mañana a la noche, pero no de un día a otro. Hay, sin embargo, cantidades distintas de estrógeno y progesterona de un día para otro, de manera que la única forma que tenemos de saber qué pasa en un periodo de 30 días es hacer pruebas durante 30 días. Esta prueba es útil tanto para las mujeres premenopáusicas como para las menopáusicas que aún no están en tratamiento de suplementación hormonal. Además, es de especial ayuda en el tratamiento de pacientes que padecen trastornos ginecológicos crónicos.

Análisis vitamínico intracelular

¿Por qué hacerte esta prueba?: sensación general de fatiga y de que "algo no está bien".

Al principio de este libro leíste mi historia cómo estaba agotada todo el tiempo e incapaz de encontrar el problema. Finalmente, me hice una serie de estudios, incluyendo éste, que me guió por el camino hacia la recuperación. Esta también fue la prueba que me inició en el viaje por la medicina integrativa. El análisis vitamínico intracelular determina exactamente qué vitaminas, minerales, aminoácidos, antioxidantes y metabolitos le faltan a un individuo. Se analizan sus células blancas a través de un sofisticado estudio de la sangre (a nivel intracelular). Esta prueba también mide la capacidad de la célula de resistir el estrés oxidativo (el responsable del daño celular crónico y otras afecciones).

Al hacerte un análisis vitamínico sabrás el estatus de tu cuerpo en cuanto a las vitaminas y nutrientes esenciales. Puedes tener una deficiencia en micronutrientes sin saberlo. Los estudios han demostrado que 50% de los pacientes que toman un multivitamínico tienen deficiencias en un nutriente esencial o más, los cuales son vitales para la salud a largo plazo. Las deficiencias suprimen el funcionamiento del sistema inmune y contribuyen con los procesos degenerativos. Así que cualquier persona interesada en sentirse al máximo se puede beneficiar de esta prueba. Las deficiencias vitamínicas no son sólo un reflejo de la dieta. Al ser bioquímicamente únicos, nuestras deficiencias vitamínicas no necesariamente se correlacionan directamente con nuestro consumo de nutrientes, aún entre personas con estados de salud parecidos. Hay muchos factores más allá de la dieta que determinan si la función nutrimental es adecuada. Éstos incluyen la individualidad bioquímica, la predisposición genética, la absorción y el metabolismo, la edad, las afecciones y la medicación.

Los resultados de estos análisis revelan tu estatus bioquímico único que se vincula a: tu energía, resistencia, función cardiovascular, función antioxidante, función hepática desintoxicante, problemas inflamatorios que incluyen las articulaciones y la piel, las funciones mentales y emocionales, y los trastornos digestivos. Por ejemplo, esta prueba puede decirte que tienes una deficiencia de zinc (la fatiga es uno de sus síntomas). En ese caso, se pueden recomendar suplementos alimenticios, junto con una dieta que contenga fuentes ricas en zinc, como la carne roja, las papas, el germen de trigo, las nueces y las legumbres. Es particularmente importante que los vegetarianos se hagan este tipo de estudio, pues por lo común tienen deficiencias en los aminoácidos.

Abajo se encuentra una muestra de las vitaminas que se analizan en esta prueba, sus funciones, los síntomas de su deficiencia e información sobre la repleción (las fuentes para tratar la deficiencia):

Vitamina B$_1$ (tiamina)

Función: las células usan la vitamina B$_1$ para hacer energía de los alimentos que comemos. Tiene un papel crucial en el metabolismo de los carbohidratos y las proteínas que producen energía para el cuerpo. La vitamina B$_1$ también es necesaria para metabolizar el alcohol, de manera que si estás pensando en beber más vale que tus niveles de vitamina B$_1$ estén en orden. Como el corazón, el cerebro y el sistema nervioso requieren un alto grado de energía para funcionar adecuadamente, la vitamina B$_1$ es esencial para la salud de estos sistemas del cuerpo.

Síntomas: la deficiencia de tiamina puede provocar la pérdida del apetito, irritabilidad, depresión, confusión mental, fatiga, estreñimiento y náusea.

Repleción: la vitamina B$_1$ se puede encontrar en el arroz integral, el germen de trigo, la carne de puerco, productos de grano (cereales), granos enriquecidos y legumbres (frijol, chícharo, frijol del soya, lentejas). El consumo diario recomendado es de 1.0 a 1.5 mg.

Vitamina B$_2$ (riboflavina)

Función: la vitamina B$_2$ también es de utilidad para metabolizar los alimentos y convertirlos en energía. Una de sus funciones más importantes es que le ayuda al cuerpo a usar todas las otras vitaminas B de manera efectiva. Además, se desempeña como un antioxidante que lucha contra los radicales libres (moléculas de oxígeno inestables), es esencial para la producción de las células sanguíneas y, de acuerdo con la Biblioteca Nacional de Medicina de los Estados Unidos (parte de los Institutos Nacionales de la Salud), es efectiva para reducir los ataques de migraña en las personas que suelen tener este tipo de dolores de cabeza.

Síntomas: la deficiencia de riboflavina a menudo provoca mareos y depresión.

Repleción: la vitamina B$_2$ se puede encontrar en la carne y en los lácteos, los vegetales de hoja verde, los cereales enriquecidos y los productos de grano. La dosis diaria recomendada es de 1.2 a 1.8 mg para los adultos.

Vitamina B$_3$ (niacina)

Función: además de ayudar a metabolizar los alimentos en energía, la vitamina B$_3$ es efectiva para mejorar la circulación y reducir los niveles de colesterol en la sangre. La vitamina B$_3$ también es importante para la salud adrenal y es buena para la gente que tienen problemas de falta de sueño. Sin embargo, hay dos advertencias que suelo darle a mis pacientes en relación con la Niacina. Una es que la niacina provoca que tus capilares se expandan, lo que se traduce en el enrojecimiento de la piel y en prurito. Sólo dura unos minutos, pero puede ser incómodo. La segunda advertencia es más seria. La niacina puede elevar los niveles de azúcar en la sangre, de manera que si tienes diabetes definitivamente debes consultar a tu doctor antes de tomar esta vitamina (o cualquier otra).
Síntomas: la deficiencia de niacina por lo común provoca depresión, fatiga muscular, indigestión, insomnio y dolores de cabeza.
Repleción: la vitamina B$_3$ se puede encontrar en carnes, legumbres (como los cacahuates), cereales enriquecidos y papas. La dosis diaria recomendada es de 13 a 20 mg para adultos.

Vitamina B$_6$ (piridoxina)

Función: es necesaria para metabolizar proteínas, y es importante para mantener la salud del sistema inmune, los nervios, los huesos y las arterias. Además, ayuda a que el sistema nervioso mande mensajes al cerebro. A mis pacientes que sufren de Síndrome premenstrual, les comento que la vitamina B$_6$ puede ayudarte a reducir la inflamación, la sensibilidad en los senos y el acné premenstrual.
Síntomas: la deficiencia de vitamina B$_6$ suele provocar debilidad, depresión, irritabilidad, insomnio y ansiedad.
Repleción: la vitamina B$_6$ se puede encontrar en carnes, legumbres, cereales enriquecidos, papas, germen de trigo y plátano. La dosis diaria recomendada es de 1.4 a 2.0 mg para adultos.

Vitamina B$_{12}$ (cobalamina)

Función: es necesaria para formar la sangre, las células del sistema inmune, y mantener la salud del sistema nervioso. La vitamina B$_{12}$ tiene muchos otros beneficios: contribuye a que tu cuerpo produzca melatonina, la hormona que hace que tengas una buena noche de sueño; ayuda a reducir el zumbido de los oídos; favorece la producción de serotonina, el neurotransmisor que nos mantiene en calma. Por otro lado, su deficiencia es la causa principal de la anemia perniciosa, pues disminuye la producción de células sanguíneas. Como la vitamina B$_{12}$ se encuentra en alimentos de origen animal, especialmente en la carne roja, muchos de mis pacientes que son vegetarianos o veganos tienen una deficiencia de B$_{12}$. Vienen a verme porque se sienten exhaustos de manera consistente aunque comen "saludablemente". Cuando les hago el análisis por lo general les falta esta vitamina.

Síntomas: la deficiencia de B$_{12}$ provoca aumento de peso, fatiga, debilidad e irritabilidad.

Repleción: la vitamina B$_{12}$ se puede encontrar en alimentos de origen animal. No se encuentra en alimentos de origen vegetal. La dosis diaria recomendad es de 2.0 mcg para adultos.

Biotina

Función: es necesaria para el metabolismo de las grasas y los carbohidratos. También ayuda a fortalecer la piel, el cabello y las uñas. He tenido pacientes que tienen acné persistente y vienen a verme después de haber consultado a varios dermatólogos, han probado docenas de productos para el cuidado de la piel, y han visto muy pocas mejoras. De hecho, sufren de una deficiencia de Biotina. Una vez que empiezan a tomar suplementos de biotina, ven una disminución significativa de problemas de acné.

Síntomas: la deficiencia de biotina por lo común ocasiona el adelgazamiento del cabello, depresión leve, fatiga, somnolencia y dolor muscular.

Repleción: la biotina se encuentra en la yema de huevo, el hígado, la jalea real, el arroz integral, las legumbres, los cereales integrales y el pescado. La dosis diaria recomendada es de 300 a 100 mcg en adultos.

Vitamina C

Función: se requiere para muchas de las funciones metabólicas que lleva a cabo el cuerpo. También es necesaria en la producción de varias hormonas de respuesta al estrés, como la adrenalina, la noradrenalina, el cortisol y la histamina. Se requiere para sintetizar la carnitina, un aminoácido que facilita la conversión de ácidos grasos en energía dentro de la mitocondria. La vitamina C te protege de las enfermedades cardiacas de varias maneras: aumenta la absorción de hierro, mejora la cicatrización de las heridas, desintoxica al cuerpo al unir varios metales para que el cuerpo pueda eliminarlos. Otras funciones importantes son la síntesis del colágeno en elastina, la proteína más importante a nivel estructural de la piel, el cartílago y los vasos sanguíneos.

Síntomas: los síntomas de deficiencia incluyen fragilidad capilar que suele manifestarse en encías sangrantes, facilidad de hacerse moretones, articulaciones sensibles, debilidad muscular y mala cicatrización. La deficiencia subclínica (que se refiere a que puede no ser medible) puede resultar en una menor inmunidad, anemia y fatiga, a causa de su relación con la carnitina y algunas hormonas.

Repleción: la vitamina C se puede encontrar en el brócoli, la col de Bruselas, el melón, la coliflor, los cítricos, la guayaba, el kiwi, el perejil, el chícharo, las papas, los pimientos verdes y rojos, el escaramujo, la fresas y los jitomates. La dosis diaria recomendada es de 75 mg para las mujeres; para las mujeres embarazadas es de 85 mg, para las mujeres en lactancia es de 120 mg.

Calcio

Función: es el mineral más abundante en el cuerpo y es un componente necesario para el tejido duro (los huesos y los dientes), y como un mensajero que transmite información hormonal, ayuda a la coagulación, a la transmisión de impulsos nerviosos y a las contracciones musculares. El motivo más conocido para tomar calcio es la prevención de la osteoporosis. También es recomendable para pacientes que sufren de Síndrome premenstrual, al ser muy efectivo para aliviar síntomas como depresión, irritabilidad, fatiga, cólico abdominal, sensibilidad en los senos y dolores de cabeza. De hecho, un estudio que se publicó en 1998, en *American Journal of Obstetrics & Gynecology* (Revista Norteamericana de Ginecología y

Obstetricia) encontró que los suplementos de calcio reducían los síntomas generales asociados con el Síndrome premenstrual.

Síntomas: la deficiencia de calcio suele originar irritabilidad muscular y nerviosa, espasmos musculares, calambres musculares y osteoporosis. Las condiciones que disminuyen la absorción de calcio o su distribución es la disminución de la acidez gástrica (lo que significa que, cuando tomas antiácidos, estás evitando la absorción del calcio); las deficiencias en la vitamina D; consumo alto en grasas; consumo alto de oxalatos (que obtienes del ruibarbo, la espinaca, acelga y hojas de remolacha); inmovilidad, y estrés psicológicos.

Repleción: el calcio se puede encontrar en la leche, el yogurt, los quesos, salmón enlatado y las sardinas (con espinas). La dosis diaria recomendada es de 800 a 1200 mg para los adultos. Sin embargo, esta dosis se debe distribuir de manera que la tomes el suplemento dos veces al día, pues el cuerpo no puede absorber más de 600 mg de calcio al mismo tiempo.

Cromo

Función: el cromo juega un papel importante en la optimización de la función de la insulina y en la regulación de los niveles de glucosa en la sangre. La deficiencia de cromo puede contribuir a los problemas de obesidad de nuestro país. Como consecuencia de los métodos de procesamiento, que retiran el cromo natural de los alimentos que consumimos a diario, la deficiencia de cromo en la dieta es muy común actualmente. La falta de cromo aumenta la probabilidad de resistencia a la insulina y provoca el aumento en los niveles de glucosa, lo que puede originar enfermedades cardiacas y/o diabetes.

Síntomas: la deficiencia de cromo puede causar la resistencia a la insulina, hipertensión, altos triglicéridos, alto nivel de glucosa, y alto colesterol HDL.

Repleción: la mayor parte de los alimentos proporcionan pequeñas cantidades de cromo; la carne, los productos de cereal integral, así como algunas frutas, vegetales, y especias son relativamente buenas fuentes. No se ha establecido una dosis diaria recomendada para el cromo.

Coenzima Q10

Función: es un poderoso antioxidante que facilita la remoción de los radicales libres que dañan la mitocondria. Es un componente esencial para producir energía del oxígeno. El corazón en particular depende de esta coenzima para mantener su ritmo normal y bombear sangre para todo el cuerpo. Muchas personas que están en un tratamiento farmacológico para reducir el colesterol tienen niveles más bajos de la coenzima Q10 a causa de la medicación. Algunos doctores ahora utilizan la coenzima Q10 para el tratamiento de la falla cardiaca congestiva, la obesidad mórbida, hipertensión y la producción de energía en general.

Síntomas: el síntoma más común de deficiencia es la angina y la fatiga, pero también podemos incluir la gingivitis (la inflamación de las encías), la hipertensión y la distrofia muscular (una enfermedad hereditaria que se caracteriza por el debilitamiento y desgaste progresivo de los músculos).

Repleción: las fuentes con más abundancia de coenzima Q10 son el pescado y la carne roja. No se ha establecido una dosis diaria recomendada para la coenzima Q10.

Vitamina D

Función: es necesaria para el desarrollo saludable del sistema inmune, esencial para el desarrollo del esqueleto y la mineralización de los huesos. La deficiencia de la vitamina D puede causar osteoporosis. Mi consejo a todos mis pacientes que toman suplementos de calcio para fortalecer sus huesos es que también tomen vitamina D, pues aumenta la eficiencia de la absorción del calcio.

Síntomas: la deficiencia de la vitamina D por lo común provoca la osteoporosis y la disminución en la absorción del calcio.

Repleción: hay sólo unos cuantos alimentos que son buenas fuentes de la vitamina D, así que se recomiendan los suplementos de vitamina D, a menos que estés expuesta a la luz solar regularmente. La dosis diaria recomendada es de 200 IU para los adultos de 19 a 50 años; 400 IU para los adultos de 51 a 70 años; y 200 IU para los adultos mayores de 70 años.

Vitamina E

Función: la vitamina E ayuda a mitigar los síntomas de la menopausia, y también es necesaria para el control de la inflamación, la producción de células rojas y blancas, y el crecimiento del tejido conectivo. Funciona como un antioxidante contra las enfermedades cardiacas, el cáncer y la diabetes. La vitamina E por lo común se agrega a cremas y otro tipo de productos para el cuidado de la piel, pues se ha demostrado que ayuda a que la piel se vea más joven al reducir la apariencia de las líneas de expresión y las arrugas. También, su actividad antioxidante es muy valiosa para el envejecimiento de la piel, pues la ayuda a contrarrestar los efectos de los radicales libres.

Síntomas: la deficiencia de vitamina E causa debilidad muscular y anemia.

Repleción: hay muchos alimentos que proporcionan la vitamina E, como las nueces, las semillas y los aceites vegetales, que son las fuentes principales. Hay cantidades significativas de esta vitamina en vegetales de hoja verde y cereales fortificados. La dosis diaria recomendada es de 15 mg para adultos.

Ácido fólico

Función: el ácido fólico es necesario para producir las células de la sangre y otros tejidos celulares nuevos. Es esencial para las mujeres embarazadas y para las que están considerando tener hijos. Tomar suplementos de ácido fólico antes de la concepción reduce significativamente el riesgo de malformaciones congénitas conocidas como defectos del tubo neural (deformaciones de la columna y el cerebro) como la espina bífida y anencefalia. Los estudios también señalan que las mujeres que tomaban más ácido fólico redujeron de manera significativa el riesgo de desarrollar presión arterial alta.

Síntomas: además de estar relacionado directamente con los defectos congénitos, la deficiencia de ácido fólico a menudo provoca la fatiga, el estreñimiento, el insomnio, los dolores de cabeza, deficiencias en la memoria y lesiones intestinales.

Repleción: el ácido fólico se puede encontrar en las legumbres, en los cereales enriquecidos, en los vegetales de hoja verde, en el germen de trigo, las semillas, las nueces y el hígado. La dosis diaria recomendada es de 400 mcg para los adultos.

Glutamina

Función: es muy importante para la energía, para la síntesis de las proteínas, para el ADN y el ARN, y para la eliminación de las sustancias tóxicas. Es muy útil para el tratamiento del alcoholismo y la fatiga.

Síntomas: la deficiencia de glutamina a menudo causa trastornos intestinales y úlcera gástrica. Si estás cansada, puede ser recomendable tomar suplementos de glutamina.

Repleción: las mejores fuentes de glutamina son los alimentos que contienen proteína, como la leche y la carne. No se ha establecido una dosis diaria recomendada para la glutamina.

Glutatión

Función: es necesario para protegernos contra los radicales libres y sus efectos dañinos, al mejorar el estado del sistema inmune, y para prevenir la inflamación. Se produce en el cuerpo y se encuentra en cada célula. Suele considerarse un antioxidante de vital importancia por encontrase dentro de la célula. Es potencialmente beneficioso para la salud en general porque se encuentra en todo tipo de células, incluyendo las células del sistema inmune, cuya función es luchar contra las enfermedades. También ayuda a eliminar las toxinas del hígado como los fármacos y otros contaminantes.

Síntomas: las personas que tienen cáncer, sida, y otras enfermedades serias, tienen deficiencia de glutatión.

Repleción: el cuerpo no absorbe bien el glutatión cuando se administra oralmente, de manera que es mejor tomar cisteína, que es una precursora del glutatión. Los alimentos ricos en cisteína son los altos en proteína, como la carne, el yogurt, el germen de trigo y los huevos. Los suplementos de hasta 2000 mg por día de N-acetil L-cisteína son una forma segura de tomar cisteína (que no se recomienda, pues no se tolera muy bien).

Inositol

Función: es necesario para el funcionamiento adecuado de las hormonas. Ayuda a que el cuerpo produzca lecitina, que mueve las grasas del hígado a las células. Esto significa que el inositol previene la acumulación de grasas en el hígado. A veces se utiliza como parte del tratamiento de problemas hepáticos.

Síntomas: la deficiencia de inositol por lo común causa eczema, caída del cabello, insomnio y estreñimiento.

Repleción: el inositol se puede encontrar en las nueces, las semillas, los cítricos, el melón y las vísceras. No se ha establecido una dosis diaria recomendada para el inositol.

L-carnitina

Función: ayuda al cuerpo a convertir los ácidos grasos en la energía necesaria para los músculos, entre otras actividades corporales. Como la función principal de la L-carnitina es ayudarle al cuerpo a quemar la grasa para convertirla en energía, los suplementos por lo común se toman para estimular la energía. Para las pacientes que están tratando de bajar de peso, por lo común les recomiendo que tomen L-carnitina con cada comida y antes de hacer ejercicio.

Síntomas: la deficiencia a menudo provoca depósitos de grasa en el corazón, lo cual se traduce en fatiga. El funcionamiento normal del corazón depende del suministro adecuado de L-carnitina. Si el corazón no obtiene el suficiente oxígeno, los niveles de carnitina disminuyen rápidamente. La falta de oxígeno provoca que la producción de energía se reduzca y que aumente el riesgo de enfermedades cardiacas.

Repleción: la L-carnitina se puede encontrar en la carne roja, los lácteos, las nueces, las semillas, las legumbres, los vegetales como la alcachofa, los espárragos, las hojas de betabel, el brócoli, la col silvestre, la col rizada, la mostaza oriental, el durazno, el plátano, el trigo entero, el salvado de trigo, y el polen de abeja. No se ha establecido una dosis diaria recomendada para la L-carnitina.

Magnesio

Función: es vital para que las células funcionen adecuadamente, así como para la actividad neuromuscular, el metabolismo de la energía y las interacciones de las membranas. Es de extrema importancia en el tratamiento de la fatiga, y por lo común se asocia con las afecciones de la tiroides. Recomiendo el magnesio para combatir el estrés, mejorar el funcionamiento adrenal y permitir la recuperación muscular.

Síntomas: la deficiencia de magnesio a menudo causa fatiga, baja presión arterial, vértigo, espasmos musculares, mala cicatrización y pérdida ósea.

Repleción: el magnesio se puede encontrar en las nueces, cereal integral, papas, legumbres y vegetales frescos. La dosis diaria recomendada es de 280 a 400 mg para los adultos.

Selenio

Función: es necesario para la activación de las hormonas tiroideas. Funge como mensajero entre la tiroides y la glándula adrenal. Sin el selenio, puedes tener una tiroides que funcione adecuadamente pero que esté agotada porque la tiroides y la glándula adrenal no se comunican entre sí. El selenio también es esencial para el funcionamiento inmune, y puede ayudarte a aliviar los síntomas que causa la toxicidad por metales pesados.

Síntomas: la deficiencia de selenio se asocia con un riesgo más alto de inflamación y padecimientos inflamatorios.

Repleción: el selenio se puede encontrar en el germen de trigo, el salvado, la nuez del Brasil, la acelga, el pan integral de trigo entero, la avena, el arroz integral y los nabos. La dosis diaria recomendada es de 50 mcg por día para los adultos. Sin embargo, si padeces de bocio asociado con la deficiencia de yodo, el selenio no es recomendable, pues exacerba el bajo rendimiento de la tiroides. En otras palabras, si se le administra selenio a alguien con deficiencia de yodo, empeorará su hipertiroidismo.

Zinc

Función: es importante en el equilibro ácido/base. Es un componente de la insulina y ayuda al metabolismo de la energía y al funcionamiento del sistema inmune. El zinc también es esencial para combatir la caída del cabello, un problema al que se enfrentan muchos de mis pacientes. Se estima que el 10 por ciento de las mujeres premenopáusicas, y 50 a 75 por ciento de las mujeres de 65 años o más sufren de calvicie. Esto puede ser un problema en especial para los alcohólicos (pues el alcohol interfiere con la absorción del zinc) y los vegetarianos, que no obtienen el suficiente zinc en su dieta.

Síntomas: la deficiencia de zinc por lo común causa fatiga, dermatitis, acné, mala cicatrización, disminución en la inmunidad y caída del cabello.

Repleción: el zinc se puede encontrar en la carne roja, las ostras, el germen de trigo, las semillas, las nueces, las legumbres, las papas y los productos fortificados con zinc. La dosis diaria recomendada es de 12 a 14 mg para los adultos.

Algunas de mis pacientes se han hecho el Análisis vitamínico intracelular para después tomar los suplementos recomendados, y regresan después de varios meses sin sentirse mejor. A menudo, descubro que la causa es que están tomando suplementos de baja calidad. No puedes tomar cualquier vitamina y esperar que haga un buen trabajo. Desafortunadamente, en este caso en particular, obtienes lo que pagas. Cuando una tienda promociona suplementos con descuento, generalmente significa que su fecha de caducidad se acerca pronto y que la tienda se quiere deshacer de ellos. Las vitaminas que compras en las cadenas de supermercado permanecen en tu sistema o salen completas en las heces fecales. Muchas de mis pacientes me dicen: "Tomo un multivitamínico. ¿No es suficiente?". Por lo común, tengo que decirles que no, no es suficiente. Un multavitamínico no resuelve los problemas específicos que deberían.

Por eso decidí crear mi propia línea de suplementos "Abadi" (puede puedes encontrar en mis sitios de Internet, www.dreva.com y www.TheFatigueSolution. com). Sé que los ingredientes en cada producto son de la más alta calidad. Si un producto en particular no está funcionando para una de mis pacientes, sé qué hay en él exactamente y puedo recomendarle algo más que puede funcionar mejor para ellos, de la misma forma en que tu doctor te cambiaría el medicamento si no te da los resultados esperados. Con esto, no estoy diciendo que los productos Abadi son los únicos de calidad en el mercado. Depende de ti y la investigación que hagas, sólo asegúrate de que tomes las decisiones más saludables.

Hay maneras de determinar qué suplementos son los mejores. Puedes revisar *NutriSearch Comparative Guide to Nutritional Supplements* (La guía comparativa NutriSearch de los suplementos alimenticios), de Lyle MacWilliam, que se menciona en el Capítulo 3. También puedes tomar en cuenta estos consejos:

- **Revisa la fecha de caducidad:** los sumplentos pierden su potencia con el tiempo. No es recomendable comprar un suplemento que tienen un periodo de expiración muy largo, pues eso suele significar que ha sido procesado para tener una vida de anaquel muy larga.
- **Investiga si tu médico hace una línea de suplementos:** si un médico produce su propia marca, por lo general es un resultado de muchos años de investigación. Esto es definidamente el caso de mi línea de productos Abadi, la cual se basa en la investigación extensiva y está diseñada científicamente para proporcionarte energía renovada.
- **Busca el sello de aprobación oficial (USP en el caso de los suplementos importados):** es una organización reconocida que evalúa las vitaminas y los suplementos para asegurarse de que tengan lo que dice en la etiqueta y que no contengan contaminates dañinos.
- **No creas en las aseveraciones médicas demasiado buenas para ser verdad:** la *Food and Drug Administration* no permite que los fabricantes de un suplemento aseguren que su producto cura o previene enfermedades. Si un productor afirma que su suplemento "cura el cáncer" o "previene la diabetes" déjalo en el anaquel.

Hay muchas razones para hacerse estudios y análisis. La primera, la puedes considerar desde la perspectiva del antienvejecimiento. Hay evidencia científica sólida de que las deficiencias vitamínicas a menudo se asocian a la salud de nuestro cuerpo en general. Las deficiencias de vitaminas, minerales y antioxidantes en especial suprimen el funcionamiento del sistema inmune, lo que contribuye al desarrollo de artritis, cáncer, Alzheimer, enfermedades cardiovasculares, la diabetes y, por supuesto, la fatiga. Los análisis que yo hago generan una evaluación nutricional que me informa sobre la condición del paciente a nivel celular, desde un año atrás, y me dice lo que el cuerpo necesita. Si tienes una deficiencia de antioxidantes, por ejemplo, tus células se encuentran en un estado de lenta agonía que se refleja en el envejecimiento acelerado de tu piel. Aunque creas que comes bien, puedes tener deficiencias. Un estudio de micronutrientes puede ayudarnos a determinar exactamente lo que necesitas.

Una vez que ya has ajustado tu estilo de vida, equilibrado tus hormonas y les has dado la oportunidad para recargar tu cuerpo, y aun no te sientes bien, hacerte unos estudios puede indicarte las modificaciones que aun te faltan por hacer. Pueden responder a la pregunta: "¿Cómo puedo maximizar el funcionamiento de mi cuerpo para que en el futuro no recaiga en un estado de fatiga o enfermedad?"

Los análisis pueden ayudarte a personalizar los cambios de tu estilo de vida para satisfacer tus necesidades en particular. En un libro como éste, sólo puedo dar recomendaciones que funcionan para la mayoría de las personas, pero no puedo tomar en cuenta tus antecedentes genéticos, ambientales y conductuales. Eso se puede lograr al someterte a algunos de los exámenes que se indican arriba.

La tercera razón para hacerte análisis es que te brinda una base comparativa. Por ejemplo, Helen, una madre soltera de 32 años vino a verme para resolver sus problemas de fatiga. Aseguraba estar haciendo todo bien: hacía ejercicio de tres a cuatro veces por semana, dormía bien, tenía una vida sexual satisfactoria, sólo comía alimentos locales de temporada y cereales integrales. Le sugerí que se hiciera la prueba vitamínica intracelular. Como sospeché, tenía deficiencias en varias vitaminas B. Le indiqué que tomara un suplemento de complejo B. Seis meses después, regresó y se hizo la misma prueba. No sólo me comentó que su nivel de energía estaba mucho mejor sino que los resultados de sus análisis mostraron que sus deficiencias se habían reducido de manera importante, lo que nos aseguró que íbamos en el camino correcto a su recuperación.

Tú conoces tu cuerpo mejor que nadie más. Espero que este libro te haya ayudado a comprender por qué te sientes como te sientes y qué puedes hacer para sentirte mejor. Mi objetivo es ayudarte a generar fuerza física y emocional al balancear tus hormonas para que puedas recuperar y restaurar tus fuentes de energía. Estoy segura de que estás en el camino de lograrlo, y te deseo suerte en él.

Capítulo 10

Últimas reflexiones: de regreso a ti

Para mí, llenarte de energía se trata de optimizar el deseo de vivir. Es sobre ser capaz de hacer lo que es necesario hacer, cuidarte a ti misma y a tus seres queridos. Es saber apreciar tanto las cosas pequeñas como las grandes; es ser capaz de enfrentarte a los factores de estrés de la vida cotidiana y recuperarte de las decepciones y fallas que nos suceden a todas las personas. Es disfrutar el día y esperar con expectación el día de mañana.

Escribir este libro ha sido un viaje increíble y un honor para mí, y espero que leerlo lo haya sido para ti. Espero que te haya permitido hablar por ti misma y decirle a los médicos que no vas a aceptar menos que su máximo esfuerzo a favor de tu bienestar.

Ahora que has llegado al final de este libro, debo decirte que no has llegado al final del viaje. Este es sólo el principio. Sólo sigue caminando por la senda que ya empezaste a recorrer. Si la palabra "fatiga" regresa a tocar a tu puerta, haz que se vaya y continúa siguiendo el programa del remedio contra la fatiga. Muy pronto, volverás al camino correcto.

Es sólo ser capaz de decir, como muchos de mis pacientes lo hacen: *"Recuperé a quien yo era, y eso es lo que en verdad quería"*.

Espero que este libro te haya ayudado a hacer justo eso.

No olvides visitar mis sitios de Internet (www.dreva.com y www.thefatigue-solution.com) y la Guía de recursos en el Apéndice II si quieres saber más acerca de algunos de los temas de este libro. También, ponte en contacto conmigo y hazme saber qué tan efectivo es el Programa del remedio contra la fatiga para ti. Me encantaría escuchar tu opinión.

Apéndice I

La matriz energética de la Dra. Eva: planes alimenticios y recetas

Diseño: Samantha F. Grant

He aquí un mito: comer saludablemente no equivale a tener más energía. Por ejemplo, considera el siguiente menú: desayuno, avena; colación de medio día: un plátano; comida: sopa de tomate y dos rebanadas de plan integral; cena: vegetales asados y cuscús. Todos estos alimentos son saludables, pero no producen la energía que necesitas. De hecho, consumir esos alimentos va aumentar tu nivel de azúcar en la sangre, causando exceso de insulina. Después de este exceso, viene el ya conocido "choque" que se produce cuando la insulina disminuye de manera dramática, causando hipoglucemia (que significa la glucosa de la sangre, o el azúcar, se reduce por debajo de los niveles normales) lo que puede provocar síntomas como el hambre, la debilidad, el mareo, temblores y somnolencia.

Desafortunadamente, cuando estás exhausta por lo común no tienes la energía para hacer elecciones saludables. Cuando me enfrenté a mi propia lucha contra la fatiga, comía todo el tiempo y no estaba alimentándome bien. Recuerdo en particular, un viaje que hice a México con mi esposo; simplemente no podía dejar de comer. Hubo un momento en que mi esposo me dijo, enfrente de otras personas: "¿Podrías dejar de comer?", lo que, no es necesario agregar, nos llevó a una enorme pelea. Después de hacerme unos análisis de sangre, se determinó que las mismas deficiencias que me estaban causando mis problemas de sueño me estaban provocando ese antojo de comida dulce. Empecé a cambiar mis hábitos alimenticios poco a poco, de manera que empecé a comer energía.

Comer energía es un plan alimenticio basado en el consumo de proteínas. Todas las recetas (y bocadillos) que incluí aquí, los elegí por tres razones: tienen una base proteínica; son fáciles de cocinar, y son bajos en calorías. Las recetas de muestra que incluí aquí las hice en colaboración con la nutrióloga Samantha F. Grant (así como con la ayuda de mis pacientes que siguen el Programa del remedio contra la fatiga), y están diseñadas especialmente con esos criterios en mente.

Lo que encontrarás en las páginas que siguen es un plan alimenticio de dos semanas en que comerás para recuperar tu energía. Cada semana se divide en tres secciones: comida, cena y bocadillos que sugiero para siete días; una lista de compras para la semana; y recetas para cada una de las comidas. Estas comidas no sólo son saludables, ¡sino deliciosas! Puedes seguir los planes alimenticios exactamente como están escritos, o puedes hacer las combinaciones que te plazcan. Lo más importante es que te diviertas. ¡Buen provecho!

(**Nota**: a menos que se indique de otra forma, las porciones son para una persona. En las recetas que llevan suero de leche, recomiendo mi mezcla "Abadi Beverly Hills porque conozco las proporciones y cantidades de los ingredientes. Siéntete libre para sustituir con la proteína de vainilla que tú desees, pero trata de que coincidan las proporciones de los ingredientes para obtener los mejores resultados).

Plan alimenticio diario de la matriz de energía

Planes alimenticios de la semana 1

Día 1

Desayuno: huevos revueltos greco-italianos.
Colación: 1 manzana pequeña con dos cucharaditas de crema de nuez (natural, sin azúcar añadida).
Comida: ensalada Cobb de camarones.
Colación: *smoothie* de fruta.
Cena: guiso de ternera con arroz y espinaca salteada.

Día 2

Desayuno: yogurt yummy.
Colación: 12 almendras con 1 durazno o manzana.
Comida: una hamburguesa de salmón.
Colación: pan tostado con especias.
Cena: pollo a la *cacciatora* sobre polenta con brócoli al ajo, cocinado al vapor.

Día 3

Desayuno: avena y proteína.
Colación: 3 ramas de apio con una cucharada de queso crema.
Comida: *Wrap* de atún.
Colación: una tira de queso con media taza de moras.
Cena: mero a la tropical con espárragos fritos.

Día 4

Desayuno: sándwich de pavo.
Colación: huevos con especias.
Comida: pollo César.
Colación: 1 manzana con 2 cucharaditas de mantequilla de cacahuate (natural y sin azúcar o edulcorantes añadidos).
Cena: pastel de carne y *faux tatoes* (puré de coliflor).

Día 5

Desayuno: malteada de pie de durazno.
Colación: 1 taza de vegetales (pimiento, rábano, chícharos, jícama, pepino o apio) y 3 cucharadas de humus.
Comida: hamburguesa en pan panini con queso derretido y cebolla.
Colación: manzana horneada y yogurt con granola.
Cena: camarones salteados y col de Bruselas.

Día 6

Desayuno: sándwich.
Colación: 10 almendras, 30 gramos de queso de cabra y 5 aceitunas negras.
Comida: ensalada de col rizada con pollo asado.
Colación: paleta de proteína.
Cena: pasta marinara con pavo.

Día 7

Desayuno: desayuno *parfait*.
Colación: 1 taza de vegetales (pimiento, rábano, chícharo, jícama, pepino o apio) con un dip de 3 capas.
Comida: ensalada Waldorf de pollo.
Colación: *Wrap* de tortilla bajo en carbohidratos.
Cena: filete miñón asado con vegetales asados.

Lista de compras de la semana 1:

Salmón de Alaska (enlatado)
Frijoles negros (orgánicos y enlatados)
Pechugas de pollo (sin huesos ni piel)
Atún en agua (enlatado en agua)
Huevos
Filete miñón
Carne de res molida (magra al 97%)
Carne de pavo molida
Filete de mero
Humus
Piñón
Camarones
Tocino de pavo
Medallón de carne molida de pavo
Lomo de ternera
Polvo proteínico de suero de leche (vainilla y chocolate)

Queso y leche:

Mantequilla de almendra
Leche de almendra
Queso azul
Queso Brie
Mantequilla
Leche de coco (orgánica y light)
Crema
Queso feta
Queso de cabra
Queso parmesano (rallado)
Queso suizo
Leche entera (orgánica)
Yogurt (natural, entero, griego 2%)

Frutas y vegetales:

Manzanas
Espárragos
Aguacate
Espinaca tierna
Plátano
Moras (combinadas, frescas o congeladas)
Cogollos de brócoli
Col de Bruselas
Coliflor
Apio
Pepino
Arándanos deshidratados
Cerezas deshidratadas
Ajo
Uvas
Jícama
Col rizada
Limón
Mango

Vegetales verdes combinados
Cebolla (roja, blanca y verde)
Duraznos congelados
Pimiento (rojo y verde)
Rábano
Lechuga romana
Chícharos
Camote
Jitomate (saladet y bola)
Calabacita

Pan y cereales:

Pan molido (de grano entero)
Crutones (de grano entero)
Muffin inglés (de grano entero)
Harina
Pan de hamburguesa (de cereal integral)
Pasta (de arroz o cereal integral)
Polenta (ya preparada)
Avena irlandesa
Tortillas (bajas en carbohidratos, de grano entero o espelta)
Cereal integral
Pan integral, entero sin azúcar

Condimentos y especias:

Néctar de agave
Vinagre balsámico
Albahaca (fresca o deshidratada)
Pimienta negra
Aderezo para ensalada César (bajo en grasa)
Chile en polvo
Canela
Mostaza *Dijon*
Vermut blanco y seco
Conservas de fruta

Ajo en polvo
Sal con ajo
Aceite de semilla de uva
Semilla de lino molida
Jengibre molido
Aderezo para ensalada de mostaza y miel (bajo en grasa)
Ketchup
Lecitina
Sazonador de pimienta con limón
Mayonesa (baja en grasas, de canola)
Aceite de oliva
Orégano (seco)
Salsa para pasta (orgánica)
Mezcla de especias para el pay de calabaza
Salsa
Sal
Sal de mar
Stevia
Stevia en polvo
Tomillo
Salsa de tomate
Extracto de vainilla
Vino blanco para cocinar
Xylitol

Recetas de la semana 1:

Día 1

*Huevos revueltos greco-italianos**

3 huevos (2 claras de huevo y un huevo entero o 4 claras de huevo)
1 cucharada de leche entera
1 cucharadita de aceite de oliva
2 cucharaditas de queso feta en pedacitos

½ jitomate saladet picado
2-3 hojas de albahaca picada
Sal y pimienta al gusto

En un tazón bate los huevos, la leche y la sal hasta que la mezcla tenga una consistencia espumosa. En un sartén pequeño, calienta aceite de oliva a fuego medio y medio-alto hasta que el sartén esté caliente. Después agrega la mezcla de huevo. Cocina los huevos y revuélvelos ocasionalmente hasta que estén a la mitad de la cocción. Añade los pedazos de jitomate. Cocina hasta que se cueza bien, y después incorpora el queso feta y la albahaca. Rinde dos porciones.

Ensalada de camarón Cobb*

2 tazas de lechuga romana picadas del tamaño de un bocado
6-8 camarones pelados al vapor y cortados del tamaño de un bocado
½ aguacate cortado en cubos
1 cucharada de aderezo de mostaza y miel bajo en grasa
1 cucharada de queso azul desmoronado
1 huevo cocido cortado en cubos

En un tazón grande coloca la lechuga y agrega el aderezo. Después añade el huevo, el aguacate, el camarón y el queso azul encima de todos los ingredientes y mezcla todos los ingredientes. Acompáñala con dos rebanadas de pan de masa fermentada (una por persona) u otro pan integral de tu elección. Para dos porciones.

Smoothie de fruta*

½ taza de leche entera
½ taza de fruta congelada o de fruta fresca (fresa, mora azul, etc.) o
½ taza de fruta y un plátano
2 cucharaditas de lecitina

2 cucharadas de polvo de proteína de suero de leche (1 porción según tu mezcla de polvo de proteína)

½ cucharadita de vainilla

En una licuadora pon la leche, la vainilla, los ingredientes congelados o la fruta fresca con 4 ó 5 cubos de hielo, y los ingredientes secos (el polvo de proteína y la lecitina). Si necesitas un edulcorante, añade de 1 a 2 cucharaditas de stevia o *xylitol*. Presiona el botón dos veces por 5 segundos y luego hasta que la mezcla tenga la consistencia de puré. Rinde dos porciones.

*Guiso de ternera con arroz**

230 gramos de ternera

1 diente de ajo finamente picado

½ cebolla picada

¼ de taza de harina

2 cucharaditas de aceite de oliva

½ taza de vino blanco para cocinar (*sauvignon blanc* o *chablis*)

1 cucharada de crema (opcional)

Sal y pimienta al gusto

Corta la ternera en tiras gruesas. En un sartén pequeño, saltea la cebolla y el ajo con el aceite de oliva hasta que se suavicen. Coloca la ternera en la harina. Agrega la ternera enharinada a la mezcla de cebolla y ajo salteada y cocina la combinación hasta que la ternera tome un color ligeramente dorado. Añade vino al sartén y permite que hierva. Cocina por 3 a 5 minutos a esta temperatura y después hierve a fuego lento, agrega la crema y mezcla bien. Cocina hasta que la ternera esté cocinada a término medio, o bien cocida, como tú prefieras. Mezcla con frecuencia mientras cocinas. Sirve sobre una taza de arroz cocinado. Rinde dos porciones.

Espina salteada

2 tazas de espinaca tierna bien lavada
1 cucharadita de aceite de oliva
1 diente de ajo
1 pizca de sal

En un sartén calienta el aceite de oliva y el ajo hasta que el ajo adquiera un color dorado (no cocines demasiado el ajo, pues va a adquirir un sabor amargo). Agrega las dos tazas de espinaca y una cucharadita de agua. Mezcla y cocina la espinaca hasta que se marchite y sirve. Rinde dos porciones.

Día 2

Yogurt yummy

1 taza de yogurt natural entero
1 cucharadita de xylitol
1 cucharadita de vainilla
½ taza de fruta de tu elección rebanada o picada en cubos

Mezcla todos los ingredientes y come.

Hamburguesas de salmón*

Una lata de salmón de Alaska de 250 gramos
2 cucharadas de jugo de limón
1 ½ cucharaditas de mostaza Dijon
¾ de taza de pan molido
½ de cebolla verde rebanada
3 huevos

Escurre el salmón y combina el jugo de limón con la mostaza. Mezcla el salmón con el pan molido, la cebolla verde y la mezcla de jugo de limón. Agrega las claras de huevo, forma una mezcla y divide en 4 medallones. Cocina a la parrilla o asa hasta que el salmón adquiera un color café dorado y esté completamente cocinado. Sirve cada porción de salmón en un bollo con lechuga, rebanadas de jitomate y con los condimentos que desees. Rinde cuatro porciones.

Pan con especias

2 rebanadas de pan tostado integral y sin azúcar
3 rebanadas de 30 gramos de queso Brie
2 cucharaditas de conserva de fruta (higo, zarzamora, fresa, etc.) o la fruta fresca que prefieras
Coloca 1 ½ piezas de queso Brie en cada rebanada de pan y cúbrelo con la conserva de frutas. Rinde dos porciones.

Pollo a la cacciatora sobre polenta

1 pechuga de pollo sin hueso y sin piel, picada verticalmente a la mitad
1 jitomate de bola cortado en cubos
½ diente de ajo, cortado en pedacitos
1 cucharada de harina
¼ de cebolla picada
1 cucharadita de aceite de oliva
1 pizca de orégano
¼ taza de vino blanco para cocinar
1 cucharadita de vermut blanco y seco
Sal al gusto
Dos rebanadas, de 5 cm, de polenta ya preparada

En un sartén pequeño, calienta el aceite, el ajo y las cebollas hasta que se suavicen. Coloca el pollo enharinado en el sartén hasta que adquiera un color ligeramente café con la mezcla de cebolla. Una vez que el pollo se dore, agrega el jitomate y cocina durante 10 a 15 minutos. Después agrega el vino, el vermut, la sal y el orégano hasta que hierva; después cocina a fuego lento. Cocina por otros 15 minutos hasta que el pollo se cocine por completo. Coloca la mezcla de pollo sobre la polenta (sigue las instrucciones del paquete para cocinar la polenta).

Brócoli al ajo al vapor

1 taza de cogollos de brócoli
Sal de ajo al gusto
1 cucharadita de aceite de oliva
¼ de limón

Cocina el brócoli al vapor a tu gusto. Una vez cocinado, colócalo en un tazón. Espolvorea con sal de ajo, rocía con aceite de oliva y exprime jugo de limón. Mezcla.

Día 3

Avena y proteína

½ de avena irlandesa
Agrega lo siguiente al cocinarla:
2 cucharadas de proteína de suero de leche sabor vainilla
1 cucharadita de linaza molida
¼ de canela
½ cucharadita de *xylitol*
¼ de leche entera y orgánica

Wrap de atún

1 lata de atún en agua
1 cucharadita de mayonesa de canola

1 cucharadita de arándanos deshidratados
1 cucharadita de cebolla roja, picada en dados
Mezcla los 5 ingredientes y agrega:
1 taza de vegetales verdes
¼ de jitomate saladet cortado en pedacitos
1 tortilla (de espelta o integral)

Mero a la tropical

Dos filetes de mero de 150 gramos
1 cucharadita de aceite de uva
1 cucharadita de néctar de agave
½ cucharadita de sal de mar
½ cucharadita de pimienta con limón
2 cucharadas de salsa
2 cucharadas de mango picado

Precalienta en horno a 180°C. Cubre el plato para hornear con una cucharadita de aceite de oliva. Coloca el pescado de manera que la piel quede hacia abajo. Condimenta con sal y pimienta con limón, luego rocía con agave. Cúbrelo y colócalo en el horno. Cocínalo por 15 minutos y después agrega la salsa y el mango. Rinde dos porciones.

Espárragos fritos

500 gramos de espárragos frescos cortados
1 cucharada de aceite de semilla de uva o de oliva
½ cucharadita de sal de ajo
1 cucharadita de queso parmesano rallado

Agrega a los espárragos aceite y sal. Distribúyelos en una bandeja de horno y cocina por 10 minutos a 180°C. Espolvorea con queso parmesano y sirve. Dos porciones.

Día 4

Sándwich de pavo

3 rebanadas de tocino de pavo
1 tomate pequeño, rebanado
2 hojas de lechuga romana
1/3 de aguacate
1 rebanada de pan integral tostado

Para darle un giro al sándwich clásico de tocino, lechuga y tomate, cocina el tocino de pavo, unta aguacate al pan tostado y agrega rebanadas de jitomate y las hojas de lechuga romana.

Huevos con especias

2 huevos
1 cucharadita de mayonesa
1 cucharadita de mostaza Dijon
1 pizca de sal de mar

Hierve dos huevos. Cuando lo hayas hecho, córtalos a la mitad y retira las yemas con cuidado. Combina 1 cucharadita de mayonesa con una cucharadita de mostaza con especias y 1/3 de la cucharadita de sal en las claras.

Pollo a la César

150 gramos de pechuga de pollo
2 tazas de lechuga romana
5 crutones de pan integral
2 cucharaditas de queso parmesano rallado
2 cucharaditas de aderezo César embotellado

Combina todos los ingredientes y mezcla bien.

Pastel de carne

500 gramos de carne molida de res magra y orgánica
1 huevo entero
1 lata de salsa de tomate de 170 gramos
1 cebolla pequeña, picada
½ cucharadita de chile en polvo
½ cucharadita del albahaca deshidratada
½ cucharadita del orégano deshidratado
½ cucharadita de ajo en polvo
½ taza de pan molido integral y fresco
1/3 taza de catsup
1/3 taza de vinagre balsámico
1 taza de *xylitol*

Dora la carne molida con la cebolla y las especias en un sartén antiadherente. Cuando lo hagas, agrega la salsa de tomate y pásala a un tazón. Añade el pan molido integral y el huevo completo. Coloca todos los ingredientes en una bandeja para hornear y cocina por 35 minutos a 177°C. Combina la catsup, el vinagre balsámico y el *xylitol* en un tazón pequeño. Esparce sobre el pastel de carne y cocina por otros 10 minutos. Rinde de 3 a 4 porciones.

"Faux Tatoes"

1 coliflor grande picada
½ taza de agua
½ cucharadita de sal de mar
1 cucharadita de mantequilla

Cocina la coliflor. Agrega sal de mar y mantequilla. Haz puré todos los ingredientes con un mortero. Sirve junto con el pastel de carne. Rinde de 3 a 4 porciones.

Día 5

Malteada de pay de durazno

  100 gramos de leche de coco light
  100 gramos de agua
  1 cucharada de polvo de suero de leche sabor vainilla
  ½ taza de duraznos congelados
  ¼ cucharadita de canela
  ¼ cucharadita de jengibre molido
  ½ cucharadita de *xylitol*

Licua todos los ingredientes hasta que adquieran una consistencia uniforme.

Hamburguesa

  100 gramos de carne molida 97% magra y orgánica
  1 rebanada de queso suizo
  1 bollo de hamburguesa (de pan integral)
  1 hoja de lechuga romana
  1 rebanada de jitomate
  1 rebanada de cebolla

Cocina la hamburguesa y agrega el queso inmediantamente después de que esté cocinada. Colócala sobre la mitad de un bollo integral. Agrega lechuga, jitomate y cebolla. Sirve con rebanadas de verduras crudas o con ensalada verde.

Manzana horneada, con yogurt y granola

  1 manzana verde
  ½ cucharadita de especias para el pay de calabaza
  1 cucharadita de *xylitol*
  1 cucharada de yogurt griego
  1 cucharada de semilla de lino

Precalienta el horno a 180°C. Pela la manzana y córtala en pedacitos. Combina con las especias del pay de calabaza con el *xylitol*. Hornea por 20 minutos. Añade yogurt griego y semilla de linaza.

Camarones salteados

10 camarones medianos
1 cucharada de mantequilla
1 diente de ajo
¼ cucharadita de pimienta con limón

Pela y limpia el camarón. Calienta la mantequilla a fuego medio, agrega ajo y la pimienta con limón. Agrega los camarones y saltéalos durante 6 minutos hasta que adquieran un color rosa intenso.

Coles de Bruselas

2 tazas de col de Bruselas
2 cucharaditas de aceite de semilla de uva
2 cucharaditas de cebolla roja, picada en pedacitos
¼ cucharadita de sal
¼ cucharadita de pimienta con limón

Pela las hojas externas de las 2 tazas de coles de Bruselas. Retira la rama y córtalas a la mitad. Calienta 2 cucharaditas de aceite en un sartén antiadherente a fuego medio. Saltea la cebolla por dos minutos o hasta que se suavice. Añade las coles de Bruselas, sal y la pimienta con limón. Saltea a fuego alto por un minuto, y mueve las coles de Bruselas constantemente. Agrega 1/3 taza de agua y baja el fuego. Cubre y hierve a fuego lento por 15 minutos, y asegúrate que el agua no se evapore (deben estar al dente). Rinde para 2 porciones.

Dia 6

Sándwich

1 medallón de carne de pavo
1 huevo revuelto
1 rebanada de queso suizo
1 rebanada de jitomate
½ muffin inglés integral

Mezcla todos los ingredientes, móntalos en una de las mitades del muffin inglés y sirve.

Ensalada de col rizada con pollo asado

1 ramillete de col rizada
1 cucharada de aceite de oliva
El jugo de 1 limón
1 cucharada de piñones
1 cucharada de cereza deshidratada
Sal de mar
Polvo de Stevia o de *Xylitol*
1 cucharadita de queso de cabra
100 gramos de tiras de pollo asado

Quita el tallo a la col rizada. En un tazón combina el aceite, jugo del limón, 2 cucharaditas de agua caliente y una pizca de polvo de stevia o *xylitol*. Cuando mezcles todos los líquidos, remoja la col rizada y agrega piñones, cerezas y sal. Revuelve bien. Permite que se marine en el refrigerador por 30 minutos. Añade queso de cabra y mezcla antes de servir. Agrega las tiras de pollo asado. Sin el pollo, esta ensalada se puede servir para acompañar cualquier alimento proteínico y hacer una comida completa.

Paleta de proteína

1½ tazadas de leche de coco o de almendra
1 taza de moras congeladas
1 cucharada de polvo de suero de leche
1 cucharadita de xylitol

Coloca todos los ingredientes en una licuadora y espera a que queden bien mezclados, después coloca en moldes de paleta y congela.

Pasta marinara con pavo

200 gramos de carne molida de pavo
¼ cucharadita de polvo en chile
2 cucharadas de cebolla roja
2 cucharadas de pimiento rojo, cortado en pedacitos
1 cucharadita de aceite de semilla de uva
¼ cucharadita de albahaca deshidratada
¼ cucharadita de orégano deshidratado
¼ cucharadita de ajo en polvo
1 jarra de 650 ml de salsa para pasta orgánica
2 tazas de pasta integral, cocinada
2 tazas de brócoli al vapor
2 tazas de calabacita al vapor u otros vegetales verdes
2 cucharaditas de queso de cabra

Cocina el pavo en un sartén antiadherente junto a las especias. Agrega la salsa para pasta y cocínala a fuego lento por 30-40 minutos; cúbrela. Mientras tanto, cocina las verduras al vapor y la pasta con base en lo que dice la caja. Escurre la pasta, agrega la mezcla de vegetales, 1 ½ tazas de salsa marinara de pavo sobre la mezcla de pasta y vegetales. Añade una cucharadita de queso de cabra. Rinde dos porciones.

Día 7

Desayuno parfait

1 taza de yogurt griego
1 taza de moras, frescas o congeladas
3 cucharadas de cereal integral

En un vaso de cuello largo, sirve el yogurt en la base, agrega fruta, después el cereal y repite.

Dip de tres capas

½ taza de puré de frijoles negros en lata
½ aguacate machacado
½ taza de salsa

Coloca los frijoles en un plato, y sobre ellos agrega el aguacate y la pasta. Usa jícama en tiras, pimientos rojos y amarillos, y rábanos para comer el dip.

Ensalada Waldorf de pollo

Una pechuga de pollo de 100 gramos
1 rama de apio picada en pedacitos
1 cucharada de mayonesa baja en calorías o yogurt griego
¼ cucharadita de tomillo y orégano
½ de jugo de 1 limón
1 cucharada de nueces troceadas
6 uvas rojas
2 cucharadas de manzana verde, picada en pedacitos
2 tazas de vegetales verdes mezclados

Mezcla el apio, la mayonesa y el jugo de limón en un tazón pequeño. Agrega la pechuga de pollo picada en trocitos. Mezcla bien y agrega un poco de agua si está muy seca. Agrega la mezcla de mayonesa y pollo a los vegetales verdes y agrega manzana, nueces y uvas. Añade el jugo de un limón.

Wrap de tortilla bajo en calorías

  1 tortilla integral
  2 cucharaditas de mantequilla de almendra
  1-2 cucharadas de manzana verde, picada en pedacitos

Esparce la mantequilla de almendra en la tortilla y llena con la manzana en trocitos.

Filete miñón asado

  Un filete de 100 gramos, de 2.5 a 5 cm de ancho
  1 cucharadita de mantequilla
  Pimienta negra gruesa al gusto
  Sal al gusto

Precalienta el horno para asar. Espolvorea el filete con pimienta negra y coloca en un asador. Unta ½ cucharadita de mantequilla sobre el filete y asa por 8 minutos. Usa la mantequilla restante sobre el filete cuando lo voltees. Asa al término que prefieras y sirve.

Vegetales asados

  1 taza de espárragos cortados
  1 taza de coles de Bruselas, partidas por la mitad
  1 camote pequeño (con la cáscara)

2 cucharaditas de aceite de semilla de uva
¼ cucharadita de sal de mar
¼ cucharadita de pimienta negra

Precalienta el horno a 230 °C. Coloca todos los vegetales en un tazón y agrega el aceite de semilla de uva, la sal de mar y la pimienta negra. Pon las papas en una bandeja para hornear junto con las coles de Bruselas y ásalas durante 15 minutos. Agrega los espárragos y ásalos durante otros 15 minutos, volteando los vegetales lo necesario.

Planes alimenticios de la semana 2

Día 8

Desayuno: Omelet vegetariano
Colación: 30 gramos de queso de cabra con una taza de moras frescas
Comida: *Wrap* de pollo oriental
Colación: 12 nueces y una manzana pequeña
Cena: Pavo con *chili* de frijoles negros, con una ensalada verde y vinagreta

Día 9

Desayuno: 2 hot cakes proteínicos
Colación: pudín de chocolate
Comida: sobrante del guiso de pavo con *chili* de frijoles negros y una ensalada verde
Colación: 2 ramas de apio con una cucharada de queso crema y 6 arándanos deshidratados en cada una
Cena: Salchicha de pavo italiana, salteada

Día 10

Desayuno: malteada de chocolate y fresa
Colación: galletas integrales con una cucharada de mantequilla de almendra
Comida: ensalada de salmón Nicoise
Colación: una manzana pequeña con dos onzas de queso de cabra
Cena: filete miñón asado con una taza de calabacín asado y una taza de brócoli con una cucharadita de aceite de oliva.

Día 11

Desayuno: 2 salchichas, 1 rebanada de pan integral con 1 cucharadita de queso de cabra y 1 cucharadita de conservas de frutas sin azúcar añadida.
Colación: 1 barra Abadi Beverly Hills
Comida: 1 hamburguesa de pollo a la mediterránea, zanahorias y jícama con una cucharadita de humus
Cena: pollo rostizado (ya hecho), sopa de calabacín, ensalada verde pequeña con vinagreta casera

Día 12

Desayuno: 2 muffins proteínicos de chocolate con dos cucharaditas de mantequilla de nuez
Colación: ½ taza de yogurt griego con dos cucharaditas de puré de calabaza y ¼ de cucharadita de especias para el pay de calabaza, y 1 cucharadita de *xylitol*.
Comida: 4 rollos de pavo con 1 taza de sopa de lenteja
Colación: malteada de vainilla y fresa
Cena: filete miñón asado, 1 taza de espinaca salteada, ½ taza de papas con cáscara y asadas con romero.

Día 13

Desayuno: huevos revueltos del sur de la frontera
Colación: 12 almendras, 1 pera orgánica
Comida: 2 mini pizzas con una ensalada verde pequeña

Colación: ½ taza de queso cottage y ½ taza de moras azules
Cena: pasta con atún

Día 14

Desayuno: malteada proteínica de camote
Colación: 3 cucharaditas de dip de frijol blanco, 10 tiras de zanahoria baby cruda
Comida: ensalada de atún con curry
Colación: ½ taza de yogurt griego con una cucharadita de mantequilla de almendra, ½ cucharadita de polvo de *xylitol*.
Cena: súper huevos revueltos

Lista de compras para la semana 2

(NOTA: los artículos de la semana 1 probablemente van a sobrar, por lo que no se repiten, especialmente en lo respectivo a las especias y a los condimentos).

Proteínas:

Mezcla de fibra Abadi Beverly Hills
Frijoles negros (orgánicos y enlatados)
Pechugas de pollo (sin hueso ni piel)
Atún (enlatado en agua)
Jamón de pavo (bajo en sodio)
Huevos
Carne de pollo molida
Carne de pavo molida
Lentejas (enlatadas)
Frijoles pintos (orgánicos y enlatados)
Filetes de salmón
Salchichas de pavo
Suero de leche en polvo (vainilla y chocolate)
Frijoles blancos (enlatados o secos)

Quesos y leche:

Leche de almendra (vainilla y chocolate)
Leche de coco (orgánica y light)
Queso cotija
Queso crema
Queso feta
Queso de cabra
Queso mozzarella (bajo en grasa)
Queso ricotta

Frutas y vegetales:

Espárragos
Aguacate
Brócoli
Calabacín
Zanahoria
Coliflor
Apio
Arándanos deshidratados
Frijoles verdes
Limón
Mandarinas
Mezcla de vegetales verdes
Cebolla (roja y blanca)
Pimientos (rojo y amarillo)
Papas (largas y blancas)
Papas (pequeñas y rojas)
Pasas
Espinaca (fresca)
Fresas (congeladas)
Jitomates deshidratados al sol
Camote
Jitomate (enlatado)
Jitomate (fresco)
Calabacita

Panes y granos:

Linaza
Harina de *hot cakes* (sin gluten)
Bollos de hamburguesa (integrales)
Tortillas (bajas en carbohidratos)

Condimentos y especias:

Vinagre de sidra de manzana
Polvo para hornear
Bicarbonato de sodio
Salsa de barbacoa
Cocoa en polvo
Aceite de coco
Curry en polvo
Chocolate amargo (70% de cacao)
Conservas de fruta fresca (sin azúcar)
Garam Masala
Jarabe de maple
Nuez moscada
Hojuelas de chile
Romero
Salsa de soya (baja en sodio)
Salsa de tomate (orgánica)
Cúrcuma
Caldo de verduras
Aderezo Zip

Recetas de la semana 2

Omelet vegetariano

2 huevos enteros, 2 claras de huevo
1 taza de hojas de espinaca frescas

2 cucharaditas de queso feta
2 cucharaditas de salsa
Salsa mexicana envasada
2 cucharaditas de mango cortado

Doblas las hojas de las espinacas mientras preparas el omelet. Después de cocinarlo, espolvorea queso feta y agrega las espinacas, la salsa y el mango.

Wrap de pollo oriental

100 gramos de pollo asado
1 taza de vegetales verdes
⅓ de taza de mandarinas (opcional)

Para el aderezo:
½ taza de vinagre de sidra de manzana
1 cucharadita de aceite de oliva
1 cucharadita de salsa de soya
1/8 cucharadita de polvo de *xylitol*
1/8 cucharadita de hojuelas de chile rojo
1 tortilla (baja en carbohidratos o integral)

Combina el pollo, las mandarinas, y los vegetales verdes en el aderezo y deja que se marinen durante 15 minutos.

Pavo y chili de frijol negro

200 gramos de carne molida de pavo
¼ cucharadita de chile en polvo
2 cucharadas de cebolla roja
2 cucharadas de pimiento rojo cortado
1 cucharadita de aceite de semilla de uva
¼ cucharadita de chile en polvo
¼ cucharadita de albahaca deshidratada
¼ cucharadita de orégano deshidratado
¼ cucharadita de ajo el polvo

2 cucharaditas de salsa de barbacoa
Una lata de 500 gramos de frijoles negros orgánicos, sin agua
Una lata de 500 gramos de salsa de tomate orgánica

Cocina el pavo en un sartén antiadherente con aceite de semilla de uva, y agrega las especias, la cebolla y la pimienta. Cuando el pavo esté dorado, en un contendor grande añade la salsa de barbacoa, los frijoles y la salsa de tomate. Cocina a fuego lento por 25 minutos. Rinde para dos porciones.

Día 9

Hot cakes proteínicos

⅓ de harina de *hot cakes* sin gluten
⅓ de suero de leche de vainilla
⅓ de linaza molida
2 huevos
½ cucharadita de canela
1 cucharadita de *xylitol*
1 cucharadita de aceite de oliva o de aceite de semilla de uva
¼ taza de leche de almendra

Combina la harina para *hot cakes*, el suero de leche y la linaza. Agrega la leche de almendra hasta que la pasta quede bien hidratada. Agrega huevos, canela y *xylitol*; mezcla bien. Calienta el sartén antiadherente a fuego medio y agrega el aceite de semilla de uva. Vacía la pasta de *hot cakes* en el sartén, aproximadamente ¼ de taza por cada uno. Agrega 1 cucharadita de jarabe de maple. Rinde para dos porciones.

Pudding de chocolate

170 gramos de leche de almendra sabor chocolate sin azúcar
Medio aguacate
1-2 cucharaditas copeteadas de linaza molida
1 cucharada copeteada de polvo de cocoa

2 cucharadas de suero de leche
1 cucharada de *xylitol*

Combina todos los ingredientes y ponlos en una licuadora. Mezcla hasta que los ingredientes se uniformen. Nota: puedes necesitar más linaza o aguacate pera alcanzar la consistencia deseada. Refrigera una hora antes de servir.

Salchicha de paco italiana salteada

2 salchichas de pavo con especias (aproximadamente)
1 taza de pimientos cortados (rojos y amarillos)
½ taza de cebolla blanca picada
1 cucharadita de aceite de semilla de uva
½ taza de arroz integral, ya cocinado

Saltea los pimientos, la cebolla y la sal en aceite hasta que se suavicen, cerca de 2 minutos. Agrega la salchicha y cocina hasta que esté lista. Sirve sobre ½ taza de arroz integral.

Día 10

Malteada de chocolate y fresa

1 cucharada de proteína de suero de leche de chocolate
120 mililitros de leche de almendra sin azúcar
120 mililitros de agua
1 cucharada de la mezcla de fibra Abadi Beverly Hills
¾ de taza de fresas congeladas

Licua todos los ingredientes hasta que tengan una consistencia suave.

Ensalada de salmón Nicoise

150 gramos de filete de salmón, de preferencia silvestre
Sal al gusto
1 limón
3 papas rojas pequeñas con cáscara
1 jitomate pequeño, cortado
1 huevo hervido
½ taza de frijoles verdes al vapor

Para el aderezo:
¼ taza de vinagre balsámico
2 cucharaditas de aceite de oliva
2 cucharaditas de mostaza *Dijon*
1 diente de ajo, molido

Hierve las papas en una olla y prepara los frijoles verdes al vapor.

Calienta el sartén con una cucharadita de aceite de semilla de uva a fuego medio. Agrega salmón, con la piel hacia abajo, y cocina durante 2 minutos. Agrega 2 cucharadas de agua, lo suficiente para cubrir el sartén, y exprime el juego de un limón sobre el salmón. Cubre y cocina a fuego lento hasta que el salmón se opaque, durante 10 – 12 minutos.

Para hacer el aderezo, mezcla todos los ingredientes en un tazón.

Cuando las papas estén listas, córtalas en cuatro. Rebana el huevo hervido en cuatro. Integra todos los ingredientes en una cama de lechuga mixta y añade en aderezo.

Filete miñón asado

Un filete de 100 gramos, de 2.5 a 5 centímetros de ancho
1 cucharadita de mantequilla
Pimienta negra y gruesa al gusto
Sal al gusto

Precalienta el horno para asar. Rocía al filete con pimienta y colócalo en el asador. Unta ½ cucharadita de mantequilla en el filete cuando lo voltees. Ásalo al término que prefieras y sirve.

Calabacín asado

1 taza de calabacín sin cáscara, cortado en cubos
2 cucharaditas de aceite de semilla de uva
¼ cucharaditas de sal de mar
Una pizca de curry en polvo

Precalienta el horno a 220°C. Mezcla el calabacín con el aceite y las especias. Asa durante 20 minutos hasta que quede tierno.

Día 11

Hamburguesa de pollo mediterránea

250 gramos de carne de pollo molida
¼ cucharadita de orégano deshidratado
¼ cucharadita de albahaca deshidratada
4 jitomates deshidratados al sol, cortados
1 diente de ajo molido
2 cucharaditas de queso feta
1 bollo de hamburguesa (integral)

Agrega los seis primeros ingredientes, mézclalos bien y forma dos medallones. Cocina en una sartén por 4 minutos cada lado, o hasta que estén listas. Sirve en una rebanada del bollo de hamburguesa. Rinde 2 porciones.

Sopa de calabacín

1 cebolla roja pequeña
1 rama de apio
1 cucharada de aceite de semilla de uva

1 calabacín largo, cortado y sin cáscara, que equivalga a 3 tazas en total

1 taza de sopa de verduras

1/3 cucharadita de curry en polvo

1 pizca de garam marsala

¼ cucharadita de sal de mar

⅓ de taza de leche de coco light

Saltea la cebolla y el apio en el aceite. Agrega dos tazas de calabacín, las especias y la sopa de verduras. Asegúrate de que la sopa cubra al calabacín. Puedes agregar más agua si lo consideras necesario. El calabacín debe estar apenas cubierto de líquido. Hierve la mezcla hasta que el calabacín se suavice, en aproximadamente 20 minutos. Coloca la mezcla de calabacín en una licuadora. Agrega leche de coco y licua.

Día 12

½ taza de linaza molida

½ taza de polvo de suero de leche de chocolate

2 cucharaditas de polvo para hornear

1 cucharadita de bicarbonato

1 cucharadita de canela

2 cucharadas de cocoa en polvo

½ cucharadita de sal

⅓ de taza de *xylitol* en polvo

4 cucharadas de aceite de coco

2 huevos

2 cucharaditas de vainilla

1 taza de calabacita rallada y sin cáscara

1 taza de queso ricotta

½ taza de coco orgánico, rayado y sin azúcar

3 cucharadas de trozos de chocolate amargo (70% cacao) (opcional)

Precalienta en horno a 175 °C. Cubre los moldes para muffin con tazas de papel para *muffin*. Mezcla el salvado, el polvo de proteína, el polvo para hornear, el bicarbonato, la canela, el *xylitol*, y la sal en un tazón pequeño. En un tazón más grande combina el aceite, los huevos, la vainilla, la calabacita, el queso y el coco. Envuelve los ingredientes secos con los líquidos. Agrega los trozos de chocolate.

Distribuye la mezcla en los moldes de *muffin* y hornea por 20 a 25 minutos. Rinde para aproximadamente 12 *muffins*.

Rollos de pavo

4 rebanadas de jamón de pavo (bajo en sodio)
1 espárrago ligeramente cocinado al vapor
1 cucharadita de queso crema o queso de cabra

Unta el queso en las rebanadas de jamón y enróllalas alrededor del espárrago.

Sopa de lentejas

2 tazas de lentejas cocinadas o enlatadas
1 taza de sopa de verduras
1 zanahoria larga, pelada y picada
1 rama de apio picada
1 cebolla pequeña picada
1 diente de ajo
1 lata de 230 gramos de jitomate picado
¼ cucharadita de cúrcuma
¼ cucharadita de sal de mar

Saltea los vegetales. Agrega las lentejas, el caldo de verduras y los jitomates. Añade las especias y cocina a fuego lento por 30 minutos. Rinde 2 porciones.

Malteada de fresa y vainilla

120 mililitros de leche de coco
120 mililitros de agua
1 cucharada de polvo de suero de leche de vainilla
½ taza de fresas congeladas y otras moras
1 cucharada de la mezcla de fibra Abadi Beverly Hills o semilla de lino molida.

Licua todos los ingredientes hasta que obtengas una mezcla uniforme.

Filete miñón asado

Un filete de 100 gramos, de 2.5 a 5 cm de ancho
1 cucharadita de mantequilla
Pimienta negra gruesa al gusto
Sal al gusto

Precalienta el horno para asar. Espolvorea el filete con pimienta negra y coloca en un asador. Unta ½ cucharadita de mantequilla sobre el filete y asa por 8 minutos. Usa la mantequilla restante sobre el filete cuando lo voltees. Asa al término que prefieras y sirve.

Papas asadas al romero

2 papas grandes, cortadas en piezas de 4 centímetros
1 cucharada de aceite de semilla de uva
1 diente de ajo molido
¼ cucharadita de sal de mar
⅓ cucharadita de romero

Precalienta el horno a 200°C. Mezcla todos los ingredientes y hornéalos por 20 minutos. Retira, voltea las papas y vuelve a cocinar por 20 minutos. Rinde 4 porciones.

Día 13

Huevos revueltos del sur de la frontera

1 huevo entero, 3 claras de huevo
½ taza de frijoles pintos orgánicos y sin agua
2 cucharaditas de queso cotija
2 cucharaditas de pico de gallo
⅓ de aguacate
1 jalapeño rebanado (opcional)

Revuelve los huevos con los frijoles. Cuando lo hayas hecho, sirve con el pico de gallo, el queso y el aguacate. Agrega chiles jalapeños si te gusta picante.

Mini pizza

1 muffin inglés germinado y cortado por la mitad
2 cucharadas de salsa para pasta
½ taza con una mezcla de coliflor, brócoli, y pimientos rojos y amarillos al vapor
90 gramos de pechuga de pollo asada cortada en piezas del tamaño de un bocado
2 cucharaditas de queso mozzarella bajo en grasa

Coloca la salsa para pasta y la mezcla de los vegetales en una licuadora, y bátelos hasta obtener un puré suave. Corta el *muffin* inglés a la mitad y unta las salsas de manera uniforme. Añade el pollo y la mozzarella. Ponlo bajo la parrilla hasta que el queso se deshaga. Sirve con una pequeña ensalada verde.

Pasta con atún

1 lata de atún, sin agua
½ taza de pasta integral o de arroz integral
2 cucharaditas de aceite de oliva
¼ cucharadita de polvo de ajo
1/8 de cucharadita de chile en hojuelas (opcional)
1 taza de brócoli al vapor
2 cucharaditas de queso de cabra
1 cucharada de salsa para pasta

Cocina la pasta y agrega el brócoli 2 minutos antes de que la pasta esté lista. Retira el agua de la pasta; mézclala con el atún y las especias. Agrega el aceite de oliva y mezcla. Incorpora el queso de cabra y una cucharada de la salsa para pasta. ¡Disfruta!

Día 14

Malteada proteínica de pay de camote

120 mililitros de leche de almendra sabor vainilla sin azúcar
120 mililitros de agua fría
½ camote cocinado (cocínalo la noche anterior y congélalo)
¼ cucharadita de canela molida
¼ cucharadita de nuez moscada molida
1 cucharada de polvo de suero de leche sabor vainilla
1 cucharada de la mezcla de fibra Abadi Beverly Hills
1 cucharadita de polvo de *xylitol*
Cubos de hielo

Mezcla todos los ingredientes hasta que obtengas un líquido uniforme.

Dip de frijol blanco

2 tazas de frijoles blancos (enlatados o recién preparados)
1 diente de ajo
¼ de taza de aceite de oliva
¼ de cucharadita de chile en polvo

Mezcla todos los ingredientes en la licuadora.

Ensalada de atún con curry

1 lata de atún en agua
½ cucharadita de curry en polvo
2 cucharaditas de mayonesa baja en grasa
½ cucharadita de pasas
1 cucharada de aceite de oliva

Combina todos los ingredientes y sirve sobre una lechuga tierna y rocía un poco de aceite de oliva.

Súper huevos revueltos

2 huevos completos y 2 claras
½ taza de una mezcla de vegetales cocinados
½ taza de frijoles negros sin caldo
2 cucharaditas de queso mozzarella bajo en grasa
2 cucharadas de salsa mexicana
2 cucharaditas de mango picado

Cocina los huevos y agrega los vegetales, los frijoles y el queso mozzarella. Añade la salsa y el mango, sirve.

*Las recetas que traen un asterisco fueron una amable contribución de los pacientes que han seguido el Programa del Remedio contra la Fatiga.

Apéndice II

Guía de recursos

Información para contactar a la Dra. Cwynar:
Dra. Eva Cwynar
North Roxbury Drive 465, consultorio #733
Beverly Hills, California, 90210
310-271-5438
Estados Unidos de Norteamérica
www.dreva.com
www.thefatiguesolution.com

Asociación Americana de la Apnea del Sueño
www.sleepapnea.org

Asociación Americana de la Tiroides
www.thyroid.org

Centro de alergias alimenticias
www.centerforfoodallergies.com

Jason Muirbrook
Entrenador certificado
www.jasonmuirbrook.com

Fundación Nacional del Sueño
www.sleepeducation.com

Consejo de Acreditación de Farmacias de Compuestos
www.pcab.org

Laboratorios SpectraCell
(pruebas de telómeros y otros diagnósticos)
www.spectracell.com

Corporación Genómica Pathway
www.pathway.com

Diagnósticos Génova
(varios estudios de diagnóstico)
www.gdx.net

Sanesco International
(Estudio del sistema neuro-endrócrino)
www.sanesco.net

Laboratorio clínico Metametrix
(varios estudios de diagnóstico)
www.metametrix.com

Referencias

Capítulo 1: Tu calidad de vida

Berger, M. et al., "The Expanded Biology of Serotonin". *Annual Review of Medicine* 60, 2009, pp. 355-366.

Brizendine, Louann, *The Female Brain*, Nueva York: Morgan Road Books 2006.

Darnell, James, Harvey Lodish y David Baltimore, *Molecular Cell Biology*, 3.ª edición, Nueva York: W. H. Freeman, 1996.

Hemly, Pam Machemehl, "Neurotransmitter Balancing, Implemented Properly: An Indispensable Clinical Tool". *Townsend Letter for Doctors and Patients.* Consultado el 8 de agosto de 2010 en htttp://findarticles.com/p/articles/mi_m0ISW/is_282/ai_n19170309.

Stanimirovic, Danica, Kei Satoh, "Inflammatory Mediators of Cerebral Endothelium: A Role in Ischemic Brain Inflammation", *Brain Pathology* 10, 2000, pp. 113-126.

Sugaya, Kiminobu, Tolga Uz, et al. "New Anti-inflammatory Treatment Strategy in Alzheimer's Disease", *The Japanese Journal of Pharmacology* 82, no. 2, 2000, pp. 85-94.

Capítulo 2: Paso #1. Alimenta tu centro de energía

Asociación Americana del Corazón, "Omega-6 Fatty Acids: Make Them Part of Heart-Healthy Eating, New Recommendations Say", *ScienceDaily*, febrero de 2009. Consultado el 20 de junio de 2010 en http://www.sciencedaily.com/releases/2009/01/090126173725.htm.

Basciano, H., et al., "Fructose, Insulin Resistance, and Metabolic Dyslipidemia", *Nutrition and Metabolism 2*, no.1, 2005, p. 5.

Beck, Melinda, "Giving Up Gluten to Lose Weight? Not So Fast", 24 de agosto de 2010, *Wall Street Journal.*

Benedini, Stefano, "The Hypothalamus and Energy Balance", *Sport Sciences for Health 5*, no. 2, 2009, pp. 45-53.

Berkson, Burt, Arthur J. Berkson, *User's Guide to the B-Complex Vitamins.* Laguna Beach California: Basic Health Publications, 2005.

Costill, D. L., et al. "Nutrition for Endurance Sport: Carbohydrate and Fluid Balance", *International Journal of Sports Medicine 1*, 1980, pp. 2-14.

Department of Health and Human Services and the Department of Agriculture. *The Dietary Guidelines for Americans.* 2005. Consultado el 30 de agosto de 2010 en http://www.health.gov/dietaryguidelines/dga2005/document/default.htm.

"Egg Nutrition and Heart Disease: Eggs aren't the dietary demons they're cracked up to be", Hardvard Health Publications. Consultado el 12 de noviembre de 2010 en www.health.harvard.edu/press_releases/egg-nutrition.

Elwood, P., et al. "Milk and Dairy Consumption, Diabetes and the Metabolic Syndrome: The Caerphilly Prospective Study", *Journal of Epidemiologic Community Health 61*, 2007, pp. 695-698.

Fernstrom, J. D., et al., "Monoamines and Protein Intake: Are Control Mechanisms Designed to Monitor a Threshold Intake or a Set Point?", *Nutritional Review 59*, no. 8, 2001, pp. 60-65.

Harras, Angela, ed. *Cancer Rates and Risks*, National Institutes of Health, National Cancer Institute, 4.ª ed., 1996.

Humphries, P., E. Pretorius, et al. "Direct and Indirect Effects of Aspartame on the Brain", *European Journal of Clinical Nutrition 62*, 2008, pp. 451-462.

Johnston, Carol S., et al., "Postprandial Thermogenesis Is Increased 100% on a High-Protein, Low-Fat Diet *versus* a High-Carbohidrate, Low-Fat Diet in Healthy, Young Women", *Journal of the American Collage of Nutrition 21*, no. 1, 2002, pp. 55-61.

Jones, D. R., et al., "Physical Quality and Composition of Retail Shell Eggs", *Poultry Science 89*, 2010, pp. 582-587.

Kim, J. H., et al., "Efficacy of a Casein Hydrolysate on Stress-related Symptoms in Women", *European Journal of Clinical Nutrition 87*, no. 1, 2008, pp. 44-55.

Larson, N. S., et al., "Effect of Diet Cola on Urine Calcium Excretion", *Endocrinology*, 2010, pp. 2-198.

Long, Cheryl, et al., "Meet Real Fee-Range Eggs", *Mother Earth News*, octubre a noviembre de 2007. Consultado el 10 de noviembre de 2009 en http://www.motherearthnews.com/Real-Food/2007-10-01/Tests-Reveal-Healthier-Eggs.aspx.

Martinez-Montemayor, M. M., et al., "Individual and Combined Soy Isoflavones Exert Differential Effects on Metastic Cancer Progression", *Clinical and Experimental Metastasis* 27, no. 7, 2010, pp. 465-480.

Organic and Non-GMO Report, "More US Farmers Planting Non-GMO Soybeans This Year", marzo de 2009. Consultado el 5 de noviembre de 2010 en http://www.non-gmoreport.com/articles/mar09/farmers_planting_non-gmo_soybeans.php.

Setchell , K. D., et al., "Isoflavone Content of Infant Formulas and the Metabolic Fate of These Early Phytoestrogens in Early Life", suplemento *American Journal of Clinical Nutrition*, 1998, pp. 1453 S – 1461 S.

Shu, X. O., Y. Zheng, et al., "Soy Food Intake and Breast Cancer Survival", *Journal of the American Medical Association*, 302, no. 22, 2009, 2437 – 2443.

Skov, A. R. et al., "Randomized Trial on Protein vs Carbohydrate in Ad Libitum Fat Reduced Diet for the Treatment pf Obesity", *International Journal of Obesiry* 23, no. 5, 1999, pp. 528 – 536.

Taubes, Gary, "What If It's All Been a Big Fat Lie?", *The New York Times*, 7 julio de 2002. Consultado el 4 de julio de 2010 en http://www.nytimes.com/2002/07/07/magazine/what-if-it-s-all-been-a-big-fat-lie.html.

Wu, A. H., et al., "Soy Intake and Breast Cancer Risk in Singapore Chinese Health Study", *British Journal of Cancer* 99, no. 1, 2008, pp. 196-200.

Capítulo 3: Paso #2. Pon en forma tu sistema digestivo

Abu-Elteen, Khaled H., "The Influence of Dietary Carbohydrates on *In Vitro* Adherence of Four Candida Species to Human Buccal Epithelial Cells", *Microbial Ecology in Health and Disease* 17, no. 3, 2005, pp.156-162.

Albert Einstein College of Medicine, "Probiotics May Help People Taking Antibiotics", *Science Daily*. Consultado el 15 de septiembre de 2010 en http://www.sciencedaily.com/releases/2008/12/081217190443.htm.

Anderson, K. E., A. Kappas, "Dietary Regulation of Cytochrome P450", *Annual Review of Nutrition* 11, 1991, pp. 141-167.

Anoma, O. I., "Nutrition and Health Aspects of Free Radicals and Antioxidants", *Food and Chemical Toxicology* 32, no. 7, 1994, pp. 671 - 683.

Astegiano, M., et al., "Clinical Approach to Irritable Bowel Syndrome", *Minerva Gastroenterologica e Dietologica* 54, no. 3, 2008, pp. 251 – 258.

Aw, T. Y., D. P. Jones, "Nutrient Supply and Mitochondrial Function", *Annual Review of Nutrition* 9, 1989, pp. 229 – 251.

Cash, D., et al., "Total costs of IBS: Employer and Managed Care Perspective", *American Journal of Managed Care* 11, suplemento 1, 2005, pp. 7-16.

Corazziari, E., et al., "Gallstones, Cholecystectomy and Irritable Bowl Syndrome (IBS): MICOL Population-Based Study", *Digestive and Liver Disease* 40, no. 12, 2008, pp. 944 – 950.

Faber, S., et al., "The Use of Probiotics in the Treatment of Irritable Bowel Syndrome: Two Case Reports", *Alternative Therapies in Health and Medicine* 11, no. 4, 2005, pp. 60 – 62.

Fukudo, S., et al., "Brain-Gut Response to Stress and Cholinergic Stimulation in Irritable Bowel Syndrome. A Preliminary Study", *Journal of Clinical Gastroeterology* 17, no. 2, 1993, pp. 133-141.

Getahun, S. M., et al., "Conversion of Glucosinolates to Isoththiocyanates in Humans after Ingestion of Cooked Watercress", *Cancer Epidemiological Biomakers Prevention* 8, no. 5, 1999, pp. 447-451.

Goehler, L., et al., "Infection-Induced Viscerosensory Signals from the Gut Enhance Anxiety: Implications for Psychoneuroinmmunology", *Brain, Behaviour, and Immunity* 21, 2007, pp. 721-726.

Humphries, P. et al. "Direct and Indirect Cellular Effects of Aspartame on the Brain", *European Journal of Clinical Nutrition* 62, pp. 451-462.

Kligler, B., et al., "Probiotics", *American Family Physician* 78, no. 9, 2008, pp. 1073-1078.

Lall, S. B., et al., "Role of Nutrition in Toxic Injury", *Indian Journal of Experimental Biology* 37, no. 2, 1999, pp. 109-116.

Liska, D. J. "The Role of Detoxification in the Prevention of Chronic Degenerative Diseases", *Applied Nutrional Science Reports*, 2002.

Logan, A. et al., "Chronic Fatigue syndrome: Lactic Acid Bacteria May be of Therapeutic Value", *Medical Hypotheses* 60, 2003, pp. 915 – 923.

Lyte, M., et al., "Anxiogenic Effect of Subclinical Bacterial Infection in Mice in the Absence of Overt Immune Activation", *Physiology & Behaviour* 65, 1998, pp. 63-68.

Orr, W. C., et al., "Sleep and Gastric Function in Irritable Bowel Syndrome: Derailing the Brain-Gut Axis", *Gut* 41, no. 3, 1997, pp. 390-393.

Quigley, E. M., "The Efficacy of Probiotics in IBS", *Journal of Clinical Gastroenterology* 42, suplemento 2, 2008, pp. 85-90.

Quigley, E. M., et al., "Irritable Bowel Syndrome: The Burden and Unmet Needs in Europe", *Digestive and Liver Disease* 38, no. 10, 2006, pp. 717-723.

Rao, A., et al., "A Randomized, Double-Blind, Placebo-Controlled Pilot Study of a Probiotics in Emotional Symptoms of Chronic Fatigue Syndrome", *Gut Pathology* 1, 2009, p. 6.

Roundtree, Robert, "Proven Therapeutic Benefits of High Quality Probiotics", *Applied Nutritional Science Reports,* 2002.

Shanre, Denk, et al., "Evaluation of a Detoxification Regimen for Fat Stored Zenobiotics", *Medical Hypotheses,* 1982, 2009, p. 9.

Sullivan, A., et al., "Effect of Supplement with Lactic-Acid Producing Bacteria on Fatigue and Physical Activity in Patients with Chronic Fatigue Syndrome", *Nutrition Journal* 8, 2009, p. 4.

Whitehead, W. E., et al., "Systematic Review of the Comorbidity of Irritable Bowel Syndrome with Other Disorders: What Are the Causes and Implications?", *Gastroenterology* 122, no. 4, 2002, 1140-1156.

Williams, S. N., et al., "Comparative Studies on the Effects of Green Tea Extracts and Individual Tea Catechins on Human CYP1A Gene Expressions", *Chemico-Biological Interactions* 128, no. 3, 2000, pp. 211-229.

Capítulo 4: Paso #3. Mejora tu sueño y reduce tu estrés

Allen, K., et al., "Cardiovascular Reactivity and the Presence of Pets, Friends, and Spouses: The Truth about Cats and Dogs". *Psychosomatic Medicine* 64, 2002, pp. 727-739.

Altun, A., "Melatonin: Therapeutic and Clinical Utilization", *International Journal of Clinical Practice* 61, no. 5, 2007, pp. 835-845.

Banks, S., et al., "Behavioral and Physiological Consequences of Sleep Restriction", *Journal of Clinical Sleep Medicine* 3, no. 5, 2007, 519-528.

Banks, S., et al., "Neurobehavioral Dynamics Following Chronic Sleep Restriction: Dose-Response Effects of One Night for Recovery", *Sleep* 33, 2010, p. 8.

Brzezinski, A., et al., "Effects of Exogenous Melatonin on Sleep: A Meta-Analysis", *Sleep Medicine Review* 9, 2005, p. 41.

Buscemi, N., et al., "Efficacy and Safety of Exogenous Melatonin for Secondary Sleep Disorders and Sleep Disorders Accompanying Sleep Restriction: Meta-Analyisis", *British Medical Journal* 332, no. 7538, 2006, pp. 385 – 393.

CDC, "Perceived Insufficient Rest or Sleep Among Adults United States, 2008", *Morbidity and Mortality Weekly Report* 58, no. 42, 2008, p. 1179.

Epel, E., et al., "Accelerated Telomere Shortening in Response to Life Stress", *Proceedings of the Nacional Academy of Sciences of the United States of America*, 2004. Consultado el 1 de octubre de 2010 en http://www.pnas.org/cgi/content/abstract/0407162101v1.

Field, T., et al., "Cortisol Decreases and Serotonin and Dopamine Increase Following Massage Therapy", *International Journal of Neuroscience* 115, 2005, pp. 1397-1413.

Fonken, Laura K., et al., "Light at Night Increases Body Mass by Shifting the Time of Food Intake", *Proceedings of the National Academy of Science* 107, no. 43, 2010, pp. 18664-18669.

Heriza, Nirmala, *Dr. Yoga: A Complete Guide to the Medical Benefits of Yoga*. Nueva York: Penguin Tarcher, 2004.

Instituto de Medicina, "Sleep Disorders and Sleep Deprovation: An Unmet Public Health Problem", *The National Academies Press*, 2006. Consultado el 2 de noviembre de 2010 en http://www.iom.edu/Reports/2006/Sleep-Disorders-and-Sleep-Deprivation-An-Unmet-Public-Health-Problem.aspx.

Kimura, K., et al., "L-theanine Reduces Psychological and Physiological Stress Responses", *Biological Psychology* 74, no. 1, 2007, pp. 39-45.

Lacka, Leon, et al., "The Relationship between Insomnia and Body Temperatures", *Sleep Medicine Reviews* 12, no. 4, 2008, pp. 307-317.

Miller, Michael, et al., "Divergent Effects of Jouyful and Anxiety Provoking Music on Endothelial Vasoreactivity", *Psychosomatic Medicine* 72, 2010, pp. 354-356.

Mishra, L. C., et al., "Scientific Basis for the Therapeutic Use of Withania Somnifera (Ashwaganda): A Review", *Alternative Medicine Review* 5, no. 4, 2000, pp. 334-346.

Murphy, P. J., et al., "Sex Hormones, Sleep, and Core Body Temperature in Older Postmenopausal Women", *Sleep* 30, no. 12, 2007, pp. 1788-1794.

Olsson, E. M., et al., "A Randomised, Double-Blind, Placebo-Controlled, Parallel-Group Study of the Standardised Extract shr-5 of the Roots of Rhodiola Rosea in the Treatment of Subjects with Stress-Related Fatigue", *Planta Medica* 75, no. 2, 2009, 105-112.

Reidun, Ursin, "The Effects of 5-hydroxytryptophan and 1-tryptophan on Wakefulness and Sleep Patterns in the Cat", *Brain Research* 106, no. 1, 1976, pp. 105-115.

Schoenborn, C. A., et al., "Sleep Duration as a Correlate of Smoking, Alcohol Use, Leisure-Time Physical Inactivity, and Obesity among Adults: United States, 2004-2006". Consultado el 2 de octubre del 2010 en http://www.cdc.gov/nchs/data/hestat/sleep04-06/sleep04-06.pdf

Streeter, C. C., et al., "Yoga Asana Sessions Increase Brain GABA Levels: A Pilot Study", *Journal of Complementary Medicine* 13, no. 4, 2007, pp. 419-426.

Van Couter, E., et al., "Impact of Sleep and Sleep Loss on Neuroendocrine and Metabolic Function", *Hormone Research* 67, 2007, pp. 2-9.

Vgontzas, A., et al., "Chronic Insomina is Associated with Nyctohemeral Activation of the Hypothalamic-Pituitary-Adrenal axis: Clinical Implications", 2001. Consultado el 9 de septiembre de 2009 en http://jcem.endojournals.org/cgi/content/abstract/86/8/3787.

Wurtman, R. J., J. J. Wurtman, "Brain Serotonin Carbohydrate-Craving, Obesity and Depression", *Obesity Research* 3, suplemento 4, 1995, pp. 477 S-480S.

Wyatt, R. J., et al., "Effects of 5-hydroxitryptophan on the Sleep of Normal Human Subjects", *Electroencephalography and Clinical Neurophysiology* 30, no. 6, 1971, pp. 505-509.

Youngsoo, Kim, et al., "Repeated Sleep Restriction in Rats Leads to Homeostatic and Allostatic Responses During Recovery Sleep", *Proceedings of the Nacional Academy of Sciences* 104, no. 25, 2007, pp. 10697-10702.

Capítulo 5: Paso #4. Llena tu sexualidad de energía

Abramov, L. A. "Sexual Life and Sexual Frigidity among Women Develpoing Acute Myocardial Infarction", *Psychosomatic Medicine* 38, 1976, pp. 418-425.

Amen, Daniel, G., *Sex on the Brain: 12 Lessons to Enhace Your Love Life*. Nueva York: Three Rivers Press, 2008, p. 77.

Auborn, K. J., et al., "Indole-3-carbinol Is a Negative Regulator of Estrogen", *Journal of Nutrition* 133, suplemento 7, 2003, pp. 2470 S-2475S.

Bergner, Daniel, "Woman Who Want to Want", *The New York Times*, 29 de noviembre de 2009. Consultado el 17 de noviembre de 2009 en http://www.nytimes.com/2009/11/29/magazine/29sex-t.html?_r=1&sq=-women%20who%20want%20to20%%20want&st=cse.

Birch, Robert W., et al., *Pathways to Pleasure: A Woman's Guide to Orgasm*. Howard, Ohio: PEC Publishing, 2000.

Braunstein, Glen, "Safety and Efficacy of a Testosterone Patch for the Treatment of a Hypoactive Sexual Desire Disorder in Surgically Menopausal Women: A Randomized, Placebo-Controlled Trial", *Archives of Internal Medicine* 165, 2005, pp. 1582-1589.

Clayton, Anita H., et al., "Prevalence of Sexual Dysfunction among Newer Antidepressants", *Journal of Clinical Psychiatry* 63, 2002, pp. 357-366.

Danielou, Alain (trad.), *The Complete Kama Sutra: The First Unabridged Modern Translation of the Classic Indian Text [Unabridged]*. Manchester, Vermont: Inner Traditions, 1993.

Dunn, L. B., et al., "Does Estrogen Prevent Skin Aging? Results from the First National Health and Nutrition Examination Survey (NHANES I)", *Archives of Dermatology* 133, 1997, pp. 339-342.

Fintelman, V., et al., "Efficacy and Tolerability of a Rhodiola rosea Extract in Adults with Physical and Cognitive Deficiencies", *Advanced Therapy* 24, no. 4, 2007, pp. 929-939.

Goldstat, R., et al., "Transdermal Testosterone Therapy Improves Well-being, Mood, and Sexual Function in Premenopausal Women", *Menopause* 10, no. 5, 2003, pp. 390-398.

Hirsch, Alan R., *Scentsational Sex: The Secret to Using Aroma for Arousal.* Nueva York: Element Books, 1998.

Kaunitz, A. M., "The Role od Androgens in Menopausal Hormonal Replacement", *Endocrinology and Metabolism Clinics of North America* 26 (1997), pp. 391-397.

Kliman, Meaddough, et al., "Endometriosis, Tampons and Orgasm during Menstruation: Science, Press and Patient Organizations", *Gynecologic and Obstetric Investigation* 54, 2002, pp. 61-62.

Levin, Roy, et al. "The Physiology of Sexual Arousal in the Human Female: A Recreacional and Procreational Synthesis", *Archives of Sexual Behavior* 11, no. 5, 2002, pp. 405-411.

McCoy, N., J. Maytas, "Oral Contraceptives and Sexuality in University Women", *Archives of Sexual Behavior* 25, no. 1, 1996, pp. 73-90.

Medline Plus Medical Encyclopedia, *Orgasmic Dysfunction,* septiembre de 2002. Consultado el 20 de diciembre de 2009 en http://www.nlm.nih.gov/medlineplus/ency/article/001953.htm.

Meissner, H. O., et al., "Use of Gelatinized Maca in Early Postmenopausal Women", *International Journal of Biomedical Science* 1, no. 1, 2005, pp. 17-19.

Piazza, Lisa A., et al., "Sexual Functioning in Chronically Depressed Patients

Treated with SSRI Antidepressants", *American Journal of Psychiatry* 154, 1997, pp. 1757-1759.

Roberts, Stephanie, "Fast Fung Shui for Singles: 108 Ways to Heal Your Home an Attract Romance", Woodbury, Maine: Lotus Pond Press, 2002.

Ruiz-Luna, A. C., et al., "Lepidium Meyenii (Maca) Increases Litter Size in Normal Adult Female Mice", *Reproductive Biology and Endocrinology* 3, no. 1, 2005, p. 16.

Santoro, Nanette, et al., "Correlates of Circulating Androgens in Mid-Life Women: The Study of Women's Health Across the Nation", *Journal of Clinical Endocrinology and Metabolism* 90, no. 8, 2005, pp. 4836-4845.

Waite, Linda J., Maggie Gallagher, *The Case of Marriage*, Nueva York: Broadway, 2001, p. 79.

Whipple, Beverly, Barry R. Komisaruk, "Elevation of Pain Threshold by Vaginal Stimulation in Women", *Pain* 21, 1985, pp. 357-367.

Young, E. A., et al., "Increased Evening Activation of the Hypothalamic-Pituitary-Adrenal Axis in Depressed Patients", *Archives of General Psychiatry* 51, 1994, pp. 701-707.

Capítulo 6: Paso #5. Mueve tu cuerpo y estimula tu metabolismo

Adlard, P. A., "The Exercise-Induced Expression of BDNF within the Hippocampus", *Neurobiology of Aging* 26, no. 4, 2005, pp. 511-520.

Cambell, Denis, "Gyms Now Offer 'Passive Exercise' Machine That's No Sweat", *The Observer*, 7 de septiembre de 2003. Consultado el 23 de julio de 2009 en http://www.guardian.co.uk/uk/2003/sep/07deniscampbell.theobserver.

European Association for the Study of Obesity, "Vibration Machines May Aid Weight Loss and Trim Abdominal Fat", *Science Daily*, 8 de mayo de 2009. Consultado el 5 de octubre de 2010 en http://www.sciencedaily.com/releases/2009/05/090508045323.htm_____, "Increased Food Intake Alone Explains Rise in Obesity in United States, Study Finds", *Science Daily*, 8 de mayo de 2009. Consultado el 16 de octubre de 2010 en http://www.sciencedaily.com/releases/2009/05/090508045321.htm.

Levine, James A., et al., "Energy Expenditure of Nonexercise Activity", *American Journal of Clinical Nutrition*, 72, no. 6, 2000, pp. 1451-1454.

Pel, J. J. M., et al., "Platform Accelerations of Three Different Whole-Body Vibration Devices and the Transmission of Vertical Vibrations to the Lower

Limbs", *Medical Engineering and Physics* 31, no. 8, 2009, p. 937.

Puetz, Timothy W., Patrick J. O'Connor, "Effects of Chronic Exercise on Feelings of Energy and Fatigue: A Quantitative Synthesis", *Psychological Bulletin* 132, no. 6, 2006, pp. 866-876.

Puetz, Timothy W., Sara S. Flowers, "A Randomized Controlled Trial of the Effect of Aerobic Exercise Training on Feelings of Energy and Fatigue in SEdentary Young Adults with Persistent Fatigue", *Psycotherapy and Psychosomatics* 77, 2008, pp. 167-174.

Roberts, Susan B., "The Exercise Myth", *The Daily Beast,* 6 de mayo de 2009. Consultado el 1 de octubre de 2010 en http://www.thedailybeast.com/blogs-and-stories/2009-05-06/the-exercise-myth.

Capítulo 7: Paso #6. Chequea tu tiroides

Buckwalter, J. G., et al., "Pregnancy, the Postpartum, and Steroid Hormones: Effects on Cognitionand Mood", *Psychoneuroendocrinology* 124, no. 1, 1999, p. 581.

Canaris, Gray J., et al., "The Colorado Thyroid Disease Prevalence Study", *Archives of Internal Medicine,* 160, 2000, pp. 526-534.

CBS News, "Oprah Reveals Thryroid Trouble: Queens of Talk's Medical Problem Is Common and Under-Diagnosed", 17 de octubre de 2007. Consultado el 20 de dicembre de 2010 en http://cbsnews.com/stories/2007/10/17/earlyshow/health/main3377868.shtml.

Herper, Matthew, "America's Most Popular Drug: A Narcotic Painkiller Tops Forbes' List of the Most Prescribed Medicines", *Forbes,* 11 de mayo de 2010. Consultado el 4 de junio de 2010 en http://www.forbes.com/2010/05/11/narcotic-painkiller-vicodin-business-healthcare-popular-drugs.html.

Hollowell, J., et al., "Iodine Nutrition in the United States. Trends and public health implications: Iodine excretion data from National Health and Nutrition Examination Surveys I and III (1971-1974 y 1988 y 1994)", *The Journal of Clinical Endocrinology & Metabolism* 83, no. 10, 1998, pp. 3401-3408.

International Council for the Control of Iodine Deficiency Disorders, "How Much Iodine?". Consultado el 13 de septiembre de 2010 en http://www.iccidd.org/pages/iodine-deficiency/how-much-iodine.php.

"Iodine Deficiency Way to Go Yet" *The Lancet,* 372, no. 9633, 2008, p. 88.

Mark, Denise, "The Thyroid Gland and Communication System Management:

Balancing the HPA-T Axis", *The NeuroTransmission* 2, no. 10, 2008.

Nomura, S., et al., "Reduced Peripheral Conversion of Thyroxine to Triiodothyronine in Patients with Hepatic Cirrhosis", *Journal of Clinical Investigaction* 56, no. 3, 1975, pp. 643-652.

Patrick, L., "Iodine: Deficiency and Therapeutic Considerations", *Alternative Medicine Review* 13, no. 2, 2008, pp. 116-127.

Pearce, Elizabeth, et al., "Breast Milk Iodine and Perchlorate Concentrations in Lactating Boston-Area Women", *The Journal of Clinical Endocrinology & Metabolism* 92, no. 5, 2007, pp. 1673-1677.

Pennington, J. A., et al., "Iron, Zinc, Copper, Manganese, Selenium, and Iodine in Foods from the United States Total Diet Study", *Journal of Food Composition Analysis* 3, no. 2, 1990, pp. 166-184.

Tan, Zaldy S., et al., "Thyroid Function and the Risk of Alzheimer Disease: The Framingham Study", *Archives of Internal Medicine* 168, no. 14, 2008, pp. 1514-1520.

Utiger, Robert D., "Estrogen, Thyroxine Binding in Serum, and Thyroxine Therapy", *New England Journal of Medicine* 344, no. 23, 2001, pp. 1784-1785.

Vaidya, B., et al., "Management of Hypothyroidism in Adults", *British Medical Journal* 337, 2008, doi10.1136/bmj.a801.

World Health Organisation, United Nations Children's Fund, and International Council for the Control of Iodine Deficiency Disorders (ICCIDD). *Assesment of Iodine Deficiency Disorders and Monitoring Their Elimination: A Guide for Programme Managers*, 3.ª ed., 2007.

Zimmermann, M., "Iodine Deficiency in Pregnancy and the Effects of Maternal Iodine Supplementation on the Offspring: A Review", *American Journal of Clinical Nutrition* 89, no. 2, 2009, 668 S-672 S.

Zimmermann, M., et al., "Iodine-Deficiency Disorders", *The Lancet* 372, no. 9645, 2008, pp. 1251-1262.

Capítulo 8: Paso #7. prepárate para ese momento del mes (o esa etapa de tu vida)

Aetna Intelihealth, "Premenstrual Syndrome (PMS)". Consultado el 23 de noviembre de 2010 de http://www.intelihealth.com/IH/ihtIH/WSIH=/9339/23664.html.

Anjum, F., et al., "Attitudes Towards Menstruation among Young Women", *Pakistan Journal of Medical Sciences* 26, no. 3, 2010, pp. 619-622.

Avis, N., et al., "A Universal Menopause Syndrome?", *American Journal of Medicine* 118, suplemento 12B, 2005, pp. 37-46.

Bertone-Johnson, Elizabeth R., et al., "Calcium and Vitamin D Intake and Risk of Incident Premenstrual Syndrome", *Archives of Internal Medicine* 165, 2005, pp. 1246-1252.

Birdsall, T. C., "5-hydroxytryptophan: A Clinically-Effective Serotonin Precursor", *Alternative Medicine Review*, 3, no. 4, 1998, pp. 271-280.

Chang, Yu-Ting, et al., "Study of Menstrual Attitudes and Distress among Postmenarcheal Female Students in Hualien Country", *Journal of Nursing Research* 17, no. 1, 2009, pp. 20-29.

Cleckner-Smith, C. S., et al., "Premenstrual Symptoms. Prevalence and Severity in an Adolescent Sample", *Journal of Adolescent Health* 22, no. 5, 1998, pp. 403-408.

Doll H., et al., "Pyridoxine (Vitamin B_6) and the Premenstrual Syndrome: A Randomized Crossover Trial", *Journal of the Royal College of General Practicioners* 39, no. 326, 1989, pp. 364-368.

Gianetto-Berruti, A., et al., "Premenstrual Syndrome", *Minerva Ginecologica* 54, 2002, pp. 85-195.

Golden, Robert N., et al., "The Efficacy of Light Therapy in the Treatment of Mood Disorders: A Review and Meta-Analysis of the Evidence", *American Journal of Psychiatry*, 162, no. 4, 2005, pp. 656-662.

Goldstein, S. R. "Abnormal Uterine Bleeding" en R. S. Gibbs, et al., (eds.), *Danforth's Obstetrics and Gynecology*, 10.ª ed., Filadelfia: Lippincott Williams and Wilkins, 2008, pp. 664-671.

Grady-Weliky, T. A., "Premenstrual Dysphoric Disorder", *New England Journal of Medicine* 348, no. 5, 2003, pp. 433-437.

He, Z., R. Chen, et al., "Treatment for Premenstrual Syndrome with Vitex Agnus Castus: A Prospective, Randomized, Multi-center Placebo Controlled Study in China", *Maturitas* 63, no. 1, 2009, pp. 99-103.

Jancin, Bruce, "Risk of First-Ever Depression Rises During Perimenopause" Internal Medicine News Digital Network. De la reunión anual de la Sociedad Americana de la Medicina Reproductiva, el 19 de noviembre de 2010. Consultado el 28 de noviembre de 2010 en http://www.internalmedicinenews.com/news/mental-health/single-article/risk-of-first-ever-depression-rises-during-perimenopause/48d7c9dace.html.

Kaunitz, A. M., "Oral Contraceptive Use in Perimenopause", *American Journal of Obstetrics and Gynecology* 185, no. 2, suplemento, 2001, pp. S32-S37.

Krasnic, Catherine, et al., "The Effect of Bright Light Therapy on Depression Associated with Premenstrual Dysphoric Disorder", *American Journal of Obtstetrics & Gynecology*, parte 1, 193, no. 3, 2005, pp. 658-661.

Larson, C., J. Hallman, "Is Severity of Premenstrual Symptoms Related to Illness in the Climateric?" *Journal of Psychosomatic Obstetrics and Gynecology* 18, no. 3, 1997, pp. 234-243.

Martin, M., et al., "Menopause without Symptoms: The Endocrinology of Menopause among Rural Mayan Indians", *American Journal of Obstetrics and Gynecology* 168, no. 6, 1993, pp. 1839-1843.

Melby, M. "Vasomotor Symptom Prevalence and Language of Menopause in Japan", *Menopause*, 12, no. 3, 2005, pp. 250-257.

Meyers, S. "Use of Neurotransmitter Precursors for Treatment of Depression", *Alternative Medicine Review* 5, no.1, 2000, pp. 64-71.

Mills, Dixie, "A Look at Menopause across Cultures". Consultado el 14 de noviembre de 2010 de http://www.womentowomen.com/menopause/menopauseacrosscultures.aspx.

Muneyyirci –Delale, O., et al., "Sex Steroid Hormone Serum Ionized Magnesium and Calcium Levels throughout the Menstrual Cycle in Women", *Fertility and Sterility* 69, no. 5, 1998, pp. 958-962.

Natural Medicines Comprehesive Database (sitio de Internet). "Evening Primrose Oil". Consultado el 20 de diciembre de 2010 en http://naturaldatabase. therapeuticresearch.com/%28X%281%29S%28tzndreqsszcdpnmspmcyioy1%29%29/nd/Search.aspx?cs=&s=ND&pt=100&id=1006&fs=ND&searchid=24725610.

Rapkin, A. "A Review of Treatment of Premenstrual Syndrome and Premenstrual Dysphoric Disorder", *Psychoneuroendocrinology* 28, suplemento 3, 2003, pp. S39-S53.

Rasgon, N., et al., "Neuroactive Steroid Serotergic Interaction: Responses to Intravenous L-typrophan Challenge in Women with Premenstrual Syndrome", *European Journal of Endocrinology* 145, no. 1, 2001, pp. 25-33.

Richards, Misty, et al., "Premenstrual Symptoms and Perimenopausal Depression", *American Journal of Psychiatry* 163, 2006, pp. 133-137.

Sampalis, F., et al., "Evaluation of the Effects of Neptune Krill Oil on the Management of Premenstrual Syndrome and Dysmenorrhea", *Alternative Medicine Review* 8, no. 2, 2003, pp. 171-179.

"Side Effects of Progesterone for the Consumer". Consultado el 13 de abril de 2011 en http://www.drugs.com/sfx/progesterone-side-effects.html.

Singh, B. B., et al., "Incidence of Premenstrual Syndrome and Remedy Usage: A National Probability Sample Study", *Alternative Therapies in Health and Medicine* 4, no. 3, 1998, pp. 75-79.

Umland, E. M., "Treatment Strategies for Reducing the Burden of Menopause-Associated Vasomotor Symptoms", *Journal of Managed Care Pharmacy* 14, no. 3, 2008, pp. 514-519.

Wyatt, K. M., et al., "Poor-Quality Studies Suggest That Vitamin B_6 Use is Beneficial in Premenstrual Syndrome", *Western Journal of Medicine* 172, no. 4, 2000, p. 245.

Capítulo 9: Paso #8. Chequéate

ARK Adrenal Recovery Kit: Patient Guide, 2.ª ed., Ortho Molecular Products, Inc. Stevens Point, Wisconsin.

ARK Adrenal Recovery Kit: Physician Road Map, Ortho Molecular Products, Inc. Stevens Point, Wisconsin.

Forman, J. P., E. B. Rimm, et al., "Folate Intake and the Risk of Incident Hypertension among US Women", *Journal of the American Medical Association*, 293, 2005, pp. 320-329.

Functional Intracellular Analysis: Supplemental Information Reference Book. Houston: Spectracell Laboratories, 2009.

Riboflavin (Vitamin B2). Medline Plus. Consultado el 18 de mayo de 2011 en http://www.nlm.nih.gov/medlineplus/druginfo/natural/957.html.

Scheinfeld, Noah, "A Review of Hormonal Therapy for Female Pattern (Androgenic) Alopecia", *Dermatology Online Journal* 14, no. 3, 2008, p. 1.

Thys-Jacobs, S., P. Starkey, et al., "Calcium Carbonate and the Premenstrual Syndrome: Effects on Premenstrual and Menstrual Symptoms", *American Journal of Obstetrics & Gynecology* 179, no. 2, 1998, pp. 444-452.

Agradecimientos

A John Kohut, mi esposo, quien siempre me ha motivado para perseguir mis sueños, por locos que parezcan. Eres mi compañero, mi estabilidad, mi único y verdadero amor. El que estés orgulloso de mí, hace que mi confinza me impulse hacia delante. El matrimonio es acerca de dar y tomar; gracias por "darme" lo que "tomé" para escribir este libro.

A mis padres, Dra. Lidia y Mark Cwynar. Me dieron las bases para tener éxito en la vida. Insistieron en darme una educación y motivaron mi curiosidad, más que cualquier otro padre o madre de familia que haya conocido. Dio frutos. Me dieron la independencia y la confianza para salir a buscar lo que fuera que mi corazón deseara. Su perseverancia me ha enseñado que todo es posible si trabajas duro por ello. Los amo profundamente.

A mis hermosas hijas Danielle y Nicole Kohut. Gracias por ser comprensivas en todas esas horas en que "mamá tiene que escribir su libro". Su madurez está más allá de su edad. Este proyecto empezó para mostrarles que pueden hacer cualquier cosa que se propongan. La clave está en hacer las cosas con pasión. Escribí este libro con la esperaza de que en un futuro persigan cualquier sueño que tengan sin el miedo a fallar. Tan sólo al intentarlo, ya es un gran logro.

A Sharyn Kolberg no puedo expresar la suficiente gratitud. No solamente eres una verdadera profesional, sino una extraordinaria escritora. Tu habilidad para organizar mis ideas para comunicarme de la mejor manera con las lectoras es invaluable. Siempre estabas tranquila y centrada. Gracias por mantenerme en el camino y recordarme la realidad. Ha sido un placer trabajar contigo.

A Patty Gift, mi brillante editora de Hay House. Gracias por creer en este proyecto y por darme la oportunidad de expresarme ante las mujeres del mundo. Te agradezco todas tus contribuciones en este libro.

A Jessica Papin, mi agente literario, gracias por navegar junto a mí por el mundo editorial.

A Sue Steele, mi ángel guardián, que ha estado de mi lado por más años de los que se pueden contar. ¿Cuántos sombreros puede vestir Sue Steele? ¡Siempre uno más! Todo el tiempo me guiaste. Tú abrazas el cambio de una manera tan positiva que siempre estoy aprendiendo de ti. Soy en verdad afortunada de que seas parte de mi vida. Gracias por todo lo que haces por mí.

A Russell Kamalski, tu luz guía me ha abierto puertas que jamás imaginé, un regalo inesperado que ahora es una parte muy importante de mi vida. Tu conocimiento y talento son insuperables y me considero muy afortunada de que hayas "caído" en mi vida.

A Parke Steiger, pues sin su ayuda este libro no habría sido posible. Me nutriste durante este proceso, fuiste mi amigo, mi confidente, mi defensor y mi asesor. Nadie podría sustituirte. Eres un ser humano increíble y siento un gran respeto por tu talento y don para la mercadotecnia.

A Todd Shemarya, quien nunca dudó que yo pudiera escribir este libro. Me diste el impulso que necesitaba, cuando lo necesité. Apoyaste mis aspiraciones más tempranas sin pedirme nada a cambio. Estoy muy agradecida por nuestra amistad continua.

A todas las personas profesionales que contribuyeron con este libro. Gracias por mejorarlo al llenar los huecos donde ustedes son los expertos. Todos estaban muy ocupados en sus profesiones y trabajos, y aún así se dieron un tiempo para ayudarme.

Al personal de mi consultorio, a mis pacientes, a los miembros de lo familia, y a mis amigos quienes me han escuchado hablar de este libro durante años. ¡Gracias por darme la fuerza y la inspiración para seguir!

Muchas gracias a los pacientes que, a lo largo de los años, se han comprometido conmigo y con su salud, y me han ayudado a transformar sus vidas de fatigadas a fabulosas. Ha sido un viaje que hemos hecho juntos y resultó en este proyecto basado en la evidencia, que va ayudar a las personas a quienes no estaré tratando directamente. Aquellas pacientes pueden sentirse orgullosas de que han ayudado a otras mujeres a vencer la fatiga.

Acerca de la autora

La Dra. **Eva Cwynar** es una endocrinóloga, especialista en medicina metabólica e internista que trabaja en Beverly Hills, California. La Dra. Cwynar proporciona un cuidado médico que incluye pruebas de laboratorio de última tecnología para analizar factores como la fatiga, el metabolismo, la pérdida de peso y el antienvejecimiento. Entre sus clientes se encuentran celebridades de alto perfil y personas comunes y corrientes. Ha participado en programas como *The Doctors, Dr. Phil, Celebrity Fit Club, You Are What You Eat, The Ryan Seacrest Radio Show* y *Jimmy Kimmel Live.*

La Dra. Cwynar es parte del Centro Médico Cedars-Sinai, trabaja como asistente del profesor de medicina clínica en la UCLA, y es reconocida a nivel mundial por su *expertise* en el reemplazo hormonal bioidéntico, la menopausia y la andropausia, la función tiroidea, la pérdida de peso y ganarle la batalla a la fatiga. Ha recibido muchos reconocimientos y premios como "El doctor del año de California" que otorga el Congreso de los Estados Unidos, tanto en 2002 como en 2008, así como "El mejor doctor de la tiroides en Beverly Hills".

Si deseas más información, por favor visita: www.dreva.com.

Hay House, Inc.
www.hayhouse.com
www.hayfoundation.org

Índice

Remedio contra la fatiga, de Eva Cwynar
fue impreso y terminado en febrero de 2014
en Encuadernaciones Maguntis, Iztapalapa,
México, D. F. Teléfono: 5640 9062.

Interiores: Angélica Irene Carmona Bistráin